现代心血管病护理

刘艳萍　主编

河南科学技术出版社

·郑州·

图书在版编目（CIP）数据

现代心血管病护理/刘艳萍主编．—郑州：河南科学技术出版社，2014.8
ISBN 978-7-5349-7220-1

Ⅰ.①现…　Ⅱ.①刘…　Ⅲ.①心脏血管疾病-护理学　Ⅳ.①R473.5

中国版本图书馆 CIP 数据核字（2014）第 174400 号

出版发行：河南科学技术出版社
地址：郑州市经五路 66 号　　邮编：450002
电话：（0371）65737028　　网址：www.hnstp.cn
策划编辑：吴　沛
责任编辑：吴　沛
责任校对：荣　昌
封面设计：张　伟
版式设计：栾亚平
责任印制：朱　飞
印　　刷：郑州文华印务有限公司
经　　销：全国新华书店
幅面尺寸：185 mm×260 mm　　印张：14.5　　字数：326 千字
版　　次：2014 年 8 月第 1 版　　2014 年 8 月第 1 次印刷
定　　价：30.50 元

《现代心血管病护理》编者名单

主　　编　刘艳萍

副 主 编　秦元梅　唐应丽　陈玉香

学术秘书　杨红蕾

编　　者　丁艳丽　王荃声　范晓燕　杨红蕾

　　　　　柴爽爽　朱永慧　陈俊红　陈玉善

序

近三十年来，随着人们生活水平的不断提高和膳食结构的改变，以及环境污染的日益加重，我国心血管病的发病率和因心血管病造成的死亡率呈明显的上升趋势。目前，心脑血管病已经成为威胁人们生命健康的主要疾病之一。

介入导管技术的不断更新和快速发展，心血管病的诊疗技术日新月异，这就对心血管病的护理提出了更高的要求，护士除具备扎实的理论基础外，还要对专科疾病有熟练的护理及操作技能。本书由河南中医学院第一附属医院心血管内科全体医护人员通过不断的学习、查阅大量参考文献，并在长期实践检验基础上总结出实用、方便的现代心血管病介入诊疗护理知识。本书以心血管系统常见疾病的护理为主，详细介绍了常见心血管病的最新诊疗方法、急危重症的急救流程、常见治疗药物的合理应用方法和方案，以及心血管内科常见病中医辨证施护理论和健康教育方法。本书内容新颖、信息量大、实用性强、便于查阅、携带方便，适合心血管内科专科护士及进修、实习医师使用。

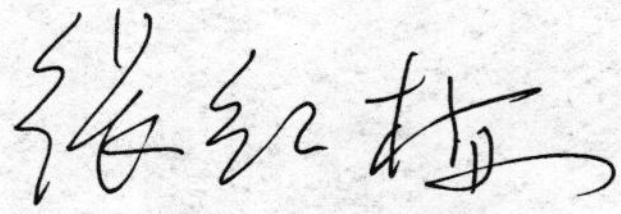

2014 年 2 月

前　言

护理工作是医疗卫生工作中不可或缺的一部分，随着医学科学的迅速发展，医疗亚专业的划分日趋细化，作为医疗工作中的密切配合者，护士的地位日趋重要，护理专科技术在医疗卫生事业的发展及维护和促进人们健康方面发挥着越来越重要的作用。

《中国护理事业发展规划纲要（2011—2015 年）》提出加强护士队伍建设、建立护理管理岗位培训制度、优化护士队伍结构、提高医院临床护理水平，明确指出了发展临床护理专业人才的重要性。近几年来，随着发展的需要，越来越多的国家开始重视专科护士的培养，并且逐步建立了专科护士培养体系。心血管病诊疗技术的不断提高和更新，要求心血管内科护士的护理水平也要适应这种发展趋势。为了适应心血管内科专科护士的发展需要，河南中医学院第一附属医院心脏中心组织编写了《现代心血管病护理》一书，系统地总结了现代心血管病中西医护理新技术和新方法。

希望本书能够帮助临床护士，尤其是心血管专科护士，全面了解现代心血管病护理及诊疗技术现状，不断提高心血管专业护士的整体护理水平。本书在编写过程中，承蒙河南中医学院第一附属医院心脏中心关怀敏教授大力支持和悉心指导，感谢河南省人民医院护理部张红梅主任、河南省胸科医院护理部王荃声主任、河南中医学院第一附属医院心血管内科解金红及罗明华等医师为本书资料收集和整理给予的全力帮助。

由于时间仓促，编者水平有限，难免存在瑕疵，请读者谅解，并恳切希望读者给予批评指正。

编者

2014 年 2 月

目 录

第一章 绪 论

第一节 我国心血管病现状和发展趋势

据《中国心血管病报告2012》报告，由于人口老龄化和心血管病危险因素的流行，目前我国心血管病患者约为2.3亿，相当于每10个成年人中有2人患病。全国每年有350万人死于心血管病，其中一半以上与高血压有关，每天因心血管病死亡9 590人，平均每10秒就因心血管病死亡1人，心血管病死亡人数占总死亡人数的41%，居各种死因的首位，心血管病被世界医学界称为人类生命的第一杀手！近年来，我国农村居民心血管病死亡率增加速度高于城市居民，城市、农村地区的男性心血管病死亡率均高于女性，心血管病的发病率、死亡率和致残率逐年上升。《报告》根据中国冠心病政策模型对我国心血管病未来发展趋势做出预测：2010~2030年，如果仅考虑人口老龄化和人口增加的因素，35~84岁人群中心血管病事件数将增加50%以上；如果考虑血压、血脂、糖尿病、吸烟的因素，心血管病事件数将额外增加23%，心血管病是21世纪我们面临的最严峻的挑战。中国的心血管病死亡率高于日本和欧美发达国家，如果不改善应对措施，2005~2015年心血管病会给中国造成巨大的经济损失。

第二节 心血管病的诊治现状

心血管病诊疗技术是指经血管穿刺路径进入心腔内或血管内实施诊断或者治疗的技术，主要包括冠心病介入诊疗技术、先天性心脏病介入诊疗技术、心律失常介入诊疗技术、临时起搏术、床旁血流动力学检测、主动脉球囊反搏术等。1929年德国外科医师Werner Forssmann在同事协助下借助X射线透视，将一根导管经肘静脉插入自己的心脏，一扇通往血管介入的大门被开启，心导管术也由此发端。70年来，冠心病、外周血管病、瓣膜病、先心病以及心律失常等介入诊疗技术得到了巨大的发展，介入诊疗操作也日渐成为心血管病医师的重要日常工作。

1985年我国完成第一例经皮冠状动脉腔内成形术（PTCA），进入21世纪后，我国冠状动脉内支架植入术（PCI）例数呈现加速上升的势头，2002年完成了2.5万例，2004年约完成了5万例；2006年我国完成的PCI例数首次超过10万例，比2004年增加了1倍多。2010年，我国接受PCI治疗的患者已超过29万例，例数位居全球第二。

在心律失常介入治疗方面，人工起搏器、室上性与室性快速心律失常的导管射频消融术已得以全面普及，同步化治疗和房颤导管消融术成为近几年来心律失常介入治疗领域的热点。

在我国心血管病介入治疗快速发展的同时，我们也必须清楚地认识到，随着社会经济的发展和人民生活水平的提高，心血管病的发病率不断上升，已成为威胁城乡居民生命健康的主要疾病之一。为此心血管病的医疗与预防保健越来越成为医疗机构和广大公众关注的热点问题。随着心血管病诊疗技术的快速发展，心血管病护理学也成为专科护理领域中的一朵奇葩。近年来，随着护理专科护士培养力度的加大、护理硕士生数量的逐步增加，护理队伍的整体素质也进一步得到提升。作为临床护理人员，要求一是注重打牢基础，强化“三基”；二是拓宽知识面，强化学科人文精神；三是在千变万化的临床实践中不断改革创新，使护理技术水平不断提高，护理工作领域不断扩展。只有坚持以上三点，才能不断提高护理水平来适应心血管病介入诊疗的进步。

第三节　心血管专科护士必备的素质

现代心血管专科护士必须具备的素质包括知识素质、技能素质和情商素质，即护士不仅要具备专业理论知识和操作技能，还必须具备丰富的人文、社会科学知识，坚韧的毅力和良好的控制力，以及情感沟通和优良的服务态度，才能满足患者日益增长的身心健康需求。心血管专科在临床医学领域中是发展最快的学科之一，新业务、新技术不断涌现，护士必须重组知识结构，吐故纳新，培养多种能力，为患者提供高质量的护理。

一、知识素质

在当今知识经济型社会中，护士不仅是医嘱的执行者，还必须具备广泛的知识素养，如护理专科知识、心理学知识、人文社会科学知识、循证护理知识、安全法律知识、外语及计算机知识等，只有这样，才能更好地适应患者快速变化、日益增长的健康需求。

1. 护理专科知识　随着社会及医学科学的快速发展，现代护理进入一个加速专业化发展的阶段，临床护理需要专家型的护理人才。临床护理专家是指在护理的某一专科或专病领域内，具有较高水平的理论知识和实践技能，具有丰富临床经验的高级护理人才。国外大量研究证实，临床专科护理专家的出现对提高专科护理水平，促进护理学科发展做出了较大贡献。专科化病房的建立对孕育临床护理专家起着积极的推动作用。随着生活水平的提高，住院患者在要求疾病治愈的同时，对健康指导的需求也越来越高，专科护士只有不断加强专科业务知识的培训与学习，通晓专科疾病护理的相关知识和技能，勇于创新，成为专家型的护理人才，才能满足专科护理迅速发展的需要，满足患者日益增长的健康需要。

2. 心理学知识　在当今社会中，作为护士，如果不懂心理学，就不能算是一名合格的从业人员。专科护士要学习医学心理学、护理心理学、社会心理学等方面的知识，学习中要注意把握心理护理的基本理论和基本方法，掌握各种心理测量表的使用方法，正确评估患者的心理状态等。同时，要注意理论联系实际，应用心理学知识来解释心血管病患者的各种心理现象，对患者实施有效的心理护理，不断提高心理护理能力。护士本人还须注重自身心理健康的培养，力争使自己具备稳定的情绪、坚韧的意志、良好的性格、广泛的爱好、较强的适应能力与控制力，以便更好地为患者提供高质量的心理护理。

3. 人文社会科学知识　随着社会经济的发展，人们生活水平的提高，社会竞争日益激烈，疾病谱、死亡谱也发生了相应的变化。以往各种急、慢性传染病被心血管病、恶性肿瘤、糖尿病、心因性疾病等所取代，而这些疾病与诸多不良社会因素的刺激和影响密切相关。护理学是一门兼有自然科学和社会科学的双重性质的学科，护理人员不仅应具备医学、护理专业的知识和技能，而且应掌握相关的人文社会科学知识，才能满足患者生理、心理、社会、精神、文化等多层面的护理需求。因此，护士必须关注服务对象的社会整体性，分析、研究引发各种疾病的社会、心理因素，采取相应的护理手段，提高整体护理水平。

4. 循证护理知识　循证护理的产生源于循证医学，受循证医学思想的影响和启发，循证护理悄然兴起并得以迅速发展。循证护理定义为："慎重、准确、明智地应用当前所获得的最好的研究依据，并根据护理人员的个人技能和临床经验，考虑患者的价值、愿望和实际情况，三者结合制订出完整的护理方案。"它使传统的经验护理模式向以科学研究成果为基础的新型护理模式转变，是近年来护理领域发展的新趋势。循证护理既来源于临床，又高于临床，是护理学科的新领域，它要求护理人员展现更多的理性思考，寻求更多的科学证据支持，从事更多的循证研究或进行更多的循证实践活动，使所制订的护理计划更具有针对性、实用性，增加护理干预的有效性，以保证护理工作在严谨的、详尽的、科学的轨道上运转。通过循证护理制定的护理措施，充分体现患者的愿望，增强患者的依从性，使其以积极的态度，自觉进行康复过程。

5. 安全法律知识　医疗护理模式的重点是以患者安全为中心。患者的安全包括治疗操作安全、用药安全、起居安全、人身安全等。护理人员应熟知国家相关法律条文，如《中华人民共和国民法》《中华人民共和国刑法》《中华人民共和国医疗事故条例》《中华人民共和国护士条例》及《分级护理指导原则》等，明白自己在实际工作中存在的潜在性的法律问题，以便自觉地遵法守法，保护患者及自己的合法权益，做一个知法、懂法和守法的护理工作者。

二、技能素质

护士的技能素质主要包括护理操作能力、健康教育能力、交流沟通能力、组织管理能力、科研带教能力、学习研究能力和突发事件的应对能力。

1. 护理操作能力　操作技能包括基础护理操作技能和专科护理操作技能，是指在不同的条件下，规范、精确、熟练地进行某项操作的能力，也称动手能力。操作技能的提高需要不断训练。

2. 健康教育能力　健康教育是研究传播保健知识和技术、影响个体和群体行为、消除危险因素、预防疾病、促进健康的一门科学。通过有计划、有组织、有目标、有措施、有评价的社会教育活动，帮助人们树立正确的健康意识，认识危害健康的因素，提高人们的健康素质和科学文化水平。护士必须具备很强的健康教育能力，才能提高患者治疗的依从性和自我保健的能力。

3. 交流与沟通能力　护患沟通分为言语沟通和非言语沟通。言语沟通包括书面交流和口头交流。有效的言语交流必须做到：简明扼要、用词恰当、语速适中。非言语交流时通过面部表情、手势等肢体语言达到传递信息的作用。人与人的交流至少有2/3属于非言语交流。临床上存在的交流与沟通问题，既有护士的态度问题，也有交流与沟通能力缺乏的问题。护士应加强培训与学习，熟练掌握护患人际关系交流与沟通技巧，提高患者的满意度。

4. 组织管理能力　组织管理能力是指为了有效地实现工作目标，灵活地运用各种方法把各种力量合理地组织和有效地协调起来的能力。在临床实践中，护理工作繁杂多样，并要在规定的时间内完成，如何排列这些任务的优先顺序并井然有序地完成，需要一定的组织管理能力，从某种角度讲，病房的每一位护士都是组织管理者，承担着一定的组织管理任务。

5. 突发事件应对能力　在护理工作中，突发事件随时可能发生，如意外事故、抢险救灾、战伤救护等。在突发事件发生时，护士要保持清醒的头脑，迅速启动应急预案，掌握第一手资料，争取在最短时间内控制局面，并在处理过程中做好评估和记录；突发事件过后，认真做好总结。总之，在应对突发事件时要求护士不但要有护理专业知识，还要有护理管理学、社会学、急救学、心理学等多学科知识，这样才能从容面对、有效解决突发事件中出现的各种疑难问题。

6. 教学科研能力　我国护理科研工作起步较晚，发展较慢，与医学科学的发展相比，还存在着很大的差距。为了发展我国的护理事业，提高护理工作水平，完善护理学科自身的理论体系，必须大力开展护理科研工作。护士要具备护理科研的基本知识，在临床护理工作中要善于严密观察、勤于思考、捕捉灵感，通过系统地探索和研究，不断总结经验，改进护理方法，提高整体护理水平。

7. 学习钻研能力　医院的发展与高质量的医疗护理水平关键在人才，未来医院的核心竞争力是人才的竞争、知识的竞争，但归根结底是学习的竞争。哈佛校长鲁登斯坦说："从来没有一个时代，像今天这样需要不断地、随时随地、快速高效地学习。"那种依靠在学校时学到的知识就可以应付一切的时代一去不复返了。学习只是一个过程，它的最终目的是创新，因此，护士需要刻苦钻研，把学到知识作为自己去创新、去发现的工具，这才是学习的真谛。

三、道德素质

护士应具备高度的责任感、同情心和慎独精神，对患者尊重、热情、诚挚、关心，取得他们的信任，因为建立相互信任的关系是实施有效护理的关键。道德素质包括以下几点：

1. 共情 共情就是体验患者的内心世界的能力。共情在工作中主要体现为护士设身处地地理解患者，更准确地把握患者的真实病情和心境，使患者感到被理解、接纳，从而产生安全、满足的情绪，这对护患关系有积极的促进作用。

2. 积极关注 是指从心理学角度对患者的言语和行为的积极方面予以关注，从而使患者拥有正向价值观。护士必须抱有一种信念，即患者是可以改变的。患者身上总有这样那样的长处和优点，每个人身上都有潜力存在，都有一种积极向上的动力，通过自己的努力、他人的帮助，每个人都可以比现在生活得更好。

3. 尊重 把患者作为有思想感情、内心体验、生活追求和自主特性的活生生的人去对待。尊重意味着对患者不嘲笑、不动怒、不贬抑、不惩罚。即便患者的言谈举止有些失礼，也应以礼相待。尊重也意味着保护隐私，对于患者的秘密、隐私，护士应予以尊重、保护，不应随意外传、议论。

4. 热情 热情体现在患者住院治疗的全过程。从患者入院到出院，护士都应热情、周到地服务，让患者感到自己受到了友善的接待。热情友善能够有效地消除或减弱患者的不安全感，使其感到被接纳、受欢迎。体贴同情患者，尽量满足患者的需求，给患者以安慰及温暖，从精神上使患者树立战胜疾病的信心和勇气。

5. 真诚 在护患交往中，护士以真正的我出现，没有防御式伪装，不把自己藏在专业角色后面，服务过程不是在扮演角色或例行公事，而是表里一致，真实可信地置身于工作中。真诚在护理活动中具有重要的意义，体现了护士发自内心的对患者的关心和体贴。如理解患者的痛苦和难处，主动为患者解决问题，对工作任劳任怨，认真负责，精益求精，严防任何差错事故的发生。如果工作中发生了缺陷或差错，要尊重事实，不弄虚作假，不推诿责任，表现出一个值得患者信赖与尊敬的白衣天使形象。

第二章　心血管病医院感染预防与控制

医院感染又称为医院获得性感染，是指患者在入院时不存在也不处于潜伏期而在住院期间发生的感染，包括在医院内获得的而在出院后发病的感染。医院感染的主要诊断依据为临床资料、实验室检查及其他检查和临床医生的诊断。医院感染的发生不仅可以造成患者住院日延长、病情加重、预后不良，同时还增加患者家庭及社会的经济负担，并且直接影响医疗质量和医院的信誉度。心血管内科监护病房是医院感染的高发区，加强心血管内科监护病房医院感染的预防和监控是提高医疗质量、提升危重患者抢救成功率的关键环节。

第一节　医务人员手卫生

一、手卫生设施

（1）设置流动水洗手设施。

（2）介入手术室、导管室、重症监护病房、心血管病房等重点部门应配备非手触式水龙头。有条件的医疗机构在诊疗区域均宜配备非手触式水龙头。

（3）配备合格的洗手液，盛放洗手液的容器宜为一次性使用，重复使用的容器应每周清洁与消毒。

（4）配备干手物品或者设施，避免二次污染。

（5）配备合格的速干手消毒剂。

（6）手卫生设施的设置应方便医务人员使用。

（7）卫生手消毒剂应符合下列要求：①符合国家有关规定。②宜使用一次性包装。③医务人员对选用的手消毒剂应有良好的接受性，手消毒剂无异味、无皮肤刺激性。

二、洗手与卫生手消毒

（1）洗手与卫生手消毒应遵循的原则：①手部有血液或其他体液等肉眼可见的污染时，用洗手液和流动水洗手。②手部没有肉眼可见污染时，使用速干手消毒剂消毒双手。

（2）医务人员应根据上述原则选择洗手液或使用速干手消毒剂：①直接接触每个患者前后，从同一患者身体的污染部位移动到清洁部位时。②接触患者黏膜、破损皮肤或伤口前后，接触患者的血液、体液、分泌物、排泄物、伤口敷料等后。③穿脱隔离衣前后，摘手套后。④进行无菌操作、接触清洁或无菌物品前。⑤接触患者周围环境及物品后。⑥处理药物或配餐前。

（3）在下列情况下，应先洗手，然后进行卫生手消毒：①接触患者的血液、体液和分泌物及被传染性致病微生物污染的物品后。②直接为传染病患者进行检查、治疗、护理或处理传染病患者污物后。

（4）洗手方法：在流动水下，充分淋湿双手。取适量肥皂（皂液），均匀涂抹至整个手掌、手背、手指和指缝。认真揉搓双手至少 15 s，应注意清洗双手所有皮肤，包括指背、指尖和指缝。具体揉搓步骤为：①掌心相对，手指并拢，相互揉搓。②手心对手背沿指缝相互揉搓，交换进行。③掌心相对，双手交叉指缝相互揉搓。④屈曲手指使关节在另一手掌心旋转揉搓，交换进行。⑤右手握住左手大拇指旋转揉搓，交换进行。⑥将五个手指尖并拢放在另一手掌心旋转揉搓，交换进行。⑦必要时增加对手腕的清洗。在流动水下彻底冲净双手，擦干，取适量护手液护肤。

（5）卫生手消毒应遵循的方法：①取适量的速干手消毒剂于掌心。②严格按照洗手方法中揉搓的步骤进行揉搓。③揉搓时保证手消毒剂完全覆盖手部皮肤，直至手部干燥。

（6）注意事项：①不允许戴假指甲，保持指甲周围组织的清洁。②在整个手消毒过程中保持双手位于胸前并高于肘部，使水由手部流向肘部。③洗手与消毒可使用海绵、其他揉搓用品或双手相互揉搓。④术后摘除外科手套后，用肥皂（皂液）清洁双手。⑤用后的清洁指甲用具、揉搓用品如海绵、手刷等，放到指定的容器中；揉搓用品每人使用后消毒或者一次性使用；清洁指甲用品每日清洁与消毒。

三、手卫生效果监测

1. 采样时间　在洗手或手消毒后、接触患者和进行诊疗活动前采样。

2. 采样方法　被检者五指并拢，用浸有含相应中和剂的无菌洗脱液的棉拭子在双手指曲面从指根到指端往返涂擦 2 次，每只手涂擦面积约 30 cm^2，涂擦过程中同时转动棉拭子。将棉拭子接触操作者的部分剪去，投入 10 mL 含相应中和剂的无菌洗脱液试管内，及时送检。

3. 手消毒效果要求标准

（1）卫生手消毒，监测的细菌菌落总数应≤10 cfu/cm^2（cfu 为非法定计量单位，表示集落形成单位）。

（2）外科手消毒，监测的细菌菌落总数应≤5 cfu/cm^2。

第二节　心血管病常见感染的预防

一、血管导管相关血流感染预防

1. 置管前

（1）严格执行无菌技术操作规程。

（2）严格按照《医务人员手卫生规范》，认真洗手并戴无菌手套后，尽量避免接触穿刺点皮肤。

（3）置管使用的医疗器械、器具等医疗用品和各种敷料须达到灭菌水平。

（4）选择合适的动、静脉置管穿刺点，成人中心静脉置管时，宜首选锁骨下静脉，尽量避免使用颈静脉和股静脉。

（5）患疖肿、湿疹等皮肤病或患上感、流感等呼吸道疾病，以及携带或感染多重耐药菌的医务人员，在未治愈前不应当进行置管操作。

（6）已经证实，将抗菌药物、药膏用于皮肤准备来预防感染是无效的。

2. 置管中

（1）置管时应遵守最大限度的无菌屏障要求。置管部位应铺大无菌单（巾）；置管人员应当戴帽子、口罩、无菌手套，穿无菌手术衣。

（2）采用皮肤消毒剂消毒穿刺部位皮肤，自穿刺点由内向外以同心圆方式消毒，消毒范围应符合置管要求。消毒后皮肤穿刺点避免再次接触，待皮肤干燥后，再进行置管操作。

（3）置管过程中如手套污染或破损应立即更换。

3. 置管后

（1）应尽量使用无菌透明、透气性好的敷料覆盖穿刺点，对于高热、出汗、穿刺点出血、渗出的患者宜使用无菌纱布覆盖。

（2）定期更换穿刺点覆盖的敷料。更换间隔时间为：无菌纱布为每 2 d 1 次，无菌透明敷料为每周 1~2 次，如果纱布或敷料出现潮湿、松动、可见性污染应立即更换。

（3）医务人员接触穿刺点或更换敷料时，应严格执行手卫生规范。

（4）保持导管连接端口的清洁。注射药物前，用 75% 乙醇或含碘消毒剂进行消毒，待干后方可注射药物。如有血迹等污染应立即更换。

（5）告知置管患者在沐浴或擦身时，注意保护导管，不要淋湿或浸入水中。

（6）在输入血及血制品、脂肪乳剂后的 24 h 内或者停止输液后，应及时更换输液管路。外周及中心静脉置管后，用生理盐水或肝素盐水进行常规冲管，预防导管内血栓形成。

（7）保证输注液体的无菌。

（8）紧急状态下的置管，若不能保证有效的无菌原则，应在 48 h 内拔除，更换穿刺部位后重新置管，并做相应处理。

（9）怀疑患者发生导管相关感染，或者出现静脉炎、导管故障时，应及时拔除。必要时对导管的置入血管部分进行微生物培养。

（10）医务人员应每天对保留导管的必要性进行评估，不需要时应尽早拔除。

（11）导管不宜常规更换，特别是不应为预防感染而定期更换中心静脉导管和动脉导管。

二、导尿管相关尿路感染预防

1. 置管前

（1）严格掌握留置导尿管的适应证，避免不必要的留置导尿。

（2）仔细检查无菌导尿包，如导尿包过期、外包装破损或潮湿，不应使用。

（3）根据患者年龄、性别、尿道等情况选择合适型号或材质的导尿管，最大限度降低尿道损伤和尿路感染的发生率。

（4）对留置导尿管的患者，应采用密闭式引流装置。

（5）告知患者留置导尿管的目的，配合要点和置管后的注意事项。

2. 置管时

（1）医务人员要严格按照《医务人员手卫生规范》，认真洗手后，戴无菌手套实施导尿术。

（2）严格遵循无菌操作技术原则留置导尿管，动作要轻柔，避免损伤尿道黏膜。

（3）正确铺无菌巾，避免污染尿道口，保持最大的无菌屏障。

（4）充分消毒尿道口，防止污染。使用合适的消毒剂棉球消毒尿道口及其周围皮肤黏膜，棉球不能重复使用。男性：先洗净包皮及冠状沟，然后自尿道口、龟头向外旋转擦拭消毒。女性：先按照由上至下，由内向外的原则清洗外阴，然后清洗并消毒尿道口、前庭、两侧大小阴唇，最后消毒会阴、肛门。

（5）导尿管插入深度适宜，插入后，向水囊注入10~15 mL无菌水，轻拉尿管以确认固定稳妥。

（6）置管过程中，指导患者放松，协调配合，避免污染，如导尿管被污染应重新更换。

3. 置管后

（1）妥善固定尿管，避免打折、弯曲，集尿袋的高度低于膀胱水平，避免接触地面，防止逆行感染。

（2）保持尿液引流装置密闭、通畅和完整，活动或搬运时夹闭引流管，防止尿液逆流。

（3）患者应使用个人专用的收集容器及时清空集尿袋中尿液。清空集尿袋中尿液时，应遵循无菌操作原则，避免集尿袋的出口触碰到收集容器。

（4）留取少量尿标本进行微生物病原学检测时，应在消毒导尿管后，使用无菌注射器抽取标本送检。留取大量尿标本时从集尿袋中采集，避免打开导尿管和集尿袋的接口。

（5）不常规使用含消毒剂或抗菌药物的溶液进行膀胱冲洗或灌注用来预防尿路感染。

（6）保持尿道口清洁，大便失禁的患者清洁后还应再进行消毒。留置导尿管期间，每日清洁或冲洗尿道口。

（7）患者沐浴或擦身时，注意对导尿管的保护，不能把导尿管浸入水中。

（8）长期留置导尿管患者，不宜频繁更换。若导尿管阻塞或不慎脱出，以及留置导尿装置的无菌性和密闭性被破坏时，应立即更换。

（9）患者出现尿路感染症状时，应及时更换导尿管，并留取尿液进行微生物病原学检测。

（10）每天评估留置导尿管的必要性，不需要时尽早拔除，尽可能缩短留置导尿管的时间。

（11）对长期留置导尿管的患者，拔除导尿管前，应训练膀胱功能。

（12）医护人员在进行导尿管护理时，要严格执行手卫生。

4. 用于预防尿路感染无效时的措施

（1）全身预防性使用抗菌药物。

（2）用含有消毒剂或抗菌药物的生理盐水进行膀胱冲洗或灌注。

（3）在引流袋内加入消毒剂。

（4）使用抗菌药物包裹的导尿管。

（5）每天用消毒剂消毒会阴。

三、呼吸道感染及呼吸机相关肺炎感染预防

（1）在病情允许的前提下，将患者头部抬高30°~45°。

（2）采用无菌技术进行气管内吸引。

（3）使用呼吸机辅助呼吸时应避免无指征使用抗菌药物和 H_2 受体阻滞剂。

（4）对使用中的呼吸机管路、呼吸机、湿化器及其他器械定时进行正确的清洁和消毒处理，以减少污染。

（5）及时更换呼吸机管路。

（6）气管切开患者采取无菌吸痰操作，两次吸痰之间保持适当的间隔时间。

（7）使用的所有侵入性器械必须无菌，麻醉师在进行无菌操作时必须戴手套及口罩、帽子。

（8）将昏迷患者安置为避免误吸的体位。

（9）吞咽异常的患者禁止经口喂食。

（10）每48~72 h更换呼吸机管路，已经证实对预防感染无效。

（11）吸氧和雾化治疗时使用无菌水。

（12）每天评估插管或带机效果，限制插管留置时间，及时脱机或拔管。

第三节　感染管理中抗菌药物的合理应用

一、抗菌药物使用的一般要求

住院患者抗菌药物使用率不得超过50%；清洁手术预防使用抗菌药物不超过30%；外科手术预防使用抗菌药物应在术前0.5~2 h内给药；清洁手术用药时间不应超过24 h。

二、抗菌药物应用的指导原则

（1）抗菌药物的应用必须是在已知或怀疑感染的微生物得到临床证实的基础上。

（2）抗菌药物治疗前，必须获得细菌学的正确标本，以证实治疗是正确的。

（3）抗菌药物的选择不能仅以疾病的性质和病原菌的性质为基础，还须以敏感模

式、患者的耐受力及费用为基础。

（4）尽可能使用窄谱抗菌药物。

（5）尽量避免联合使用抗菌药物。

（6）使用剂量必须正确。剂量不足对治疗感染无效，还会促使耐药菌株的产生与生长；超过剂量不仅会增加副作用，而且不能防止耐药。

三、围手术期抗菌药物的预防性应用

严格按照卫生部《抗菌药物临床应用指导原则》中围手术期抗菌药物预防性应用的有关规定，加强围手术期抗菌药物预防性应用的管理，改变过度依赖抗菌药物预防手术感染的状况。重点加强Ⅰ类切口手术预防使用抗菌药物的管理和控制。

（1）Ⅰ类切口手术一般不预防使用抗菌药物，确需使用时，要严格掌握适应证、药物选择、用药起始与持续时间。

（2）给药方法要按照《抗菌药物临床应用指导原则》有关规定：术前 0.5～2 h，或麻醉开始时首次给药；手术时间超过 3 h 或失血量大于 1 500 mL，术中可给予第二剂；总预防用药时间一般不超过 24 h，个别情况可延长至 48 h。

四、开展细菌耐药监测工作

二级以上医院应开展细菌耐药监测工作，定期发布细菌耐药信息，建立细菌耐药预警机制，针对不同的细菌耐药水平，采取不同应对措施。对接受抗菌药物治疗的患者，微生物检验样本送检率不得低于30%。

（1）对主要目标细菌耐药率超过30%的抗菌药物，应及时将预警信息通报本院医务人员。

（2）对主要目标细菌耐药率超过40%的抗菌药物，应慎重经验用药。

（3）对主要目标细菌耐药率超过50%的抗菌药物，应参照药敏试验结果选用。

（4）对主要目标细菌耐药率超过75%的抗菌药物，应暂停该类抗菌药物的临床应用，根据追踪细菌耐药监测结果，再决定是否恢复其临床应用。

五、严格执行抗菌药物分级管理制度

医院按照《抗菌药物临床应用管理办法》中“非限制使用”“限制使用”和“特殊使用”的分级管理原则，建立健全抗菌药物分级管理制度，明确各级医师使用抗菌药物的处方权限。

（1）“特殊使用”抗菌药物须经医院药事管理委员会认定或具有抗感染临床经验的感染专业或相关专业专家会诊同意，由具有高级专业技术职务任职资格的医师开具处方后方可使用。

（2）医师在临床使用“特殊使用”抗菌药物时要严格掌握适应证，药师要严格审核处方。

（3）紧急情况下未经会诊同意或需越级使用的，处方量不得超过 1 d 用量，并做好相关病历记录。

第四节　医务人员职业暴露及防护

一、职业暴露的概念及防护原则

1. 职业暴露　是指医务人员在从事诊疗、护理活动过程中接触有毒、有害物质，或传染病病原体，从而损害健康或危及生命的一类职业暴露。

2. 防护原则　指医务人员预防艾滋病等病毒感染的防护措施应当遵照标准预防原则，对所有患者的血液、体液及被血液、体液污染的物品，均视为具有传染性的病源物质；当无法判断是否被污染时也应视为被传染性的病源物质污染，医务人员接触这些物质时，必须采取防护措施。

（1）医务人员进行有可能接触患者血液、体液的诊疗和护理操作时必须戴手套，操作完毕，脱去手套后立即洗手，必要时进行手消毒。

（2）在诊疗、护理操作过程中，有可能发生血液、体液飞溅到医务人员的面部时，医务人员应当戴手套、戴具有防渗透性能的口罩、防护眼镜；有可能发生血液、体液大面积飞溅或者有可能污染医务人员的身体时，还应当穿戴具有防渗透性能的隔离衣或者围裙。

（3）医务人员手部皮肤发生破损，在进行有可能接触患者血液、体液的诊疗和护理操作时，须戴双层手套。

（4）医务人员在进行侵袭性诊疗、护理操作过程中，要保证充足的光线，并特别注意防止被针头、缝合针、刀片等锐器刺伤或者划伤。

（5）使用后的锐器应直接放入耐刺、防渗漏的利器盒，或者利用针头处理设备进行安全处置，也可以使用具有安全性能的注射器、输液器等医用锐器，以防刺伤。

（6）禁止将使用后的一次性针头重新套上针头套。

（7）禁止用手直接接触使用后的针头、刀片等锐器。

二、血液、体液暴露后的处理原则

1. 紧急局部处理

（1）用肥皂液和清水清洗被污染的皮肤，用生理盐水冲洗黏膜。

（2）如有伤口应在伤口旁轻轻挤压，尽可能挤出损伤处的血液，再用肥皂液和流动水进行冲洗。

（3）禁止进行伤口的局部挤压。

（4）伤口冲洗后，应用75%乙醇或0.5%碘伏涂抹消毒，并包扎。

2. 暴露于艾滋病病毒的处理措施及注意事项

（1）被HIV阳性患者使用的针头刺伤而获得HIV感染的可能性是0.2%~0.4%。

（2）艾滋病病毒职业暴露预防性用药应在发生暴露后尽早开始，最好在4 h内实施，最迟不得超过24 h；即使超过24 h，也应实施预防性用药。原则上，用药越早越好，并采用联合疗法（两种或三种药物）。

（3）尽早获得血液标本进行 HIV 检查，并定期检查可能的血清转化，血清学检测应持续 1 年。

（4）暴露后 3 个月内，发生任何疾病应立即报告。

3. 暴露于乙肝等病毒的处理措施及注意事项

（1）因针刺伤而感染乙肝的可能性为 19%~40%。感染源患者 HBsAg 或 HBeAg 为阳性时，暴露者可能会发生感染。

（2）对既往接受免疫的暴露者，其抗 HBs 抗体>10 mIU/mL 时，不需要进一步治疗。对于体内无抗 HBs 抗体者，应预防性肌内注射乙型肝炎免疫球蛋白和乙型肝炎疫苗的全疗程。乙型肝炎免疫球蛋白应在暴露后 48 h 内使用，最迟不应超过 1 周。

（3）免疫注射后，还应进行血清学跟踪检测，以确定是否有血清学反应。

4. 暴露于丁型肝炎病毒的处理措施 暴露于丁型肝炎病毒者，采取暴露于乙肝等病毒的处理措施。

5. 暴露于丙型肝炎病毒的处理措施

（1）目前尚无针对丙型肝炎暴露后的治疗方法。

（2）必须进行血清学检测。

6. 暴露者的检测 暴露者应于暴露后 0 周、6 周、12 周、6 个月、12 个月进行相关病原体检测。

7. 职业暴露的报告及评估 及时报告并做好记录以便及时评估。报告的内容包括：职业暴露发生的时间、地点及经过；暴露方式；暴露的具体部位及损伤程度；暴露源种类和含有艾滋病病毒的情况；处理方法及处理经过，是否实施预防性用药、首次用药时间、药物毒副作用及用药的依从性情况；定期检测及随访情况。

第五节 室内环境消毒及卫生学监测

一、各类环境空气的消毒

1. Ⅰ类环境的空气消毒 Ⅰ类环境包括层流洁净手术室和层流洁净病房。此类环境要求空气中的细菌总数≤4.0/皿（30 min）。Ⅰ类环境只能采用层流通风，才能使空气中的细菌总数≤10 cfu/m^3。洁净系统各类空气净化过滤器要定期更换，新风入口过滤网 1 周左右清扫 1 次，多风沙地区周期更短（可自动更换的除外），粗效过滤器 1~2 个月（可自动更换的除外），中效过滤器 2~4 个月（可自动更换的除外），亚高效过滤器 1 年，高效过滤器 3 年。过滤器具体更换时间要根据设备不同型号和厂商提供的说明书，并结合空气含菌量检测报告而定。

2. Ⅱ类环境的空气消毒 Ⅱ类环境包括普通手术室、普通保护性隔离室、冠心病重症监护室、导管室。Ⅱ类环境要求空气中的细菌总数≤4.0/皿（15 min）。Ⅱ类环境的空气消毒可选用下述方法：

（1）循环风紫外线空气消毒器：按产品说明书安装消毒器，开机 30 min 后即可达到消毒要求，消毒环境中臭氧浓度低于 0.2 mg/m^3，对人安全，故可在有人的房间内使用。

（2）静电吸附式空气消毒器：使用消毒效果与面积相匹配的消毒器，消毒 30 min，可用于有人的房间空气消毒。注意事项：①所用消毒器的循环风量（m^3/h）必须是房间体积的 8 倍以上。②Ⅱ类环境均为有人房间，须采用对人无毒、无害，且可连续消毒的方法，故不推荐使用臭氧消毒器和化学喷雾消毒。

3. Ⅲ类环境的空气消毒 Ⅲ类环境包括心血管病房、注射室、治疗室、各类普通房间。Ⅲ类环境要求空气中的细菌总数≤4.0/皿（5 min）。Ⅲ类环境的空气消毒除可采用Ⅰ类环境、Ⅱ类环境的空气消毒方法外，也可采用下述方法。

（1）臭氧消毒：市售的管式、板式和沿面放电式臭氧发生器均可选用。要求臭氧浓度≥20 mg/m^3，消毒时间≥30 min。消毒时人必须离开房间。消毒后待房间内闻不到臭氧气味时才可进入（大约在关机后 40 min）。

（2）紫外线消毒：紫外线消毒可选用产生臭氧的紫外线灯，以利用紫外线和臭氧的协同作用。一般按每立方空间装紫外线灯功率≥15 W。考虑到紫外线兼有表面消毒和空气消毒的双重作用，可安装在桌面上方 1 m 处。不考虑表面消毒的房间，可吸顶安装，也可采用活动式紫外线灯照射。照射时间一般应大于 30 min。注意事项：①使用紫外线灯直接照射消毒，人员不得停留在室内。②新启用紫外线灯管的辐照强度不得低于 90 $\mu W/cm^2$，使用中紫外线灯管的辐照强度不得低于 70 $\mu W/cm^2$，凡低于 70 $\mu W/cm^2$ 者应及时更换灯管。

4. 熏蒸或喷雾消毒 在上述方法无法选用时，可采用化学消毒剂喷雾或熏蒸消毒，常用的化学消毒剂有：过氧乙酸、过氧化氢复方空气消毒剂、季铵盐类消毒液、含氯消毒剂等。使用化学消毒剂消毒空气时应注意：所用消毒剂必须有卫生许可证且在有效期内。消毒时室内不可有人。甲醛因有致癌作用，不宜用于空气消毒。

二、医院各种物体表面的消毒

Ⅰ类环境、Ⅱ类环境要求物体表面的细菌总数≤5 cfu/cm^2，这两类环境应采取高效消毒方法。Ⅲ类环境要求物体表面的细菌总数≤10 cfu/cm^2。

1. 地面消毒 室内地面没有明显污染的情况下，通常采用湿式清扫，即用清水擦拖地面，每日 1~2 次，清除地面的污秽和部分微生物。地面受到病原菌污染时，通常采用含有效氯 500 mg/L 的消毒液或 0.2%过氧乙酸溶液拖地或喷洒地面。对被结核患者污染的地面，可用 0.2%过氧乙酸消毒液或 5%煤酚皂溶液擦洗。

2. 墙面消毒 医院墙面应保持清洁不需进行常规消毒。但当其受到病原菌污染时，可采用化学消毒剂喷雾或擦洗，墙面消毒高度一般为 2~2.5 m。

（1）有效氯消毒：被细菌繁殖体、肝炎病毒、芽胞污染者，分别用含有效氯 500 mg/L、2 000 mg/L 与 2 000~3 000 mg/L 的消毒剂溶液喷雾和擦洗处理。喷雾量一般为 50~200 mL/m^2。

（2）过氧乙酸消毒：将过氧乙酸配制成 0.2%水溶液，进行墙面喷洒和擦洗。

3. 病房各类用品表面的消毒 病房各类用品指病房内的桌子、椅子、凳子、床头柜等。一般情况下室内用品表面用清洁的湿抹布每日 2 次擦拭，即可去除大部分灰尘及微生物。当室内用品的表面受到病原菌污染时，选择下列方法消毒处理：

（1）擦拭或喷洒消毒：用含有效氯 500 mg/L 的消毒剂溶液、0.2 mg/L 过氧乙酸溶液、有效碘 250~500 mg/L 的碘伏，擦拭或喷洒物品表面。

（2）紫外线消毒：使用悬吊式或移动式紫外线灯消毒时，离污染物表面不宜超过 1 m，消毒有效区为灯周围 1.5~2 m。紫外线灯管表面须保持清洁，每 1~2 周用乙醇纱布或棉球擦一次，具体照射时间根据灯管强度及所杀灭病原微生物而定，一般不得少于 30 min。

（3）高强度低臭氧紫外线杀菌灯，照射 30~60 min。

4. 其他物体表面的消毒　病历夹、门把手、水龙头、门窗、洗手池、卫生间、便池等物体表面，每天用清水擦拭、刷洗。当受到病原微生物污染时参照本节地面与墙面消毒方法。

5. 床单位的消毒　床单位包括病床、床垫、枕芯、毛毯、棉胎等。

（1）一般情况下在日光下暴晒 6 h 以上可达到消毒目的。

（2）臭氧消毒：可采用床单位臭氧消毒器进行消毒，依照厂商提供的使用说明书操作。

（3）病床表面每日用 500 mg/L 含氯消毒剂擦拭。

6. 医用冰箱的清洁及消毒　保持医用冰箱清洁，严禁存放其他物品。有污染随时用 500 mg/L 含氯消毒剂擦拭消毒，每周彻底清洁和消毒。

三、环境卫生学监测

环境卫生学监测包括空气、物体表面、医务人员手的监测。

采样应具有一定数量和代表性，采样后必须尽快对样品按要求指标进行检测，送检时间不得超出 6 小时，若样品保存在冰箱内送检时间不得超出 24 小时。

1. 空气监测

（1）采样时间：消毒处理后，操作前，关好门、窗，在无人走动的情况下，静止 10 min 进行采样。

（2）采样步骤：①布点：室内面积≤30 m^2，设内、中、外对角线 3 点，两端距墙 1 m；室内面积>30 m^2，设东、西、南、北 4 角及中央 5 点，其中东、西、南、北均距墙 1 m，距地面 80~150 cm。②采样：将直径 9 cm 的普通营养琼脂平板放在室内各采样点距地面 0.8~1.5 m 处，打开平板盖，扣放于平板旁，暴露 5 min，盖好立即送检。

（3）质控标准：Ⅰ类区域：细菌总数≤10 cfu/m^3 或空气中的细菌总数≤4.0/皿（30 min），未检出金黄色葡萄球菌、溶血性链球菌为消毒合格；Ⅱ类区域：细菌总数≤200 cfu/m^3 或空气中的细菌总数≤4.0/皿（15 min），未检出金黄色葡萄球菌、溶血性链球菌为消毒合格；Ⅲ类区域：细菌总数≤500 cfu/m^3 或空气中的细菌总数≤4.0/皿（5 min），未检出金黄色葡萄球菌、溶血性链球菌为消毒合格。

2. 医务人员手的监测

（1）采样时间：在接触患者和从事医疗活动前进行采样或消毒后立即采样。

（2）采样方法：被检人五指并拢，用浸有含相应中和剂的无菌洗脱液的棉拭子在双手指屈面从指根到指端往返涂擦2次（每只手涂擦面积约30 cm^2），并随之转动采样棉拭子，剪去操作者手接触部位，将棉拭子投入10 mL含相应中和剂的无菌洗脱液试管内，立即送检。

（3）质控标准：卫生手消毒，监测的细菌菌落总数≤10 cfu/cm^2，外科手消毒监测的细菌菌落总数≤5 cfu/cm^2，不得检出致病菌。

3. 物体表面监测

（1）采样时间：消毒处理后立即采样。

（2）采样面积：被采表面<100 cm^2，取全部表面；被采表面>100 cm^2，取100 cm^2。

（3）采样方法：将5 cm×5 cm的标准灭菌规格板放在被检物体表面，用浸有无菌生理盐水采样液的棉拭子1支，在规格板内横竖往返各涂抹5次，并随之转动棉拭子，继续采样1~4个规格板面积，然后剪去采样人员接触部分，将棉拭子装入10 mL采样液的试管内送检。门把手等小型物体表面可采用棉拭子直接涂抹的方法。

（4）质控标准：Ⅰ、Ⅱ类区域的细菌总数≤5 cfu/cm^2，且未检出致病菌为消毒合格。Ⅲ类区域细菌总数≤10 cfu/cm^2，且未检出致病菌为消毒合格。Ⅳ类区域细菌总数≤10 cfu/cm^2，且未检出致病菌为消毒合格。

4. 消毒灭菌效果监测

（1）紫外线消毒效果的监测：检测方法：开启紫外线灯5 min后，将指示卡置紫外灯下垂直距离1m处，有图案一面朝上，照射1 min（紫外线照射后，图案正中光敏色块由乳白色变成不同程度的淡紫色），观察指示卡色块的颜色，将其与标准色块比较，读出照射强度。结果判定：普通30 W直管型紫外线灯，新灯辐照强度≥90 μW/cm^2为合格；使用中紫外线灯辐照强度≥70 μW/cm^2为合格；30W高强度紫外线新灯的辐照强度≥180 μW/cm^2为合格。使用指示卡应注意：①因指示卡光敏色块会随时间发生变化，放置时间过久，指示卡会变淡，应及时记录判断结果。②指示卡应用黑色纸包装，置4 ℃冰箱内储存，以免光敏色块遇日光照射不稳定变色，而影响监测结果。③指示卡应有卫生许可批件，并在有效期内使用。

（2）使用中消毒剂监测：用试纸或指示卡检测化学消毒剂含量是近年来化学消毒剂浓度简易测定方法的新发展，它解决了消毒剂使用过程的快速浓度监测问题。①G-I型消毒剂浓度试纸：适用于过氧乙酸及其他含氯消毒剂和含次氯酸钠的清洗消毒剂等的监测。使用方法：取试纸条于消毒剂溶液中，片刻取出。30 s内，在自然光下与标准色块比较，直接读出溶液所含有效成分浓度值，时间超过1 min，着色逐渐消退。②戊二醛浓度测试卡：用于戊二醛消毒剂的监测。使用办法：从瓶中取出一条测试卡，并旋紧瓶盖，将指标色块完全浸没于待测消毒液中约2 s后取出，将其侧边垂直在瓶盖上的吸水纸上轻轻划过，去除多余的液体，横置于瓶盖上等候5~8 min（不要将色块面朝下，以免受到污染），观察色块着色变化，若指示色块变成均匀黄色，表示溶液浓度>2.0%，若色块全部或仍有部分白色，表示溶液浓度<2.0%。③质控标准：使用中消毒液每季度监测一次，细菌菌落总数应≤100 cfu/mL，不得检出致病微生物；使用中灭菌剂每月监测一次，应无菌生长；无菌器械保存液必须无菌生长。

第六节 医疗废物的管理

一、医疗废物分类

国家卫生部颁布的《医疗废物分类目录》将医疗废物分为五类。

（1）感染性废物是指携带病原微生物具有引发感染性疾病传播危险的医疗废物。包括被患者血液、体液、排泄物污染的棉球、棉签、引流棉条、纱布及其他各种敷料；一次性使用卫生用品、一次性使用医疗用品及一次性医疗器械；废弃的被服；其他被患者血液、体液、排泄物污染的物品。

（2）传染病患者或者疑似传染病患者产生的生活垃圾。

（3）病原体的培养基、标本和菌种、毒种保存液。

（4）各种废弃的医学标本。

（5）废弃的血液、血清。

二、医疗废物的特性

1. 病理性

（1）诊疗过程中产生的人体废弃物和医学实验动物尸体等。

（2）手术及其他诊疗过程中产生的废弃的人体组织、器官及医学实验动物的组织、尸体。

（3）病理切片后废弃的人体组织、病理蜡块等。

2. 损伤性 能够刺伤或者割伤人体的废弃的医用锐器。

（1）医用针头、缝合针。

（2）各类医用锐器，包括解剖刀、手术刀、备皮刀、手术锯等。

（3）载玻片、玻璃试管、玻璃安瓿等。

3. 药物性 过期、淘汰、变质或者被污染的废弃药品。

（1）废弃的一般性药品，如：抗菌药物、非处方类药品等。

（2）废弃的细胞毒性药物和遗传毒性药物，包括：致癌性药物，如硫唑嘌呤、苯丁酸氮芥、萘氮芥、环孢霉素、环磷酰胺、苯丙氨酸氮芥、司莫司汀、三苯氧氨、硫替派等；可疑致癌性药物，如：顺铂、丝裂霉素、阿霉素、苯巴比妥等；免疫抑制剂。

（3）废弃的疫苗、血液制品等。

4. 化学性 具有毒性、腐蚀性、易燃易爆性的废弃化学物品。

（1）医学影像室、实验室废弃的化学试剂。

（2）废弃的过氧乙酸、戊二醛等化学消毒剂。

（3）废弃的汞血压计、汞温度计。

三、医疗废物分类收集要求

根据医疗废物的类别，将医疗废物分置于符合要求的包装物或者容器内。感染性废物、病理性废物、损伤性废物、药物性废物及化学性废物不能混合收集，少量的药物性废物可以混入感染性废物；废弃的麻醉、精神、放射性、毒性等药品及其相关废物的管理应依照有关法律、行政法规和国家有关规定、标准执行；化学性废物中批量的废化学试剂、废消毒剂及含有汞的体温计、血压计等医疗器具报废时应当交由专门机构处置；医疗废物中病原体的培养基、标本和菌种、毒种保存液等高危险性废物，首先在产生地点进行压力蒸汽灭菌或者化学消毒处理，然后按感染性废物收集处理；隔离的传染病患者或者疑似传染病患者产生的医疗废物应当使用双层包装物，并及时密封。

四、医疗废物的处置

（1）盛装的医疗废物达到包装物或者容器的 3/4 时，使用有效的封口方式，使包装物或者容器的封口紧实、严密。

（2）在每个包装物、容器上系文字标签，标签的内容包括：医疗废物产生单位、产生日期、类别及需要的特别说明等。

（3）在运送医疗废物时，运送人员防止造成包装物或容器破损和医疗废物的流失、泄漏和扩散，并防止医疗废物直接接触身体。

（4）每天运送工作结束后，对运送工具及时进行清洁和消毒。

（5）医院建立医疗废物的暂时储存设施、设备，不得露天存放医疗废物；医疗废物暂时储存的时间不得超过 2 天。

（6）医疗废物中病原体的培养基、标本和菌种、毒种保存液等高危险废物，在交医疗废物集中处置单位处置前应就地消毒。

（7）医院产生的污水、传染病患者或者疑似传染病患者的排泄物，应按照国家规定严格消毒；达到国家规定的排放标准后，方可排入污水处理系统。

（8）不具备集中处置医疗废物条件的农村，医院应按照县级人民政府卫生行政主管部门、环境保护行政主管部门的要求，自行就地处置其产生的医疗废物。自行处置医疗废物的，应当符合下列基本要求：

①使用后的一次性医疗器具和容易致人损伤的医疗废物，应消毒并做毁形处理。

②能够焚烧的，应及时焚烧；不能焚烧的，消毒后集中填埋。

（9）对医疗废物进行登记，登记内容包括医疗废物的来源、种类、重量或者数量、交接时间、最终去向及经办人签名等项目。登记资料至少保存 3 年。

（10）严禁医疗卫生机构及其工作人员转让、买卖医疗废物。

第七节　冠心病监护室的感染控制

冠心病监护室（CCU）作为危重病医学的临床科室，护理对象多为急危重症患者，其免疫防御能力低下，且多有多项有创监测应用，是医院感染的易感人群。对 CCU 交叉感染的预防，是医院感染管理的一个重要问题，也是保证危重患者护理治疗工作的顺利进行，提高抢救成功率和治愈率的重要措施。

一、CCU 医院感染的易感因素

1. 建筑布局不合理　CCU 建筑布局不符合功能流程要求，污染区、清洁区、无菌区的区域划分及区域间标志不明显，内无流动水洗手设施及设备，无感染患者单独使用的房间，空气不流通，进入 CCU 的人流、物流路线存在交叉等环境因素易造成 CCU 内的交叉感染。

2. 医护人员缺乏预防医院感染意识　绝大多数医护人员都是凭借以前的经验和自身实践得到预防医院感染的办法，而部分刚就职的医护人员尽管已学习了与自我防护能力相关的知识，但这些知识大多不属于学习的重点内容，对感染管理方面的规章制度了解不全面，所以在防范医院感染方面仍存在着很大的缺失。

3. 医院感染管理的规章制度不完善　目前，医院制定的感染管理制度缺乏一定的完整性，涉及内容过于广泛，没有较为明确的针对性与整体性，一般仅为某工作环节而设，且理论性太强，无法真正贯彻落实到日常工作中。

4. 医务人员自身防护意识差　部分医护人员在工作过程中，自我防护意识较薄弱，医院管理层虽然针对这一情况，制定了相应的预防措施，但却没有严格贯彻落实在日常工作中，个别工作人员不按工作流程要求及规章制度操作，操作过程中不戴口罩、帽子、未做到操作前后洗手，用污染过的手接听电话，穿着工作服进入值班室休息，造成了清洁区与污染区之间的交叉。

5. 保洁员、患者及其家属的管理有待加强　卫生保洁员文化水平有限，生活水平较低，流动性大，而他们接触污染的机会较多，是流动的污染源，在一定程度上也增加了交叉感染的机会。患者及其家属、探视人员均不了解防范医院感染知识和自我防护知识，医院也没有针对该情况对这些群体展开宣传教育活动。

6. 抗菌药物应用不合理　大量抗菌药物的使用使细菌产生耐药性，引起条件致病菌与真菌的双重感染，改变了人体菌群的生态学状况，破坏正常菌群内部各种微生物之间相互制约的关系，增加内源性感染的机会。

7. 侵袭性操作多　CCU 内患者病情较重，侵袭性操作较多，如导尿、气管切开、静脉留置针、心包穿刺、胸腔穿刺等，所用的器械、物体表面、工作人员的手、空气等污染或消毒不彻底或无菌操作不严格，均可导致医院感染。

二、感染控制措施

1. 优化 CCU 结构及布局　CCU 医院感染与医院建筑布局和设备条件有密切的关系，应根据无菌原则及医院感染管理制度及要求，加以改进，逐步达到合理化，环境布局符合要求，通风良好，人流、物流无交叉。

2. 更新观念、加强岗位培训　定期组织医务人员，认真学习卫生部《医院感染管理规范（试行）》和《消毒技术规范》等文件，让医务人员认识到防止医源性感染是非常重要的工作，坚决消灭“重治轻防”的思想，不断深化医院感染知识的教育，对新进工作人员，要进行岗前培训和医院感染知识的考试，合格后方可上岗。

3. 建立健全 CCU 的监控体系 设立 CCU 护士长和 CCU 感染检测员为一级监控，主要负责 CCU 感染的自我监督；选取责任心强的 CCU 护士组成的消毒质量控制小组为二级监控，对 CCU 的感染情况进行定期检查；本院感染管理科室为三级监控，对 CCU 进行有计划的感染情况监督检查，对每个细节作出详细的细菌检测，及时发现问题，及时解决。

4. 制定严格的 CCU 管理制度

（1）CCU 探视管理制度：规范、细化患者家属探视的有关规定和注意事项，防止由于探视制度不规范引发医院感染。

（2）医护人员及患者的管理制度：对在职的 CCU 医护人员及新进人员、护工、保洁员进行系统的监护病房预防感染的培训，指出患者在 CCU 容易发生感染的情况，对一些细节，如如何洗手、如何进行正确消毒，和感染源监测等问题和预防措施进行详细讲解，让有关人员重视日常操作规范，对不按制度规定执行引发患者感染的事件进行严肃处理。对发生感染的患者进行隔离。

（3）一次性医疗卫生用品管理制度：对一次性卫生用品如何进行处置等事项进行统一规范，防止由于一次性卫生用品的污染造成患者的感染。

（4）病房环境卫生、消毒管理制度：制定详细的、规范的消毒规程和考核制度，要特别注意进行无菌操作时的用品处置和对患者排泄物、使用过的引流管、遗弃物等医疗垃圾的处置。

（5）合理应用抗菌药物：对 CCU 发生感染的患者使用抗菌药物，要对抗菌药物的开始使用时间、停止使用时间和更换品种以及超说明书范围使用等项目进行记录。在使用或者更改抗菌药物时要做病原学检测以及药敏试验，严密观察患者的抗菌药物使用情况，并要分析、说明使用理由。抗菌药物的使用要符合抗菌药物的分级管理规定，越级使用时，要按照规定时间使用，或者履行医院相应规定的手续。抗菌药物的联合应用或者局部应用要有指征，有分析，病程记录上有所记载。

5. 加强 CCU 的感染监控 对 CCU 进行全方位、综合性的感染监测，主要包括 CCU 感染发生率、发生的部位、引起感染的原因、病原体的种类、各项保护措施的执行情况。重点监测使用呼吸机引起的肺炎、应用尿管引起的尿路感染、留置静脉导管引起相关性感染的情况，还要对 CCU 中的医疗设备、空气、物体表面、医护人员的自身消毒情况等可能导致感染的因素进行密切观察。在进行各种医疗操作时，严格按照技术操作规程，最大限度预防和减少医院感染的发生。

第八节　介入手术室的感染预防与控制

心血管介入技术是一种诊断和治疗心血管病的重要手段。因其具有操作简便、创伤小、疗效好、恢复快等特点，在临床已经广泛开展，但由于它是一种有创操作，过程复杂、时间长，导管器械应用种类多，存在着许多感染的危险因素。因此，控制医院感染是心血管介入治疗的关键环节。必须加强防范意识，才能有效地预防医院感染，保证医疗安全。

一、血管介入术后感染相关的主要因素

1. 穿刺部位的皮肤情况　患者手术部位的皮肤如有潮湿、破溃、感染等情况存在，将会增加医院感染的机会。穿刺部位皮肤是否经过彻底消毒、消毒范围及使用的消毒剂浓度等，都是导致医院感染发生的因素。

2. 心血管介入室的隔离条件　心血管介入治疗一般是在放射科进行，其人员、物品、消毒、隔离等管理还没有形成像外科手术室那样完整的管理体系，布局不够合理，清洁区和污染区没有严格区分，工作流程杂乱，洁净区的细菌含量不达标等都是发生医院感染的潜在危险因素。

3. 预防性抗菌药物应用　一些手术切口为清洁切口，如果预防性应用抗菌药物选用广谱的，无针对性的，或者联合使用，或无指征滥用，则易造成耐药菌群产生，发生二重感染，也是医院感染的危险因素之一。

4. 设备再使用前的清洁　由于心血管介入手术患者多，常有接台手术，因而就存在设备再使用前的清洁消毒问题，这是医院感染最关键的危险因素。

5. 导管留置时间　导管留置为侵入性操作，导管植入前没有彻底灭菌、植入过程有污染、植入时间过长等因素均为医院感染的危险因素。

6. 手术穿刺部位的选择　穿刺部位如果选在感染伤口附近，容易造成细菌移位，因此穿刺部位也是医院感染的危险因素之一。

二、感染控制措施

1. 建立合理的布局和工作流程　心血管介入室应设在清洁、安静的区域，布局要合理，工作流程要符合功能流程，严格划分污染区、清洁区、无菌区。无菌区应符合卫生部制定的Ⅱ类环境卫生要求，清洁区是医务人员更衣、物品准备间，办公室等场所；污染区为手术后污染物品处理的地方。三个区域应严格区分，标志明确。

2. 患者的皮肤准备　心血管介人手术前需做好患者皮肤清洁护理，保持皮肤干燥、清洁，更换手术衣。选择完好的、无感染的部位进行穿刺，穿刺操作要严格执行无菌操作规程，正确选择皮肤消毒剂，注意检查消毒剂是否在有效期内，确保侵入性操作的安全性，防止医院感染的发生。

3. 加强介入手术室人员的管理　凡进入介入室的工作人员必须更换介入室专用衣、鞋，使用一次性帽子、外科口罩，穿戴符合要求。手术完毕后衣裤、口罩等须放到指定地点。外出时应更换外出鞋，穿外出衣。患有皮肤感染和上呼吸道感染的工作人员不能进入手术间，更不能参与手术。尽量减少手术间人员流动，严格限制参观人数。洗手是预防医院感染最简单、有效的措施，介入室工作人员术前要按卫生部手卫生规范及外科手消毒方法，采用先刷洗后消毒手臂法进行手清洗消毒。手刷一人一用一灭菌，以确保手清洗消毒效果。戴手套也是有效预防医院感染的重要措施，要严格按照操作程序戴好手套，操作过程中如有破损应及时更换。尽量缩短手术时间，提高成功率是减少术后感染的重要环节。手术中如有导管植入、起搏器植入，应确保植入物的

无菌性，植入过程要严格无菌操作。

4. 环境物体表面的消毒 手术室空气环境的洁净度直接影响患者创口的愈合和健康，是引起医院感染的重要因素。血管介入室物体表面、地面每日术前用清水擦拭，手术间卫生工具专用，手术结束后湿式打扫。墙壁、地面、物体表面用消毒液擦拭，手术间安装空气消毒机，每日用消毒机进行空气消毒，空气消毒 1 h 后才能进行接台手术。每月对介入室的空气、物体表面进行细菌学监测，如有细菌超标要及时查找超标原因，重新进行消毒处理直到符合要求方可使用。

5. 加强介入手术室一次性用品的管理 介入手术过程中都使用一次性医疗灭菌用品。首先严把一次性用品进货关，医院感染科积极参与介入手术室一次性用品招标，认真审核相关证件，坚持从正规厂家进货，保证产品质量。其次规范一次性用品的存放，物品存放在阴凉干燥、通风良好的货架上，距地面≥20 cm，距墙壁≥5 cm，距屋顶≥50 cm。导管分类放于专用无菌导管柜内，专人保管，做好登记。使用后，各种一次性导管立即剪断并销毁，最后集中处理，并按手术类型做好登记。

6. 合理应用抗菌药物 一些清洁切口不提倡预防性应用抗菌药物，但是目前大多数学者倾向于心脏介入术后预防性应用抗菌药物。心脏介入诊疗操作通常是在无感染状态下择期手术，手术切口为清洁切口。术后预防性抗菌药物使用应尽可能选用窄谱、价廉的青霉素。这样能达到防止耐药菌产生、控制医院感染发生，降低患者住院费用的目的。

第九节 心血管内科病房的感染预防与控制

医院环境中人员密集，病房中病原体种类繁多且耐药性强，由于患者的免疫功能存在不同程度的下降或缺陷，增加了医院感染的机会。医院感染的发生严重影响患者的安全，制约医疗、护理质量的提升，所以应提高医务人员对医院感染的认识，健全医院感染管理机构和管理制度，加强对医院感染的控制和监测。

一、病房内存在的医院感染危险因素

1. 医务人员对医院感染认识不足 有些医务人员不能严格地遵守无菌技术原则和消毒隔离措施。个别工作人员不按工作流程要求及规章制度操作，操作过程中不戴口罩、帽子，未做到操作前后洗手，用污染过的手接听电话，穿着工作服进入值班室休息，造成了清洁区与污染区之间的交叉。

2. 病房布局不合理 病房内无缓冲间和隔离床；无患者专用通道；病房空间小，床间距达不到规定要求；无通风和消毒设施等。

3. 病房管理不到位 病房的环境条件差、不合理加床、大病室内居住患者多。病房消毒不严格，通风不良，探视人员多，陪护人员卫生习惯差，医院针对这些群体宣传教育活动欠缺。并且对探视者未进行必要的限制，使病房内细菌含量超标。而室内飞沫传播往往难以控制，容易造成交叉感染，这也是呼吸道感染占医院感染首位的原

因之一。

4. 侵入性诊治手段增多　如动静脉插管、气管插管、吸痰管、导尿管、监控仪器探头、采血针等，不仅可把外界的微生物导入体内，而且会损伤防护屏障，使病原菌容易侵入机体。

5. 患者自身的易感因素　如高龄、有合并症及心功能差等。对于高龄患者，由于免疫功能低下，多数合并有慢性疾病，进食量少，影响营养和热量的吸收，同时患者住院期间接受侵入性医疗操作，更易受医院内环境病原菌的侵袭。心功能 Killip Ⅲ~Ⅳ级患者是发生医院感染的高危人群。

6. 抗菌药物应用不合理　大量抗菌药物的使用，使细菌产生耐药性，引起条件致病菌与真菌的双重感染，改变了人体菌群的生态学状况，破坏正常菌群内部各种微生物之间相互制约的关系，增加内源性感染的概率。

二、临床科室感控护士感染管理职责

（1）在科主任、护士长领导下负责本科医院感染管理工作，包括环境检测和消毒灭菌效果检测。

（2）负责医院感染的日常检测、督促、监测本病区预防医院感染制度落实情况。

（3）发现感染病例应督促主管医生及时填写医院感染个案表，对疑有医院感染者督促留取标本送检，做细菌培养及药敏试验，并采取有关措施，防止医院感染的暴发流行。

（4）发现有医院感染流行或有烈性传染病时，应及时报告控感办，并协助调查原因，及时处理。

（5）监督本科室人员执行无菌操作技术、消毒隔离制度。

（6）对本病区医务人员、护工等进行有关控制医院感染知识和消毒隔离知识等宣教工作。

（7）不断学习医院感染知识及消毒隔离知识，并提出控制医院感染的合理建议。

（8）落实、督促、执行医疗废物的分类、包装。

三、感染控制措施

1. 加强医院感染知识培训　对护士进行有针对性的教育培训是预防医院感染中人员管理的重要环节。要与医院感染管理科密切配合，根据医院感染不同时期的具体情况对护理人员进行培训，组织全员学习医院感染知识，更新防控医院感染意识，使大家认识到控制医院感染的重要性，牢记自己的职责，时刻保持高度的职业敏感性，养成良好的工作习惯，切实控制医院感染。

2. 重视健康知识教育　对新入院的患者进行卫生宣教，说明保持病房整洁的重要性，嘱患者及其家属不随地吐痰，并减少陪护及探视人员。保持病房空气新鲜，减少对呼吸道的刺激，早晚开窗通风，天气变化时及时增减衣服，气温较低时早晨不可过早外出活动，防止受凉。注意个人卫生，病情许可时每天自己刷牙，早晚各 1 次，饭后漱口。保持会阴清洁，勤换内衣裤，病情较重时由护理人员协助完成。

3. 做好基础护理 对病情危重及生活不能自理的患者，注意保持床单清洁，予以口腔护理每日2次，定时翻身、叩背，防止分泌物吸入而并发吸入性肺炎。留置导尿的患者，每天会阴护理2次，更换尿袋1次，定期行尿培养。对持续高热并长期使用抗菌药物的患者，严密观察口腔黏膜的改变，定期监测口腔pH值，常规用碳酸氢钠溶液饭后漱口，防止口腔感染。

4. 加强病房管理 患者多的科室及时调整病房、不乱加床位，保证合理的病室收容空间，做好患者出院后床单位的整理及消毒，减少医院感染的发生。保持病区整洁，护理人员应督促、检查护工做好每日的清扫工作。有严重的上呼吸道感染者避免与抵抗力较低、病情较重者住同一病房。特殊感染患者单独安置。感染患者有明显标识。严重感染的患者转移病房后要进行终末消毒。

5. 做好环境物体表面的消毒 严格按照消毒隔离制度执行，严格遵守并执行各项预防感染的管理制度，规范化并贯穿于整个日常医疗过程中。加强业务技能的培训，在操作过程中严格执行无菌操作规程和标准预防措施。病区内的地面每日用500 mg/L含氯消毒剂拖地2次；拖把实行严格分区使用，用后分开消毒、清洗、悬挂、晾干，每3个月对拖把表面进行细菌监测1次。坚持一床一套湿扫扫床，床头柜每日用500 mg/L含氯消毒剂擦拭，并做到一桌一抹布，抹布用后统一消毒、晾干、备用。治疗室每日用紫外线或循环风空气消毒2次，每月做空气细菌培养，如不合格，重新消毒后再做培养。紫外线灯管每周擦拭，并按规定每半年做强度监测，对危重患者病房行空气净化，用循环风每天消毒。护理人员每日用消毒剂对病历车、治疗车、基础护理车、担架车等护理用车及各种操作台面擦拭，每月对物体表面进行细菌监测。

6. 合理使用抗菌药物 医院感染的易感因素中抗菌药物占首位，长期使用广谱抗菌药物可造成正常菌群失调，还可使细菌产生耐药性。值得注意的是真菌感染已成为医院感染的主要病原菌，医院真菌感染率逐渐上升与长期大量使用广谱抗菌药物有关。因此要对医护人员不定期地进行药理知识的培训及考试。护士在配药或发药时，要明确给药次数和间隔时间，并自觉按规定时间给药，抗菌药物要现用现配，且不宜与其他药物在同一溶液中输注，以防止由于药物相互作用而引起药理上或化学结构上的改变，使抗菌药物失去活性，丧失或降低抗菌作用。积极观察药物疗效，注意配伍禁忌，及时向医生提供停用或更换抗菌药物的依据，以最大限度提高抗菌药物的使用效果，减少耐药菌株的产生。

7. 做好终末消毒 患者出院及病故后，对床单位进行严格的消毒擦拭，以达到终末消毒的目的。严格消毒隔离与监测预防医院感染是管理的核心问题，能否防止或控制感染的发生及蔓延往往取决于消毒灭菌和隔离工作的质量。广大医护人员要充分认识到严格消毒隔离制度是控制医院感染的有效手段，重视和加强医院卫生学监测可为预防医院感染的发生提供有利的科学依据，从而更有效地预防和降低医院感染的发生率。

第三章　心血管基本理论

第一节　心脏正常解剖

一、心脏的位置和外形

心脏位于胸腔两肺之司的中纵隔内，外面裹以心包，其 2/3 位于中线左侧，1/3 位于中线右侧。前面大部分被肺和胸膜所遮盖，只有下部一小三角区域借心包与胸骨体下半和左第 4~5 肋软骨相邻，称心脏裸区，临床上在该处进针做心包穿刺和心内注射可避免伤及胸膜。心脏的后面与食管、胸主动脉等相接触，心脏的下面紧贴膈肌腱。心脏的外形略呈倒置的圆锥形，大小约相当于本人的拳头。心脏的形态可归纳为一尖、一底、两面、三缘、四沟（图 3-1）。

1. 一尖　即心尖，呈游离状态，心尖朝向左前下方，主要由左心室构成，在左侧第 5 肋间锁骨中线内侧 1~2 cm 处可触及其搏动。

2. 一底　即心底，心底朝向右后上方，主要由心房组成，有大血管出入，心底部自右向左有上腔静脉、肺动脉和主动脉。

3. 两面　心脏的前面与胸骨体和肋软骨相邻，称胸肋面。心脏的下面与膈相邻，称膈面。

4. 三缘　心脏的右缘垂直向下，由右心房的外侧缘构成；心脏的左缘圆钝斜向左前下，下部由左心室构成，上部由左心耳构成。下缘接近水平，由右心室和心尖构成。

5. 四沟　心表面有 4 条沟可作为 4 个心腔的表面分界。在心底附近有环形的冠状沟，呈额状位，近似环形，前方被肺动脉干中断，该沟将右上方的心房和左下方的心室分开。心室的前、后面各有一条纵沟，分别叫作前室间沟和后室间沟，是左、右心室表面分界的标志。在心底，上、下腔静脉与右肺静脉之间有一浅沟即房间沟，为左、右心房的心表分界。各沟均被心脏的血管和脂肪组织所充填。后室间沟与冠状沟交汇处称房室交界点，是左、右心房和左、右心室在膈面的临界区域，为临床常用的一个标志（图 3-2）。

二、心脏各腔结构

心脏是一个中空的器官，其内部分为四个腔。上部两个为心房，由房间隔分为左心房和右心房；下部两个为心室，由室间隔分为左心室和右心室。左、右心房之间，左、右心室之间互不相通，而心房与心室之间有房室口相通。

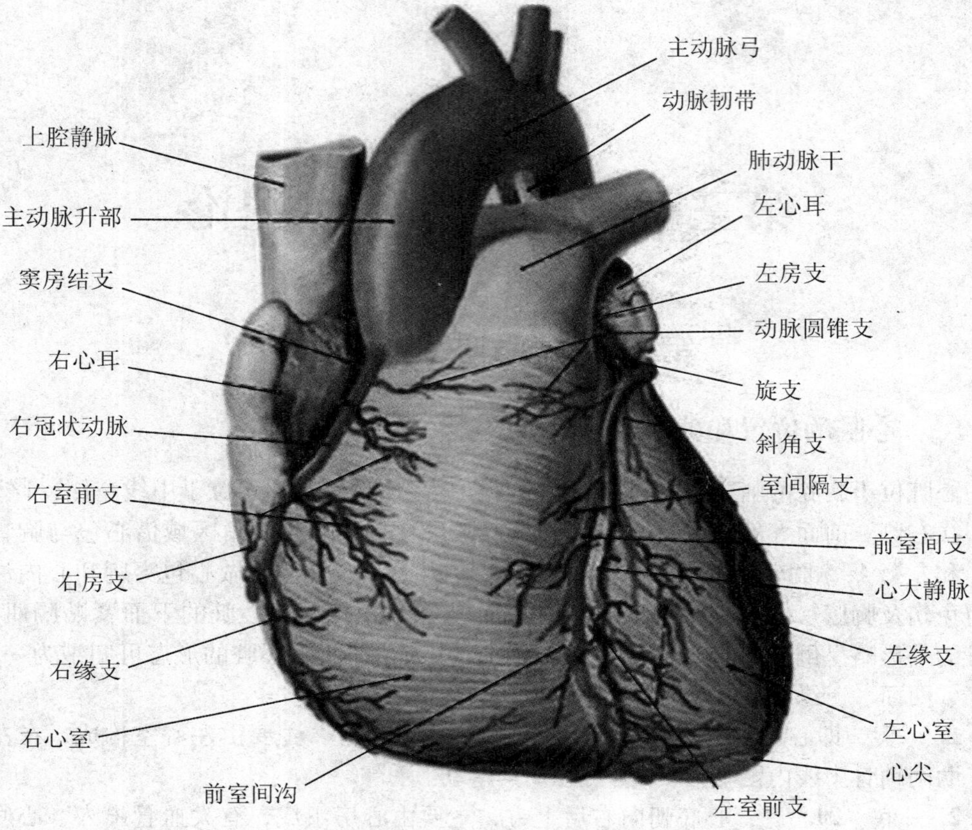

图 3-1　心脏的外形和血管（前面观）

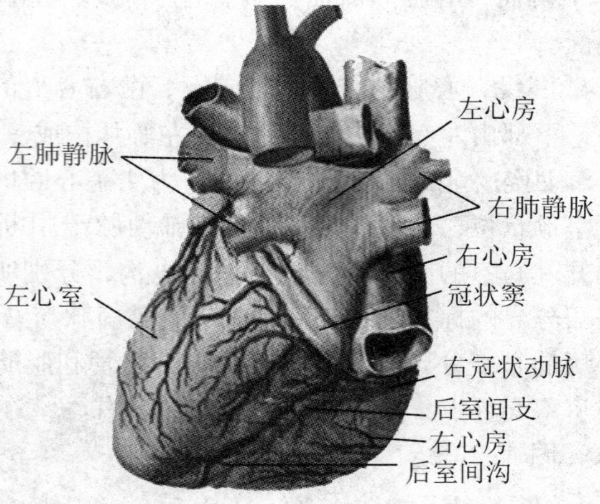

图 3-2　心脏的外形和血管（后面观）

1. 右心房　位于心脏右侧偏上略呈直立不太规则的卵圆形心腔，腔大壁薄，表面光滑。前壁突出部分称右心耳，遮盖升主动脉根部的右侧面。右心房有一个出口，即右房室口，通向右心室；有三个入口，即上、下腔静脉口与冠状静脉窦口，分别导入上、下半身和心脏本身的静脉血。右心房内壁有一纵行隆起称界嵴，由此向前发出平行的梳状肌，右心耳梳状肌发达，凹凸不平，交织成网。心房体部也称光滑部，属于胚胎静脉窦部分，其左后则为心房间隔，间隔下 1/3 偏后有一卵圆形凹陷，称为卵圆窝，为胚胎时期卵圆孔闭合后的遗迹，此处薄弱，是房间隔缺损的好发部位，也是从右心房进入左心房心导管穿刺的理想部位。卵圆窝前上缘明显隆起，称卵圆窝缘，分为上、下缘支。上缘支较显著，为房间隔左心房导管的标志，当导管由上向下移动滑过该部时有特殊的弹动，而后进入卵圆窝。下缘支与下腔静脉瓣和冠状窦瓣相连，是心内探查的重要标志。房间隔前上部的右心房内侧壁，有主动脉窦向右心房凸起而成主动脉隆凸，也是心导管术中的一个标志。主动脉窦瘤破裂或手术误伤时，血液可破入右心房。右心房的冠状窦口前内缘、三尖瓣隔侧尖附着缘和 Todaro 腱之间的三角区，称 Koch 三角。Todaro 腱为下腔静脉口前方心内膜下可触摸到的一个腱性结构，向前经房间隔附着于中心纤维体（右纤维三角），向后与下腔静脉瓣相延续。Koch 三角的前部心内膜深面为房室结，其尖对着膜性室间隔的房室部。此三角为心内直视手术时的重要标志，用以指示房室结的位置，以防术中损伤。此外，行心导管检查时，在此三角区过度刺激，可引起心律失常。

2. 右心室 位于右心房的前下方，直接位于胸骨左缘第 4、5 肋软骨的后方，在胸骨旁第 4 肋间隙做心内注射多注入右心室。右心室前壁与胸廓相邻，介于右冠状沟、前室间沟、心右缘及肺动脉口平面之间，构成胸肋面的大部，前壁较薄仅及左心室壁厚度的 1/3，供应血管相对较少，切开后可使右心室腔充分显露，通常是右心室手术的切口部位。右心室有出、入两口。入口为右房室口，在口周缘有结缔组织构成的纤维环，称三尖瓣环；其上附有三片瓣膜，称右房室瓣（即三尖瓣），按位置分为前瓣、后瓣和膈瓣。右心室腔内面凹凸不平，有多处突向腔内的圆锥状肉柱，称乳头肌，其尖端连有几条细丝状的腱性结构，称为腱索，腱索的另一端连于瓣膜的游离缘。当心室收缩时，三尖瓣关闭，由于腱索的牵拉，不致使瓣膜翻向右心房，从而防止血液倒流。右心室的出口为肺动脉口，口周围的纤维环上有三个半月形的袋状瓣膜，称肺动脉瓣，袋口朝向肺动脉腔。当心室舒张时，瓣膜关闭，防止肺动脉内的血液倒流回右心室。在右房室口与肺动脉口间的右心室壁上，有一较宽的弓型肌肉隆起，称室上嵴，将右心室腔分为两部分，后下方的室腔称流入道，前上方的室腔称流出道。流入道基部附着于室壁，尖端突入心室控的锥体形肌隆起，称乳头肌。流入道，又称固有心腔，从右房室口延伸至右心室尖。室壁有许多纵横交错的肌性隆起，称肉柱，故腔面凸凹不平。右心室流入道的入口为右房室口，呈卵圆形，其周围由致密结缔组织构成的三尖瓣环围绕。三尖瓣基底附着于三尖瓣环上，瓣膜游离缘垂入室腔。瓣膜被 3 个深陷的切迹分为 3 片近似三角形的瓣叶，按位置分别称前尖、后尖和隔侧尖。与 3 个切迹相对处，两个相邻瓣膜之间的瓣膜组织称为连合，有相应 3 个瓣连合即前内侧连合、后内侧连合和外侧连合，连合处亦有腱附着，瓣膜粘连多发生在连合处，造成房室口狭窄。三尖瓣的游离缘和室面借腱索连于乳头肌。当心室收缩时，由于三尖瓣环缩小及血流推动，使三尖瓣紧闭，因乳头肌收缩和腱索牵拉，使瓣膜不致翻向心房，从而防止血液倒流入右心房。三尖瓣环、瓣尖、腱索和乳头肌在结构和功能上是一个整体，称三尖瓣复合体。右心室流出道又称动脉圆锥或漏斗部，位于右心室前上方，内壁光滑无肉柱，呈锥体状。肺动脉口周缘有 3 个彼此相连的半月形纤维环为肺动脉环，环上附有 3 个半月形的肺动脉瓣，瓣膜游离缘朝向肺动脉干方向，其中点的增厚部分称为半月瓣小结节。肺动脉瓣与肺动脉壁之间的袋状间隙称肺动脉窦。当心室收缩时，血液冲开肺动脉瓣进入肺动脉干；当心室舒张时，肺动脉窦被倒流的血液充盈，使 3

个瓣膜相互靠拢，肺动脉口关闭，阻止血液倒流入心室。动脉圆锥的下界为室上嵴，前壁为右心室前壁，内侧壁为室间隔（图 3-3）。

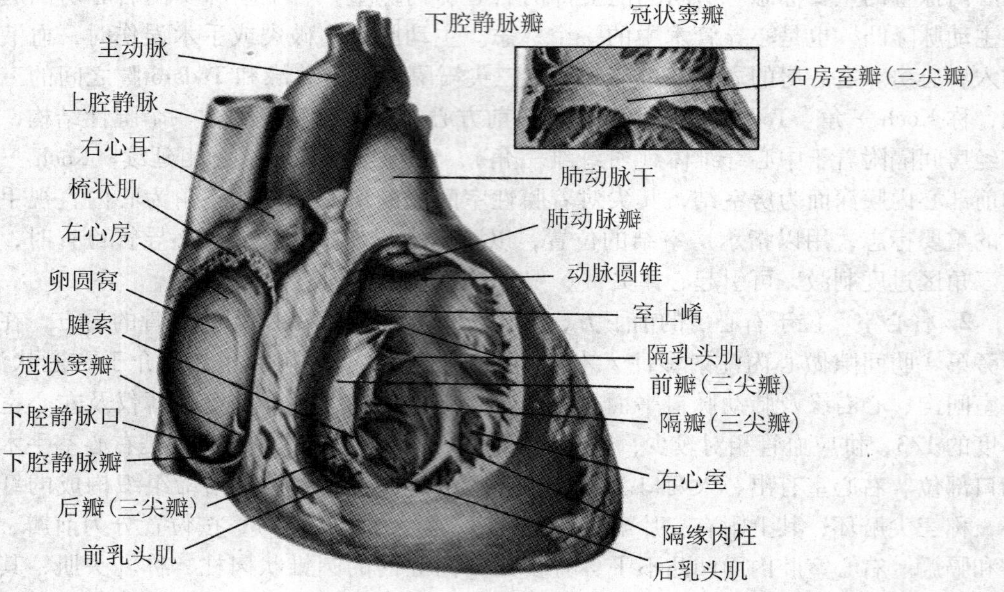

图 3-3　右心房

3. 左心房　位于右心房的左后方，前方有升主动脉和肺动脉，后方与食管相毗邻，构成心底的大部分，是心腔中最靠后的一个。向左前方突出部分称左心耳，其内有发达的梳状肌。梳状肌没有右心耳发达而且分布不匀。由于左心耳腔面凹凸不平，当心功能障碍时，心内血流缓慢，容易导致血栓形成。左心房有四个入口、一个出口。在左心房后壁的两侧，各有两条肺静脉入口，下部有一出口即左房室口。在与卵圆孔相对的左心房侧房间隔上，可见一半月形皱襞，为胚胎时期卵圆口闭合的遗迹。

4. 左心室　位于右心室左后下方，肌壁较厚，约为右心室的 3 倍，左心室有一入一出两个口。入口即左房室口，其周缘有二尖瓣环，并附有前、后两片瓣膜，组成左房室瓣，即二尖瓣，瓣膜游离缘与乳头肌之间有腱索，其作用与三尖瓣类似。左心室乳头肌较右心室乳头肌强大，分前、后两组，分别起于左心室前壁和后壁。左心室出口为肺动脉口，位于左房室口的前内侧。口周围的纤维环上也附有 3 个半月形瓣膜，称主动脉瓣，其作用与肺动脉瓣类似；与每个瓣膜相对的主动脉壁向外膨出，称主动脉窦，依其位置可分为左、右、后三个窦，左、右窦的动脉壁上分别有左、右冠状动脉的开口。左心室腔以二尖瓣前瓣为界，也可分为两部分，位于左后方的为流入道，右前方的为流出道。左心室流入道又称为左心室窦部，位于二尖瓣前尖的左后方，其主要结构为二尖瓣复合体，包括二尖瓣环、瓣叶、腱索和乳头肌。左心室流入道的入口为左房室口，口周围的致密结缔组织环为二尖瓣环，二尖瓣基底附于二尖瓣环，游离缘垂入室腔。瓣膜被两个深陷的切迹分为前尖和后尖。前尖呈半卵圆形，位于前内侧，介于左房室口与主动脉口之间；后尖略似长条形，位于后外侧。与二切迹相对处，前、后尖融合，称前外侧连合和后内侧连合。二尖瓣前、后尖借助腱索附着于乳头肌上。左心室流出道又称主动脉前庭、主动脉圆锥或主动脉下窦，为左心室的前内侧部分，由室间隔上部和二尖瓣前尖组成，室间隔构成流出道的前内侧壁，二尖瓣前尖构成后外侧壁。此部室壁光滑无肉柱，缺乏伸展性和收缩性。流出道的下界为二尖瓣前尖下缘平面，此处室间隔呈一凸起，凸起上方室间隔向右方凹陷形成半月瓣下小窝，室间隔膜部即位于这个平面。流出道的上界为主动脉口，位于左房室口的右前方，口周围的纤维环上附有3个半月形的瓣膜，称主动脉瓣。当心室收缩主动脉瓣开放时，瓣膜未贴附窦壁，进入窦内的血液形成小涡流，这样，不仅有利于心室射血时主动脉瓣立即关闭，还可保证无论在心室收缩或舒张时都不会影响足够的血液流入冠状动脉，从而保证心肌有充分的血液供应（图3-4）。

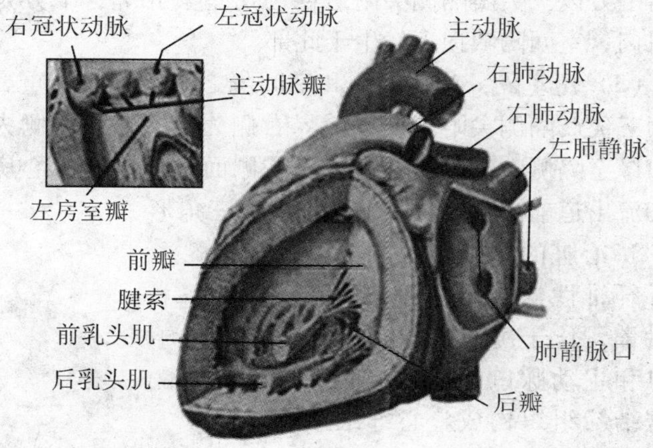

图3-4　左心房和左心室内腔

三、心脏的结构

1. 心壁的构造　心壁结构由内向外分为三层：心内膜、心肌层、心外膜。

（1）心内膜：位于心腔内面，从内向外可分为内皮、内皮下层和内膜下层。内皮与大血管根部的内皮相延续。内皮下层较薄，为致密的结缔组织。内膜下层由疏松的结缔组织组成，内含血管、神经和心脏传导系统的分支。

（2）心肌层：主要由心肌组织构成，是心搏的动力。心房的心肌较薄，心室的心肌较厚，左心室的最厚。心房肌和心室肌在功能上是分开的，两者虽然都连于纤维环，但都不能相互传递兴奋。心肌纤维呈螺旋状排列，大致可分为内纵、中环和外斜三层。心肌纤维多集合成束，肌束间有较多的结缔组织和丰富的毛细血管。

（3）心外膜：被覆于心脏的表面，是由间皮及结蹄组织构成的浆膜，心外膜中含血管和神经，并常有脂肪组织。

2. 心间隔

（1）房间隔：又称房中隔，位于左、右心房之间，房间隔向左前方倾斜，由两层心内膜之间夹以结缔组织和少量心肌细胞构成，其前缘与升主动脉后面相适应，稍向后弯曲，后缘邻近心表面的后房间沟。房间隔右侧面中下部有卵圆窝，是房间隔最薄弱处。

（2）室间隔：又称室中隔，位于左、右心室之间，较厚，大部分由心肌构成，称为肌部。室间隔上部紧靠主动脉口下方，有一卵圆形的较薄部分，缺乏肌质，称为膜部，是室间隔缺损的好发部位。①肌部：占据室间隔的大部分，由心肌组织覆盖心内膜而成。厚 1~2 cm，其左侧心内膜深面有左束支及其分支通过，右侧有右束支通过，表面有薄层心肌覆盖。②膜部：室间隔膜部位于心房与心室交界部位，其上界为主动脉右瓣和后瓣下缘，前缘和下缘为室间隔肌部，后缘为右心房壁。膜部右侧面有三尖瓣隔侧尖附着，故将膜部分为后上部和前下部。室间部范围甚小，位于室上嵴下方，其后上方以三尖瓣隔侧尖附着缘与房室隔相邻；下方是肌性室间隔的嵴，前方为漏斗部肌肉，室间隔缺损多发生于此部。

（3）房室隔：为房间隔和室间隔之间的过渡、重叠区域。其上界是二尖瓣环，下界为三尖瓣隔侧尖附着缘；前界右侧为室上嵴，左侧为主动脉右瓣环；后界为冠状窦口前缘至隔侧尖的垂线。房室隔右侧面全部属于右心房，左侧面则属左心室流入道后部和流出道前部，大致呈前窄后宽的三角形。

3. 心脏的纤维支架结构

心纤维性支架，又称心纤维骨骼，位于房室口、肺动脉口和主动脉口的周围，由致密结缔组织构成。心纤维性支架包括左、右纤维三角，4 个瓣纤维环（肺动脉瓣环、主动脉瓣环、二尖瓣环和三尖瓣环）、圆锥韧带、室间隔膜部和瓣膜间隔等（图 3-5）。

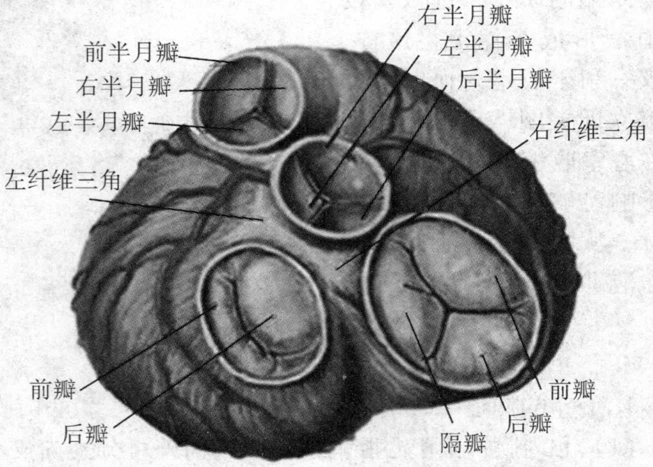

图 3-5　心纤维性支架

（1）右纤维三角：位于二尖瓣环、三尖瓣环和主动脉后瓣环之间，向下附着于室间隔肌部，向前逐渐移行至室间隔膜部，略呈三角形或前宽后窄的楔形。因右纤维三角位于心的中央部位，又称中心纤维体，中心纤维体与房室结、房室束的关系十分密切。房室束穿过中心纤维体的右上面，向下行走，在室间隔膜部和肌部交界处离开中心纤维体。

（2）左纤维三角：位于主动脉左瓣环与二尖瓣环之间，呈三角形，体积较小，其前方与主动脉左瓣环相连，向后方发出纤维带，与右纤维三角发出的纤维带共同形成二尖瓣环。左纤维三角位于二尖瓣前外连合之前，外侧与左冠状动脉旋支相邻近，是冠状动脉损伤的易发部位。

（3）二尖瓣环、三尖瓣环和主动脉瓣环彼此靠近，肺动脉瓣环位于较高平面，借圆锥韧带（又称漏斗腱）与主动脉瓣环相连。主动脉瓣环和肺动脉瓣环各由 3 个弧形瓣环首尾相互连结而成，位于 3 个半月瓣的基底部。主动脉左、后瓣环之间的三角形致密结缔组织板，称瓣膜间隔，向下与二尖瓣前瓣相连续，同时向左延伸连接左纤维三角，向右与右纤维三角相连。

四、心包及心脏的体表投影

1. 心包　是包在心脏外面及大血管根部的囊状结构，可分为纤维性心包和浆膜性心包两部分。纤维性心包是心包的最外层，厚而致密，上部与出入心脏的大血管的外膜相移行，下部与膈的中心腱愈合。浆膜性心包薄而光滑，又可分为脏层和壁层。壁层紧贴纤维性心包的内面，脏层附着于心肌层表面，亦即心外膜。浆膜性心包的脏、壁两层在出入心的大血管根部相互移行，形成的间隙称心包腔。正常情况下，腔内有少量浆液，心搏动时可减少摩擦。当心包腔积液过多时，可出现心脏压塞症状。

2. 心的体表投影　心脏的体表投影是心脏边界在体表的投影，成人可用下列 4 点及连线来表示。左上点：左侧第 2 肋软骨下缘，距胸骨左缘 1.2 cm 处；左下点：左侧第 5 肋间隙，左锁骨中线内侧 1~2 cm 处；右上点：右侧第 3 肋软骨上缘，距胸骨右缘约 1 cm 处；右下点：右侧第 6 胸肋关节处。将以上 4 点用弧线相连，即心脏在胸前壁的体表投影（图 3-6）。

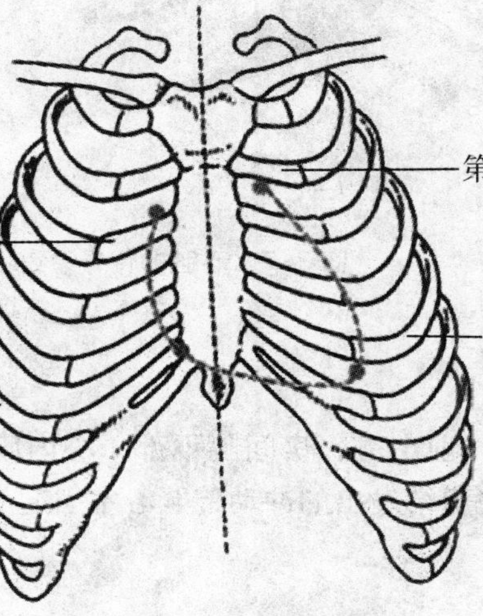

图 3-6　心的体表投影

第二节　心脏的传导系统

心脏有节律地跳动，是由于心脏本身含有一种特殊的心肌纤维，具有自动节律性兴奋的能力。这种特殊心肌纤维构成心脏的传导系统，它包括窦房结、房室结、结间束、房室束和浦肯野纤维（图 3-7）。

一、窦房结

窦房结是心脏正常的起搏点，由此产生冲动，通过结间束传导至心房肌和房室结。窦房结位于上腔静脉根部与右心房交界处的心外膜深面，呈卵圆形，范围约 15 mm×

5 mm。

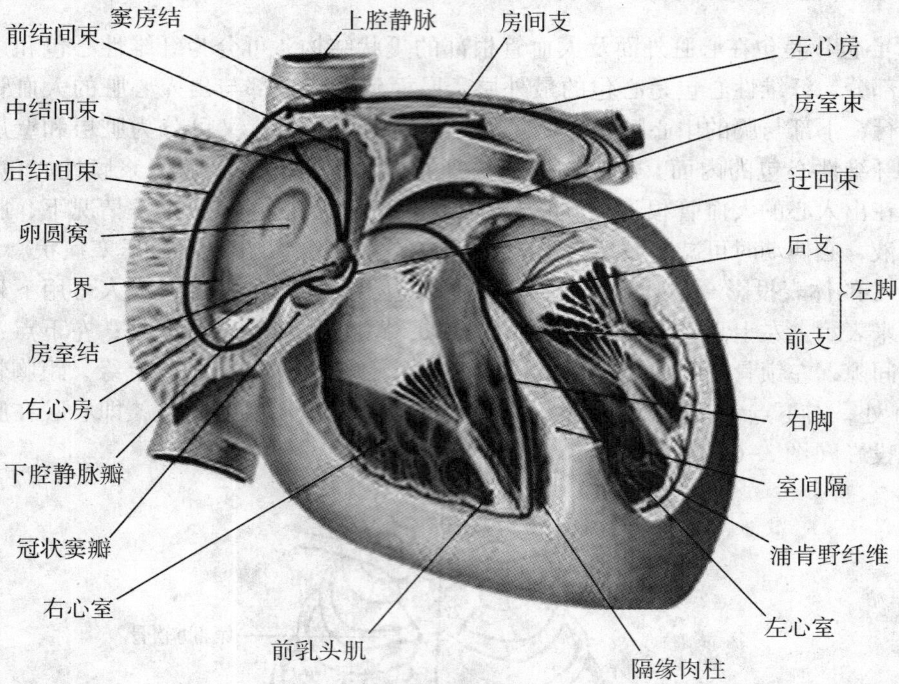

图 3-7　心脏的传导系统

二、房室结

房室结位于冠状窦口前上方，房间隔下部，心内膜的深面，略呈圆柱状，其长轴为 5~7 mm。房室结将窦房结发出的冲动传至心室引起心室收缩。

三、结间束

结间束是连接窦房结和房室结的传导束，共 3 束。如发生异常或损伤则会产生心律失常，出现结性心律。

四、房室束

房室束起自房室结，穿过右纤维三角，沿室间隔膜部下缘前行，于室间隔肌部上缘处分为左束支和右束支，分别沿室间隔左、右侧心内膜下向下走行。

五、左、右束支及浦肯野纤维

1. 左束支　沿室间隔左侧心内膜深面走行，在室间隔上、中 1/3 交界处分为左前分支、右后分支。左前分支分布于室间隔左侧面、心尖部等；右后分支分布于左心室隔壁、室间隔中部和后部心肌及后乳头肌。

2. 右束支　沿室间隔右侧面下行，其起始部位于心内膜深面，中部位置较深，远侧又于心内膜深面走行，经隔缘肉柱至右室前乳头肌根部，分支分布于室壁心肌。

3. 浦肯野纤维　左、右束支反复分支，最后形成相互交织的网状结构，称浦肯野纤维，并与心肌纤维吻合。

第三节　心脏的血管和神经

一、心脏的动脉

心脏的营养是由左、右冠状动脉来供应的（图3-8）。

1. 左冠状动脉　起始于主动脉左冠状动脉窦，经左心耳与肺动脉干之间达左冠状沟，分为左前降支（前室间支）和左回旋支（旋支），部分人于两支之间发出对角支。

（1）左前降支：沿心脏前室间沟下行，绕过心尖终于后室间沟下1/3处。左前降支向左心室胸肋面的心肌发出3~9条粗细不均的小分支，称为左室前支，分布于左心室前壁；向右心室胸肋面发出5~6条小分支，称右室前支，分布于右心室前壁一小部分；向深面发出4~6条前隔支（室间隔支），并向后隔支广泛吻合，分布于室间隔的前2/3区域、心尖部、右束支和部分左束支。

（2）左旋支：起始后沿冠状沟向左行，绕过左心缘至膈面，多以左室后支终止于左室膈面。左旋支起始后不久即发出左房前支分布至左心房，经过左心缘处向前发出钝缘支（左缘支），此支较粗壮，向下分布于左室侧壁。终端左室后支分布于左室后壁近侧缘部。

2. 右冠状动脉　起于主动脉右冠状窦，经右心耳与肺动脉干之间入冠状沟，向右下方走行，绕过心右缘至膈面，继续沿冠状沟向左行，达房室交点处，分为后降支（后室间支）和左室后支。

（1）后降支：沿后室间沟下行，终于沟的下部，常与左冠状动脉的左前降支相互吻合。发出分支分布于膈面的左、右心室壁和室间隔的后1/3部。

（2）左室后支：较小，分布于左心室膈面心壁。右冠状动脉沿途发出的分支还有动脉圆锥支，为右冠状动脉向右室壁发出的第一支，分布于动脉圆锥的前方，与左前降支的分支吻合，是左、右冠状动脉之间最重要的侧支通路。

（3）右室前支：2~4条，由右冠状动脉向左发出，与主干几乎呈直角，分布于右心室胸肋面。锐缘支（右缘支）起于右冠状动脉，沿心下缘自右向左行，此支恒定粗大，与钝缘支同是冠状动脉造影辨认分支的标志。

（4）窦房结支（右房前支）：起于右冠状动脉的近侧端，上行至上腔静脉口附近，分支供血于窦房结。

（5）房室结支：在房室交点处，起于冠状动脉主干或其分支，向深部分布于房室结和房室束的近侧端（图3-8）。

二、心脏的静脉

心脏的静脉血液大多先汇集入冠状静脉窦，再开口于右心房。汇入冠状静脉窦的

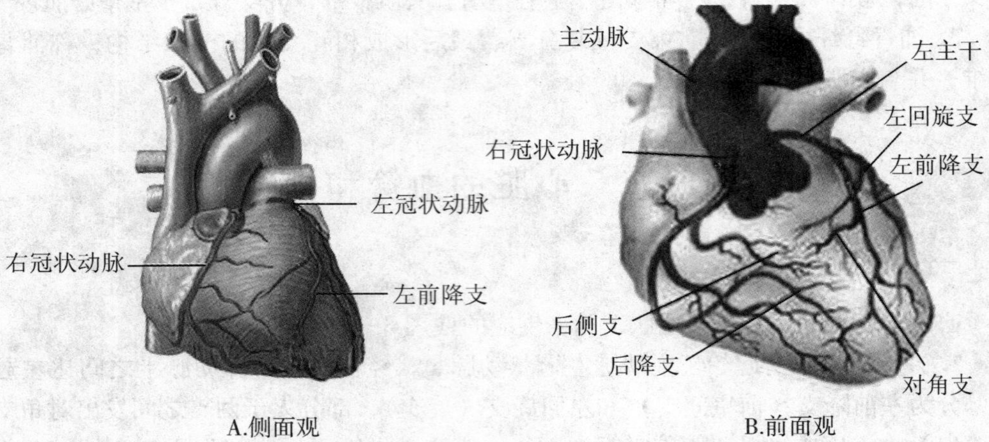

图 3-8　心脏的动脉

属支如下：

1. 心大静脉　起自心尖，沿前室间沟上升，并与左前降支伴行，再沿冠状沟向左到心脏的后面，进入冠状静脉窦，主要接收左心房，左、右心室前壁及左室侧缘的静脉血。

2. 心中静脉　起于心尖部，沿后室间沟与后降支伴行，向上注入冠状窦左端，主要收集左、右心室膈面、室间隔后部和心尖部血液。

3. 心小静脉　行于右侧冠状沟内，向左注入冠状窦右端，主要接收右心房及右心室和右心室后面的静脉血。

4. 左室后静脉　起于左室膈面，收集心尖及左室后壁血液。

5. 左房后静脉（左房斜静脉）　斜行于左房后壁，沿左房后面斜行下降汇入冠状窦。

6. 直接开口于心腔的静脉　①心最小静脉：是心壁内的一些小静脉，直接开口于心腔。②心前静脉：起于右心室前壁，有 2~3 支，跨过冠状沟直接开口于右心房。

7. 心脏的大血管　大血管在心底出入，并将心脏固定。主动脉始自左心室前庭上方的主动脉纤维环，向左前上方行至右侧第 2 胸肋关节高度，弯向左后方至第 4 胸椎体右侧，沿脊椎下降，穿过膈肌的主动脉裂孔入腹腔，于第 4 腰椎体下缘分为左、右髂总动脉。依其行程可分为升主动脉、主动脉弓和降主动脉。升主动脉根部有左、右冠状动脉发生。肺动脉始自右室漏斗部，经主动脉起始部的前方向左后方斜行，在主动脉弓下方，分为左、右肺动脉，在左、右肺动脉交叉处与主动脉弓下缘之间有一条纤维束连接，为动脉韧带，是动脉导管闭合后的残存结构。肺静脉左、右各有两条，起自肺门，横行向内，分别注入左心房。上腔静脉位于升主动脉的右侧，由左、右头臂静脉汇合而成。下腔静脉是人体最大的静脉，开口于右心房后壁下方，该静脉由左、右髂总静脉汇合而成，在腹主动脉右侧上行，穿膈肌的腔静脉孔终止于右心房。

三、心脏的神经

心脏的运动神经包括交感神经和副交感神经（迷走神经），可以影响心跳频率及心肌收缩力，但不能替代心脏的传导系统。由交感干的心上、中、下节和胸 1~4 或胸 5 节发出的心支及迷走神经的心支，在心脏底部交织成心丛，心丛的分支又组成心房丛和左、右冠状动脉丛，随着动脉分布于心肌。交感神经兴奋时，引起心动过速、冠状血管舒张。迷走神经兴奋时，引起心动过缓、冠状血管收缩。传导心脏痛觉的纤维，沿交感神经行走，至脊髓胸 1~4 或胸 5 节段。心绞痛时，常出现胸前区及左上臂内侧皮肤疼痛，此为牵涉性痛。

第四节　心脏的血液循环

一、体循环（大循环）

当心室收缩时，含氧和营养物质的新鲜血液（动脉血），自左心室流入主动脉，再沿各级动脉分支到达全身各部的毛细血管。血液在此与其周围的细胞和组织进行物质交换，血中的营养物质和氧气被细胞和组织吸收，代谢产物和二氧化碳等则进入血液。血液由鲜红色的动脉血变为暗红色的静脉血。再经各级静脉，最后经上、下腔静脉流回右心房。体循环的主要特点是：路程长，流经范围广，以动脉血滋养全身各部，而将其代谢产物运回心。

二、肺循环（小循环）

从体循环回心的静脉血，从右心房进入右心室。当心室收缩时，血液由右心室射出，经肺动脉入肺，再经肺动脉分支进入肺泡周围的毛细血管网。通过毛细血管壁和极薄的肺泡壁，血液与肺泡内的空气进行气体交换，排出二氧化碳，吸进新鲜氧气，使静脉血变成含氧丰富的动脉血，再经肺静脉出肺，注入左心房。血液再从左心房流入左心室。肺循环的特点是：路程短，只通过肺，主要功能是使静脉血转变为含氧丰富的动脉血（图 3–9）。

第五节　心电图基础知识

一、正常心电图

心电图上的一个复合波形，代表一次心动周期的电活动。一个复合波形包括 5 个小波，分别叫作 P 波、Q 波、R 波、S 波、T 波。其中 Q 波、R 波、S 波是一个整体，即 QRS 复合波。心电图的轨迹代表心电冲动从心房到心室的传导（图 3–10）。

1. P 波　P 波是正常心电图波形的第一部分，代表心房除极或电冲动在心房内的传导。分析 P 波要注意特征，尤其是 P 波位置、形态和偏转。正常的 P 波有如下特征

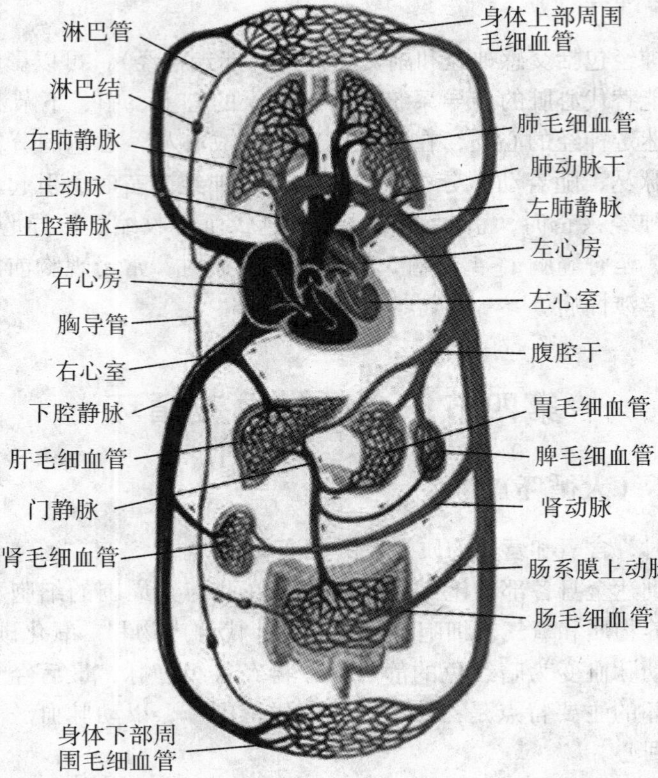

图 3-9　心脏的血液循环

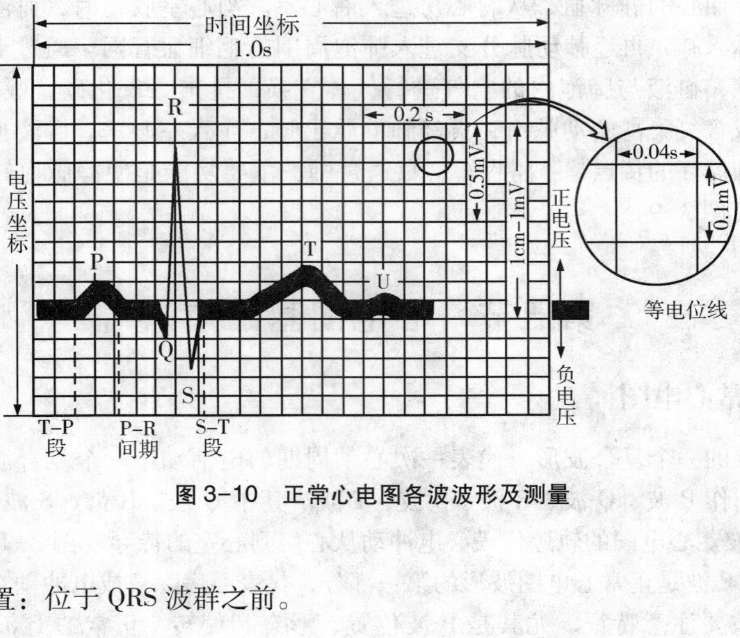

图 3-10　正常心电图各波波形及测量

（图 3-11）。

（1）位置：位于 QRS 波群之前。

（2）振幅：2～3 mm。

（3）持续时间：0.06～0.12 s。

（4）形态：通常是向上的圆弧。

（5）变异：在Ⅰ、Ⅱ、aVF、V_2～V_6 导联正向或直立，在Ⅲ及 aVL 导联一般直立，但也会有改变。在 V_1 导联可双向（图 3-11）。

如果 P 波的偏转和外形正常，并在每一个 QRS 波群之前出现，那么这个电冲动就起源于窦房结。心房收缩开始于 P 波当中，但在心电图中看不见，心电图只描记心脏电活动而不是心脏机械活动或心脏收缩。

高耸、有切迹或增宽的 P 波提示心房肥大或扩张，多与慢性阻塞性肺疾病、肺部血栓、瓣膜病或心力衰竭有关。倒立的 P 波代表房室交界区向心房的逆向传导。任何情况下，如果直立的 P 波变成倒立，就需要考虑是否有逆向传导。

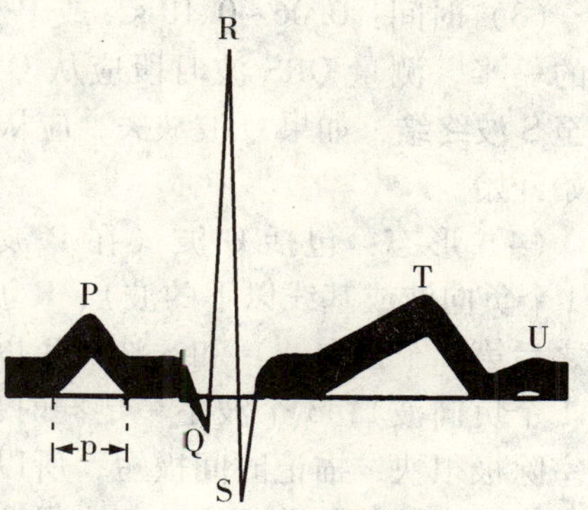

图 3-11　正常 P 波

不同的 P 波表明冲动形成于不同的部位，如游走节律点，过敏的心房组织或窦房结旁的病变。而 P 波消失则代表冲动不起源于窦房结，例如交界区心律或心房颤动。P 波若不在 QRS 波之前，提示可能存在完全性传导阻滞，但 P 波消失并不代表没有心房除极，P 波可能只是埋藏在 T 波或 QRS 波中。

2. P-R 间期　P-R 间期代表冲动由心房传到房室结、希氏束及左右束支。评价 P-R 间期主要看持续时间。P-R 间期改变提示冲动形成异常或传导延迟，例如房室传导阻滞。一个正常的 P-R 间期有如下特征（图 3-12）。

（1）位置：从 P 波起始部位到 QRS 波起始部位。

（2）持续时间：0.12～0.20 s。

P-R 间期<0.12 s 表明冲动形成于窦房结以外的位置，可能与交界区心律失常和预激综合征有关。P-R 间期延长（>0.20 s）代表心房内或房室交界传导延迟，后者可由洋地黄中毒或药物，如 β 肾上腺素能受体阻滞剂或钙离子通道阻滞药引起．也可由心肌缺血或传导组织病变造成的传导减慢引起。

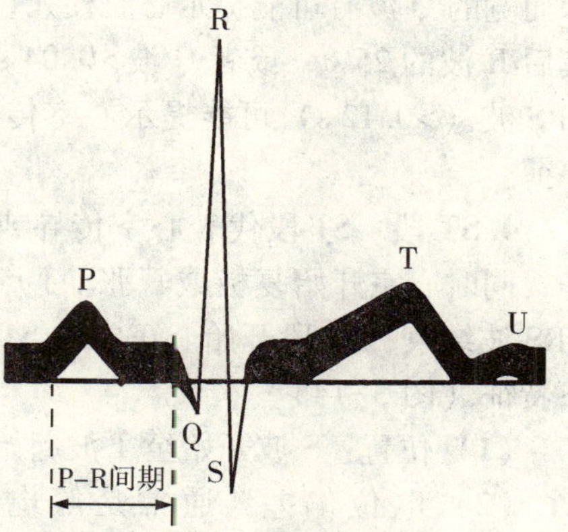

图 3-12　P-R 间期

3. QRS 复合波　QRS 复合波（QRS 波）位于 P 波之后，代表心室除极或冲动传导。由 QRS 波代表的心室除极开始后，机械收缩立即开始，该收缩将血液从心室泵入动脉血管，形成一次脉搏。心电图的波形只代表心脏的电活动，并不保证一定存在机械收缩和脉搏。机械收缩可能十分微弱，如心室性期前收缩；机械收缩也可能并不发生，例如无脉性电活动。所以心电图诊断一定要结合患者。在评价 QRS 波时，要特别注意其时间及形态。一个正常的 QRS 波有如下特征（图 3-13）。

（1）位置：紧随 P-R 间期之后。

（2）振幅：5~30 mm，但每个导联有所不同。

（3）时间：0.06~0.10 s，或 P-R 间期的一半，测量 QRS 波时段应从 Q 波起始至 S 波终结，如果 Q 波缺失，应从 R 波起始开始。

（4）形态：包括 Q 波（在 P 波之后第 1 个负向波或基线以下的波）、R 波（Q 波之后第 1 个正向波）和 S 波（R 以后的第 1 个负向波），3 个波不一定同时出现。心室除极很快，描记时间极短，所以 QRS 波比心电图其他部分更窄，每个导联也可有所不同。

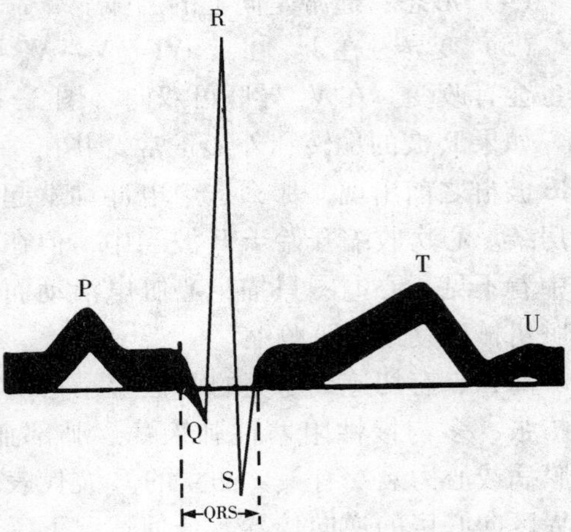

图 3-13 正常的 QRS 波

（5）变异：在 Ⅰ、Ⅱ、Ⅲ、aVL、aVF、V_4~V_6 导联 QRS 波主波向上，在 aVR、V_1、V_2 导联中主波向下，在 V_3 导联可双向（图 3-13）。

QRS 波代表了冲动在心室内的传导时间，所以识别和正确解读它至关重要。如果 P 波没有伴随 QRS 波出现，说明冲动可能来自于心室内，就是室性心律失常的表现。深而宽的 Q 波有可能提示心肌梗死，在这种情况下，Q 波的振幅（深度）大于或等于其后 R 波的 25%，或者 Q 波>0.04 s。有切迹的 R 波可能提示束支传导阻滞。增宽的 QRS 波（>0.12 s）可能提示心室传导延迟。而无 QRS 波则表明房室传导阻滞或心室停搏。

4. ST 段 ST 段代表心室传导或除极完毕，同时心室开始复极或舒张。J 点代表了 QRS 波结束，ST 段开始。正常的 ST 段有如下特征（图 3-14）。

（1）位置：S 波开始至 T 波起始。

（2）电位偏差：通常是等电位线的（既不是正，也不是负），在某些胸导联可以在-0.5~+1.0 mm。

ST 段可抬高或压低，提示心肌受损或缺血（图 3-14）。

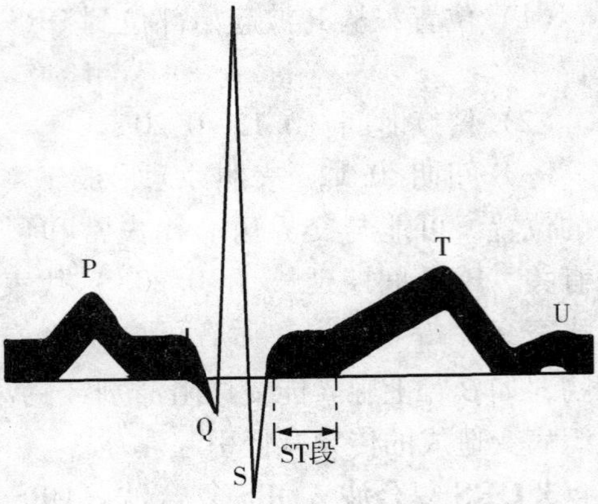

图 3-14 正常 ST 段

5. T 波 T 波波峰代表心室舒张或复极的相对不应期，此时细胞对期外刺激十分易损。评价 T 波要看振幅、外形、变异。正常的 T 波有以下特点（图 3-15）。

（1）位置：紧随 ST 段。

（2）振幅：Ⅰ、Ⅱ、Ⅲ导联为 0.5 mm，胸导联可达到 10 mm。

（3）外形：圆钝、光滑。

（4）变异：Ⅰ、Ⅱ、V_2 ~ V_6 导联直立，aVR 导联反向，Ⅲ、V_1 导联不定。

T 波粗钝提示有可能 P 波埋在其中。如果 T 波上有突起，表示 P 波埋在其中，说明发生了心房的除极，此时电冲动来源于心室以上。

高尖或帐篷状的 T 波可提示心肌受损或高钾血症等电解质紊乱，而低钾血症可致 T 波低平。Ⅰ、Ⅱ、aVL，aVF、V_2 ~ V_6 导联的 T 波倒置代表心肌缺血。成人中有粗大切迹或尖角的 T 波代表心包炎。

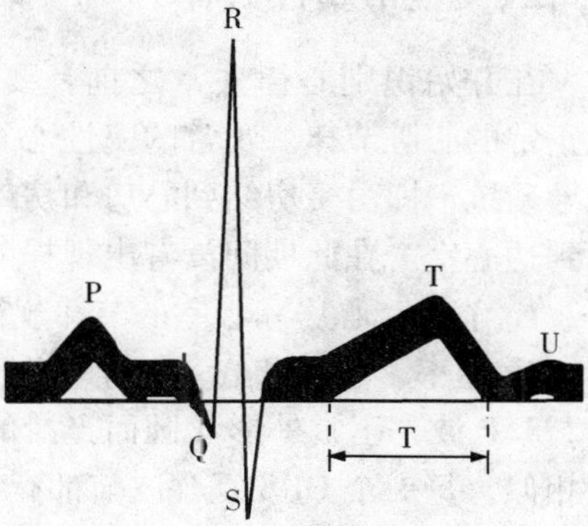

图 3-15　正常 T 波

6. Q-T 间期　Q-T 间期代表心室除极及复极的时间。Q-T 间期长短与心率快慢密切相关。心率越快，Q-T 间期越短。正常的 Q-T 间期有如下特征（图 3-16）。

（1）位置：从 QRS 波开始，到 T 波终点为止。

（2）持续时间：通常为 0.36~0.44 s，但可因年龄、性别、心率的不同而不同。当心律规则时，Q-T 间期小于两个相邻 R-R 波的一半。

Q-T 间期延长显示心室复极减慢，同时意味着心动周期的易损期或相对不应期延长。Q-T 间期延长（图 3-16）也可能与某些药物有关，如Ⅰ类抗心律失常药物。Q-T 间期缩短可能是洋地黄中毒或电解质紊乱引起，如高钙血症。

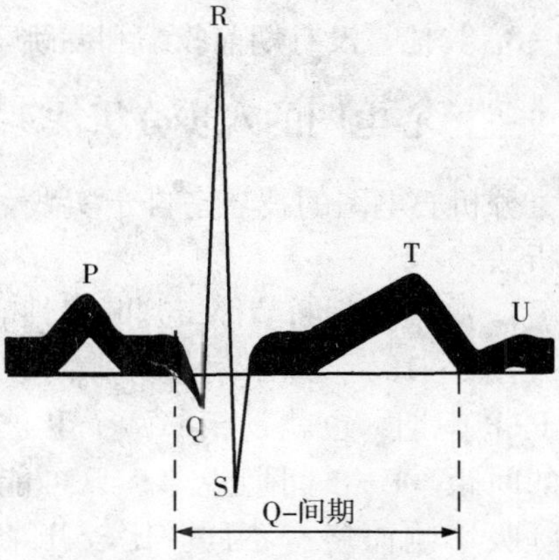

图 3-16　Q-T 间期

7. U 波　U 波代表了希氏束—浦肯野纤维或者心室传导纤维复极。外形是 U 波最重要的特点，U 波出现时，具备以下特征（图 3-17）。

（1）位置：T 波之后。

（2）外形：具有代表性的圆形、直立波。

U 波不一定会在心电图中出现，但高钙血症、低钾血症、地高辛中毒时均可出现显著 U 波。

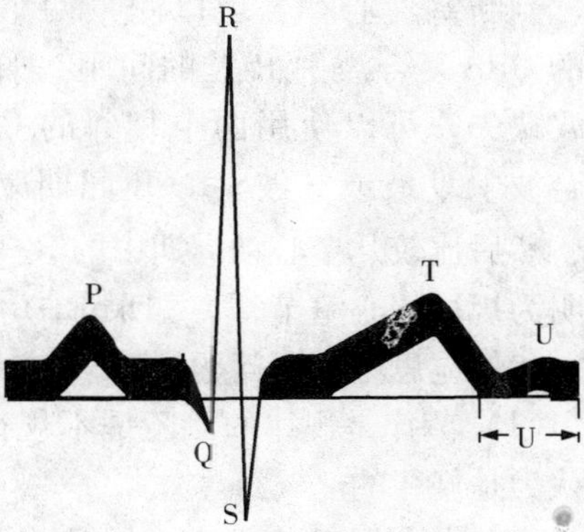

图 3-17　正常 U 波

二、正常窦性心律

在开始识别心律失常之前，要首先能够认识正常的心脏节律。正常的窦性心律（NSR）是指：冲动由窦房结产生，经由正常的传导系统，即由窦房结到心房和房室结，通过希氏束到左、右束支及浦肯野纤维，然后到达心室。在此期间没有出现提前或是异常的收缩。正常心电图具有以下特征。

1. 节律 心房和心室的节律规律。

2. 速率 心房和心室的速率为60~100次/min，是窦房结的固有心率。

3. P波 正常外形（圆而光滑的）在Ⅱ导联是直立的，所有的P波大小和外形都很相似，每一个QRS复合波前都有一个P波。

4. P-R间期 在正常的持续时间内（0.12~0.20 s）。

5. QRS复合波 在正常的持续时间内（0.06~0.10 s）

6. T波 外形正常，在Ⅱ导联直立，圆钝。

7. Q-T间期 在正常的持续时间内（0.36~0.44 s）。

8. 其他 没有期前收缩和漏跳。

三、心电图的八步分析法

分析心电图的技巧来自于实践。每个人都有自己习惯的办法，本文主要讲述8步分析法。

1. 第一步判断节律 判断房性心律和室性心律，可以使用笔和纸测量或者分轨测量（图3-18）。判断房性心律可以测量P-P间期，也就是相邻两个P波之间的间距。P-P间期规律，只可能因为呼吸影响而略有不同。比较几个连续的心动周期，可以看到P-P间期始终相似的表明为规律的心房节律，如果P-P间期不等则表明心房节律不规则。判断室性心律，可以测量两个相邻的QRS复合波中R波的间距。如果R波缺失，可以使用两个相邻的QRS复合波中Q波或S波。R-R间期应规律，然后比较几个心动周期中的R-R间期，就像房性心律一样，R-R间期始终相似的表明为规律的心室节律，如果R-R间期不等则表明心室节律不规则。在测量完成之后，我们应思考如下问题。

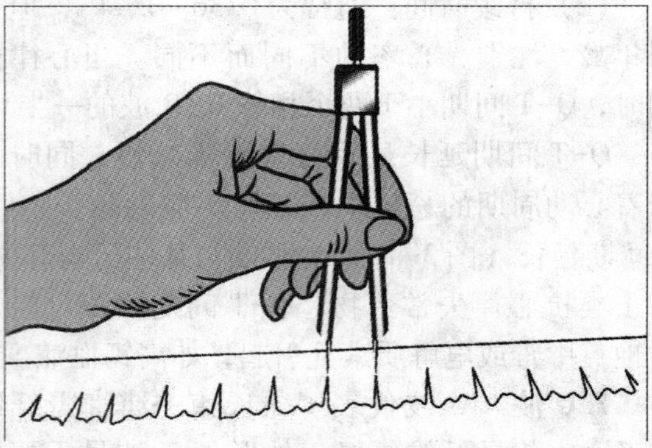

图3-18 测量R-R间期

（1）节律是规律的，还是不规律的？如果节律只有轻微的差异，不大于0.04 s，则认为是规律的。

（2）如果是节律失常，是轻微的还是显著的？

（3）这种失常是否形成了固定模式？

2. 第二步计算心率 通过心电图的波形来计算心率，虽然方法很准确，但不能只依靠心电图来评价患者。因为心电图只代表心电活动而不是机械活动。所以，即使心电图表明发生心室除极，也并不一定意味着发生心室收缩。计算心率必须与患者的脉率相结合（图 3-18）。

（1）10 倍法：10 倍法是最简捷常用的计算心率的方法，尤其当心律不规则时。心电图记录纸上的刻度每 15 个大格代表 3 s。在记录纸上数出 6 s 内的 P 波个数乘以 10，就得出心房率。

（2）除 1 500 法：如果心律规则就可以使用该法，如此命名是因为 1 500 个小格等于 1 min。数出连续两个相邻 P 波上同一点之间的小方格数，以该数除 1 500 得出心房率。以两个相邻的 R 波用相同的办法计算心室率。

（3）数列法：用数列法估算心率时需要记住 1 个数列。如估算心房率，找到一个波峰处于粗黑线上的 P 波，在其后的 6 个粗黑线上连续标出如下数字：300、150、100、75、60、50，然后看下一个 P 波与哪一个粗黑线最接近，以其上的数字来估算心房率。同样可用 R 波来估算心室率。

3. 第三步分析 P 波 观察心电图上的 P 波时，要思考如下 4 个问题。

（1）P 波是否存在？

（2）P 波形态是否正常？

（3）所有 P 波的大小和形态是否一致？

（4）每个 QRS 波是否都对应一个 P 波？

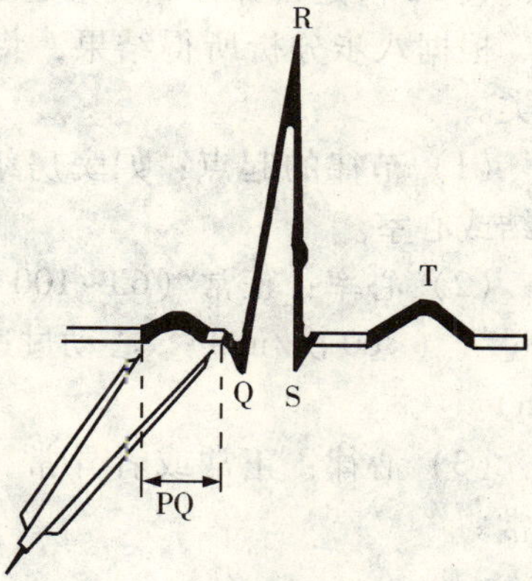

图 3-19 测量 P-R 间期

4. 第四步测量 P-R 间期 测量 P-R 间期首先要数出 P 波起点至 QRS 波起点的小方格数，然后把该数乘以 0.04 s（图 3-19）。算出 P-R 间期后要思考 2 个问题。

（1）P-R 间期是否在正常范围内，即 0.12 ~ 0.20 s（或 3~5 个小格）？

（2）P-R 间期是否固定？

5. 第五步测量 QRS 波时长 测量 QRS 波时间必须保证从 PR 间期的终末量至 S 波的终末，而不是顶点（图 3-20）。要明白 QRS 波群没有水平成分。计算其时间需数出 QRS 波群起点至终点的小方格数，然后乘以 0.04 s。思考如下 3 个问题。

（1）QRS 波时间是否在正常范围内，即 0.06 ~0.10 s？

（2）所有 QRS 波形状和大小是否相同？如果不同，分别测量和描述。

（3）每个 P 波后面是否都有 QRS 波？

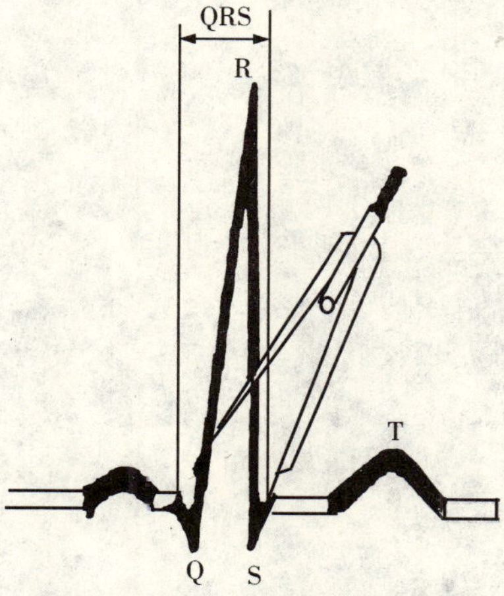

图 3-20 测量 QRS 波时长

6. 第六步分析 T 波 仔细观察 T 波，思考如下 5 个问题。

(1) T 波是否存在?

(2) 所有 T 波形状是否正常?

(3) P 波有无可能藏于 T 波之中?

(4) 所有 T 波的振幅是否正常?

(5) T 波方向是否与 QRS 波群主波方向相同?

7. 第七步测量 Q-T 间期 数出从 QRS 波起点至 T 波终末即 T 波回到基线处的小方格数，再乘以 0.04 s。思考 Q-T 间期的时长是否在正常范围，即 0.36~0.44 s? (图 3-21)

8. 第八步分析其他部分 注意是否存在期前收缩、差异性传导或其他异常情况。还要检查 ST 段是否异常，观察是否存在 U 波。

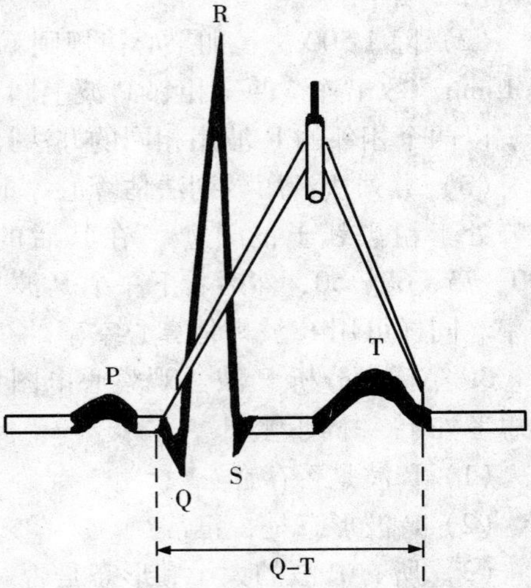

图 3-21 测量 Q-T 间期

根据八步分析所得结果，将心电图进行分类。

(1) 节律的起点：如窦房结、心房、房室结或心室。

(2) 心率：正常 (60~100 次/min)，心动过缓 (<60 次/min)，心动过速 (>100 次/min)。

(3) 心律：正常或者异常，如扑动、颤动、传导阻滞、逸搏或其他种类的心律失常。

第四章　心血管内科常用操作技术

第一节　简易呼吸器的使用

简易呼吸器又称复苏球，是进行人工通气的简易工具。适用于心肺复苏及需人工呼吸急救的场合，尤其适用于窒息、呼吸困难或需要提高供氧量的情况，具有使用方便、痛苦轻、并发症少、便于携带、有无氧源均可立即通气的特点。其原理是氧气进入球型气囊和氧气储气袋，球囊前方的单向阀打开，将氧气挤入与患者口鼻紧密相连的面罩内或气管导管内，以达到人工通气的目的。简易呼吸器由面罩、单向阀、球体、氧气储气阀、氧气储气袋、氧气导管、口咽通气道、开口器等组成。其中氧气储气阀及氧气储气袋必须与外接氧气组合，如未接氧气时应将这两项组件取下。开口器适用于出现口腔紧闭，口咽通气道不能进入口腔内的情况。

一、目的

（1）维持和增加机体通气量。

（2）纠正威胁生命的低氧血症。

二、适应证

（1）心肺复苏。

（2）各种原因引起的呼吸抑制。

（3）神经、肌肉疾病所致的呼吸肌麻痹。

（4）气管插管前高浓度给氧。

（5）气管插管后检查导管位置。

（6）呼吸机出现障碍、停电等特殊情况时，临时替代呼吸机。

三、禁忌证

（1）未经减压及引流的张力性气胸，纵膈气肿。

（2）中等量以上的咯血。

（3）重度肺囊肿或肺大泡。

（4）低血容量性休克未补充血容量之前。

（5）急性心肌梗死。

四、操作方法

1. 评估

（1）是否有使用简易呼吸器的指征和适应证。

（2）立即通知医生。

（3）准备并连接面罩、球囊，如果有可能应连接氧气装置，根据需要调节氧流量，使储气袋充盈。

2. 开放气道

（1）清除口腔内任何可见异物，如义齿等。

（2）将患者仰卧、去枕、头后仰。

（3）将患者的嘴张开，必要时插入口咽通气道，防止舌后坠和舌咬伤。

（4）抢救者应位于患者头部后方，将患者头部向后仰，并托牢下颌使其朝上，保持气道通畅。

3. 使用面罩 采用“EC”手势将面罩紧扣口鼻，左手拇指和食指成“C”手势压紧面罩，中指、无名指和小指构成“E”手势，紧按住下颌，保持呼吸道通畅。连接气管内管。如果患者插有气管内管及做气管切开者，应摘除面罩，单向阀接头直接连接气管内管接头进行操作。

4. 挤压球囊 用另外一只手挤压球体，将气体送入肺中，潮气量400~600 mL（约球囊的1/3），规律性的挤压球体（成人：12~15次/min，儿童：14~20次/min）。

5. 确认患者是否属于正常换气

（1）注意患者胸部上升与下降是否随着球体挤压而起伏。

（2）经由面罩透明部分观察患者嘴唇与面部颜色的变化。

（3）经由透明盖观察单向阀工作是否正常。

（4）在呼气时观察面罩内是否呈雾气状。

（5）密切观察患者对呼吸器的适应性，如监测生命体征、血氧饱和度。

6. 再评估 经评估患者口唇面色转红润、血氧饱和度上升、自主呼吸恢复后，撤出简易呼吸器，用纱布擦拭口角，协助患者取舒适卧位，连接吸氧面罩，根据情况调节氧流量。整理用物，洗手，记录抢救经过。

五、注意事项

（1）简易呼吸器应定期检查、测试、维修和保养，保证其处于功能状态。

（2）使用时面罩要扣紧鼻部，避免发生漏气。

（3）连接氧气时，注意连接部位是否接好。

（4）使用过程中观察患者有无发绀等情况。

（5）挤压气囊时，压力不可过大，约挤压气囊的1/3~2/3为宜，且挤压应规律，避免时快时慢，以免损伤肺组织，影响呼吸功能恢复。

（6）若患者有自主呼吸，应与之同步，即患者吸气初顺势挤压呼吸囊，达到一定潮气量便完全松开气囊，让患者自行完成呼气动作。

（7）清醒患者应做好心理护理，解释应用呼吸器的目的和意义，缓解其紧张情绪，取得主动配合。

（8）简易呼吸器使用后，应消毒、晾干、装配好备用。

（9）弹性呼吸囊不宜挤压变形后放置，以免影响其弹性。

六、测试

（1）取下单向阀和储气阀，挤压球体后将手松开，球体应很快自动弹回原状。

（2）将出气口用手堵住，挤压球体时，球体不易被压下。如果发现球体慢慢向下漏气，应检查进气装置组装是否正确。

（3）将单向阀连上球体，并在患者接头处接上储气袋，挤压球体，单向阀会张开，使储气袋膨胀。如果储气袋没有膨胀，应检查组装是否正确。

（4）将储气阀和储气袋接在一起，将气体挤入储气阀，使储气袋膨胀，将接头堵住，挤压储气袋气体由储气阀溢出。如果未能察觉溢出时，应检查组装是否正确。

七、清洁与消毒

（1）将简易呼吸器各配件依顺序拆开，放入2%戊二醛碱性溶液中浸泡4~6 h。

（2）取出后使用灭菌蒸馏水冲洗所有配件，去除残留的消毒剂。

（3）面罩、储气管、储气袋用95%的乙醇擦拭消毒即可，禁止用消毒液浸泡，以免损坏。

（4）特殊感染患者使用过的简易呼吸器，可以使用环氧乙烷熏蒸消毒。

（5）消毒后的部件应该完全干燥，检查无损坏后，将各部件依顺序组装。

（6）做好测试工作，备用（图4-1）。

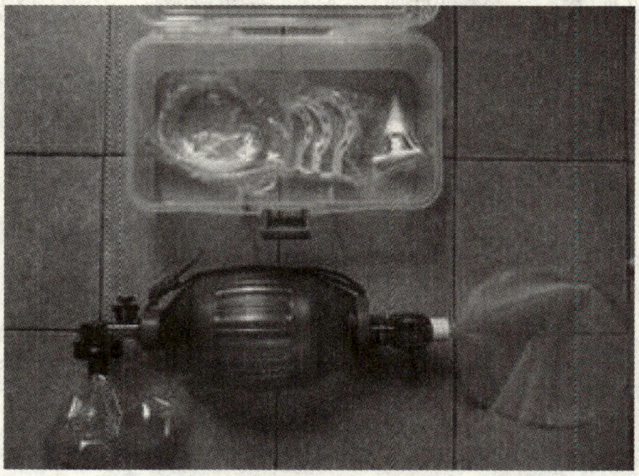

图4-1　简易呼吸器

第二节　经口鼻腔气管插管术

气管插管术是指将特制的气管导管，通过口腔或鼻腔插入患者的气管内。是一种气管内麻醉和抢救患者的技术，也是保持上呼吸道通畅的最可靠手段。气管或支气管内插管是实施麻醉的一项安全措施。

一、目的

（1）改善通气、纠正缺氧。

（2）解除上呼吸道梗阻，保持呼吸道通畅，有效清除呼吸道分泌物。

二、适应证

（1）各种全麻手术，须气道管理时。

（2）危重患者的抢救中。如：呼吸衰竭须进行机械通气者，心肺复苏，药物中毒及新生儿严重窒息时。

（3）预防和处理误吸或者呼吸道梗阻，进行气道保护，如频发呕吐、洗胃、颈部创伤、颈部肿块、腹内压极高等。

（4）由于舌或咽部肌肉张力降低所致的呼吸道梗阻。

（5）其他方法不能改善患者的通气状况时。

三、禁忌证（均为相对禁忌证）

喉头水肿、急性咽炎、气管黏膜下血肿、主动脉瘤压迫或侵犯气管者、出血或有出血倾向者。

四、插管的方法

三种常用的插管技术：经鼻盲插、经口明视插管和纤维支气管镜插管。

五、操作步骤

1. 插管前评估　①评估患者鼻腔、牙齿、张口度、颈部活动、咽喉部情况，并决定选用何种插管途径和麻醉方法。②有无插管困难问题，采取何种方法解决。③患者意识状态。

2. 物品准备　需要准备的物品有：①合适的气管导管。②合适的喉镜、导管内导丝、吸引管、牙垫、注射器等。③麻醉面罩和通气装置。④听诊器、氧饱和度监测仪。

3. 经口明视气管内插管方法

（1）开放气道：患者取平卧位，清除口腔内异物或分泌物，清除松动牙齿及义齿。将患者头后仰，口腔张开，使口、咽、喉呈一条直线。

（2）面罩加压给氧：使用简易呼吸器面罩给氧 2~3 min（交予助手操作），使血氧饱和度保持在95%以上，保证气管插管时体内有一定的氧含量。

（3）暴露声门：打开喉镜，操作者用右手拇、示指拨开患者口唇及上、下牙齿，左手持喉镜柄，将喉镜片由右口角放入口腔向左侧推开舌体后居中，缓慢沿中线向前推进，可见到悬雍垂，再循咽部自然弧度慢推镜片使其顶端抵达舌根，即可见到咽和会厌。行至会厌和舌根之间，左手上提，挑起会厌，暴露声门。

（4）插入气管导管：以右手拇指、示指及中指如持笔式持住导管的中、上段，由右口角进入口腔，直到导管接近喉头时再将管端移至喉镜片处，同时双目经过镜片与管壁间的狭窄间隙监视导管前进方向，准确轻巧地将导管尖端插入声门。借助管芯插管时，当导管尖端入声门后，应拔出管芯后再将导管插入气管内。导管插入气管内的深度成人为4~5 cm，导管尖端至门齿的距离为18~22 cm。

（5）插管完成后，要确认导管位置，确认方法有：①压胸部时，导管口有气流。②人工呼吸时，可见双侧胸廓对称起伏，并可听到清晰的肺泡呼吸音。③如用透明导管时，吸气时管壁清亮，呼气时可见明显的“白雾”样变化。④患者如有自主呼吸，接麻醉机后可见呼吸囊随呼吸而张缩。⑤如能监测呼气末分压（$ETCO_2$）则更易判断，$ETCO_2$ 图形有显示则可确认无误。

（6）固定导管：放置牙垫将喉镜取出，用胶布将牙垫和气管导管固定于面颊。

4. 经鼻腔盲探气管内插管方法　将气管导管经鼻腔在非明视条件下，插入气管内。

（1）插管时必须保留自主呼吸，可根据呼出气流的强弱来判断导管前进的方向。

（2）以1%丁卡因鼻腔内表面麻醉，并滴入3%麻黄素使鼻腔黏膜的血管收缩，以增加鼻腔容积，减少出血。选用合适管径的气管导管，以右手持管插入鼻腔。在插管过程中边前进边侧耳听呼出气流的强弱，同时左手调整患者头部位置，以寻找呼出气流最强的位置。在声门张开时将导管迅速推进。导管进入声门感到推进阻力减小，呼出气流明显，有时患者有咳嗽反射，接麻醉机可见呼吸囊随患者呼吸而伸缩，表明导管插入气管内。如导管推进后呼出气流消失，为插入食道的表现。应将导管退至鼻咽部，将患者头部稍仰使导管尖端向上翘起，可对准声门利于插入。

（3）确定导管位置后，固定。

六、注意事项

（1）气管插管时，一定要先处理患者，稳定病情，给予开放气道和人工呼吸正压给氧后，再做物品准备，且应一边抢救一边准备物品，而不应先准备物品，置危重患者于不顾。

（2）根据患者的性别、体重、身高等因素选择适当的导管。紧急情况下，无论男女都可选用7.5 mm。

（3）插管时动作迅速、轻柔，以免损伤组织。切勿把口唇压在镜片与牙齿之间，以免造成损伤。不要把牙齿作为支点挑起会厌。

（4）气管插入的深度应适宜，导管尖端在气管的中段，距隆突4 cm。男性：据门齿不超过22 cm；女性：不超过21 cm；儿童：双唇12 cm+年龄/2。不可送入过深，以防进入一侧主支气管造成单侧通气。

（5）插入后检查两肺呼吸音是否对称。

（6）每次吸痰不应超过 15 s。

（7）吸入的气体应湿化，以防分泌物黏稠。

（8）插管时间不宜过长，超过 72 h 病情无改善的，应切开气管。

（9）气囊内的气体量一般为 3~5 mL（图 4-2）。

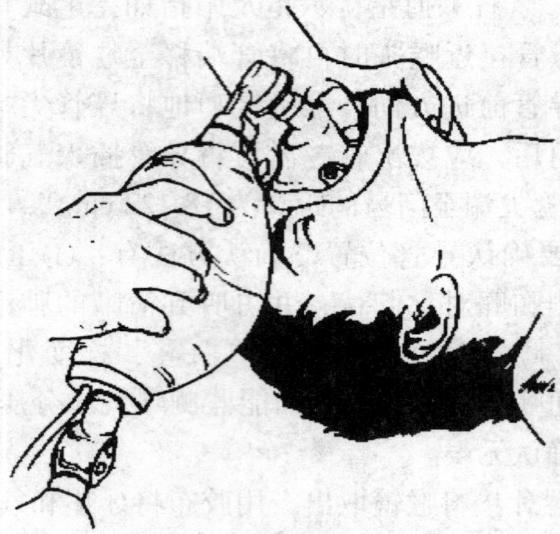

图 4-2　气管插管

第三节　单人徒手心肺复苏

心肺脑复苏（CPCR）包括基本生命支持、高级心血管生命支持和长期生命支持三部分。我们平时说的心肺复苏（CPR）术，亦称基本生命支持（Basic life support，BLS），是对由于外伤、疾病、中毒、意外、淹溺、低温和电击等各种原因，导致的呼吸、心跳骤停，在事发现场对患者实施及时有效的初步救护，从而重建和促进心脏、呼吸功能有效恢复的一系列急救措施。其程序为 A、B、C，即 A（Assessment+Airway）保持气道通畅、B（Breathing）人工呼吸、C（Circulation）胸部按压。2010 年指南修改后的程序为 C、A、B，即 C 胸部按压、A 保持气道通畅、B 人工呼吸。

一、目的

（1）通过实施基础生命支持技术，建立患者的呼吸、循环功能。

（2）保证重要脏器的血流供应，尽快促进呼吸、心跳功能的恢复。

二、操作流程

1. 准备

（1）患者准备：评估患者病情、意识状态、呼吸、脉搏、有无义齿等情况。

（2）物品准备：血压计、听诊器、弯盘、纱布 2 块。

（3）环境准备：环境安静、整洁、安全、床单位周围宽敞。

（4）护士准备：衣帽整齐、洗手。

2. 判断患者有无意识　轻拍患者肩部，并在患者耳边高声呼叫：“喂！你怎么啦？”婴儿拍打足底，观察有无反应。

3. 判断大动脉有无搏动及呼吸　1 岁以上触摸颈动脉，方法是：右手示指与中指并拢用两指指腹先摸到喉结处，再向外滑至同侧气管与颈部肌肉所形成的沟中，此处为颈动脉搏动最明显处。1 岁以下触摸肱动脉，方法是：中、示指于婴儿上臂中点内侧触摸肱动脉，判断肱动脉有无搏动。同时将面颊放至患者鼻部附近，眼看向患者胸部，观察有无呼吸及胸部有无起伏。判断过程不超过 10 s。如患者对呼叫无反应、无呼吸、无脉搏，应立即施救。

4. 胸外按压　患者仰卧在坚实的平面，去枕、头后仰、解开颈部衣物及腰带。操作者根据患者身体位置的高低，站立或跪在患者身体的一侧。必要时，将脚下垫高，以保证按压时两臂伸直、下压力量垂直。一手掌根放至胸骨中、下 1/3 交界处。另一手以拇指根部为轴心叠于下掌的背面，两手交插互扣，指尖翘起，避免接触胸壁。两肩正对患者胸骨上方，两臂伸直，肘关节不得屈曲，肩、肘、腕关节成一垂直轴面；以髋关节为轴，利用上半身的体重及肩、臂部的力量垂直向下按压胸骨。一般要求成人按压深度至少为 5 cm，约为胸廓厚度的 1/3。儿童、婴儿至少下压胸部前后径的1/3，儿童至少 3 cm，婴儿 2 cm。按压后迅速放松解除压力，使胸骨自然复位。按压频率至少 100 次/min。婴幼儿可采取以下按压术：①环抱法，又称后托法，双手拇指并排放置按压胸骨中 1/3（对于较小的婴儿双手拇指可重叠），其余四指置于患儿背部。②双指按压法，较小的婴儿可采用此法，中指和示指的指尖按压胸骨下 1/3。

7. 打开气道

（1）将患者头偏向一侧，用纱布清除口腔、气道内的异物及分泌物，如义齿、食物、呕吐物等。

（2）开放气道：①仰头举颌法：如患者无颈椎损伤，可首选此法。用一手小鱼际放在患者前额向下压迫；另一手示指、中指并拢，置于下颌骨下方，将颌部向上抬起。使下颌角、耳垂连线与地面垂直。且手指不要深压颌下软组织，以免阻塞气道。②双手抬颌法：如已发生或怀疑颈椎损伤，选用此法可避免加重颈椎损伤。双肘分别放在患者头部两侧，双手示指、中指、无名指放在患者双下颌角后方，向上或向后抬起下颌。使伤病员下颌角经耳垂连线与地面呈 90°。常常不能有效地开放气道，因而不建议基础救助者采用。③仰头抬颈法：用一手小鱼际放在患者前额向下压迫；同时另一手抬起患者颈部，使头部后仰，颈部上托。此法基本已经不采用。

8. 人工呼吸

（1）口对口人工呼吸：在患者口鼻部盖一层纱布。要用保持患者头后仰的姿势，用食指和拇指将患者的鼻孔捏紧（防止吹气时气体从鼻孔排出而不能由口腔进入到肺内），深吸一口气，屏气，用口唇严密地包住昏迷者的口唇（不留空隙），将气体吹入患者的口腔到肺部，使胸廓扩张。持续吹气时间保持 1 s 以上。吹气后，口唇离开，并松开捏鼻的手指，使气体呼出，同时观察胸部复原情况。人工呼吸频率为 8~10 次/min。按压与通气比为 30：2。

（2）口对鼻人工呼吸：口对鼻人工呼吸与口对口人工呼吸类似，一般用于婴幼儿和口腔外伤者。患者头后仰将口封闭，用口唇严密地包住患者的鼻子吹气。

（3）口对口鼻人工呼吸：适用于婴幼儿。用口唇包住患者口鼻吹气，频率为 20 次/min。

9. 复苏成功的表现为

（1）大动脉搏动恢复。

（2）自主呼吸恢复。

（3）散大瞳孔逐渐恢复正常，瞳孔对光反射出现。

（4）面色、嘴唇、指甲、皮肤再度红润。

（5）收缩压大于 0.8 kPa（60 mmHg）。

三、并发症及预防

1. 胃膨胀及误吸

（1）原因：过度通气即由通气量过大和通气流速过快引起。胃膨胀后还可以导致胃反流引起误吸。

（2）预防：通气量不宜过大、过快。如有胃反流应及时将患者头部偏向一侧，清除口腔分泌物后再继续 CPR。

2. 按压所致并发症

（1）原因：如肋骨骨折、血气胸、肝损伤、肺损伤、脂肪栓塞等。多与按压不当有关，但正确按压也可引起。

（2）预防：掌握正确的按压方法及按压要领。在其发生后进行相应的处理。

四、注意事项

（1）伤员平躺地板或硬板，头不可高于心脏，以免影响头部血液供应。

（2）确保正确的按压部位，既能保证按压效果，又可避免和减少肋骨骨折的发生及心、肺、肝脏等重要脏器的损伤。

（3）手法正确，确保按压垂直作用于患者胸骨；两手指不能触及患者胸壁，可两手手指均向后翘或两手手指相互交叉。

（4）放松要完全，使胸部充分回弹扩张，否则会使回心血量减少。但手掌根部不要离开胸壁，以保证按压位置的准确。

（5）下压与放松的时间要相等，以使心脏能够充分排血和充分充盈。

（6）压力适当，过高易造成损伤，过轻起不到作用。

（7）按压应稳定地、有规律地进行。不要忽快忽慢、忽轻忽重，不要间断，以免影响心排血量。

（8）操作过程中途换人应在心脏按压、吹气间隙进行，不得使抢救中断超过 5~7 s。

（9）最初做口对口吹气与胸外心脏按压 4～5 个循环后，检查一次生命体征；以后每隔 4～5 min 检查一次生命体征，每次检查时间不得超过 10 s。

（10）复苏成功后应继续进行高级生命支持和长期生命支持（图 4-3）。

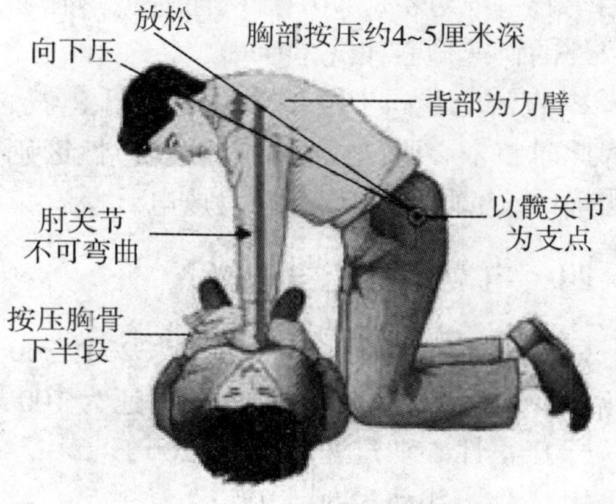

图 4-3　胸外按压

第四节　心脏电复律

心脏电复律是在短时间内向心脏通以高压强电流，使心肌瞬间同时除极，以消除异位快速性心律失常，使之转为窦性心律的方法。此法最早用于消除心室颤动，故亦称心脏电除颤。

一、适应证

（1）心室颤动和扑动是电复律的绝对指征。

（2）心房颤动和扑动伴血流动力学障碍者。

（3）药物及其他方法治疗无效或有严重血流动力学障碍的阵发性室上性心动过速、室性心动过速、预激综合征伴快速心律失常者。

二、禁忌证

（1）冠心病病史多年，心脏（尤其是左心房）明显增大及心房内有新鲜血栓形成或近 3 个月有栓塞史。

（2）伴高度或完全性房室传导阻滞的心房颤动或扑动。

（3）伴病态窦房结综合征的异位性快速心律失常。

（4）洋地黄中毒、低钾血症时，暂不宜电复律。

三、电复律术的分类

电复律术分为同步和非同步直流电除颤，主要依据心律失常时 R 波是否存在来确定：R 波存在选用同步，R 波消失选用非同步，如室颤、室扑。

1. 直流电同步电复律　利用特殊的电子装置，自动检索 QRS 波群，以患者心电中 R 波来触发电流脉冲的发放，使放电发生在 R 波的下降支或 R 波开始后 30 ms 以内，相当于心室绝对不应期中，从而避免落在易颤期，称为同步电复律。适用于除心室颤动以外的快速型心律失常。

2. 直流电非同步电复律 无须用R波来启动，直接充电放电，用于室颤、室扑。因为此时整个心肌已无时相上的实质性区别，任何时相均能通以高能电脉冲，并且已无明确的R波可被利用来触发放电。

四、电复律的能量选择

（1）心室颤动及多型性室速为200~360 J。

（2）心房颤动及室上性心动过速为100~150 J。

（3）室性心动过速为100~200 J。

（4）心房扑动为50~100 J。

五、操作步骤

（一）同步电复律

1. 准备

（1）患者准备：向患者解释操作的目的及配合方法，取得其配合。停用洋地黄类药1~2 d，纠正低钾和酸中毒。口服奎尼丁1~2 d，预防转复后复发。房颤有栓塞者抗凝治疗3周。术前禁食4~6 h。排空大小便。建立静脉通路。携用物至患者床旁，核对。协助其平卧于绝缘的硬板床上，除去金属及导电物质，松开衣领，取下义齿，开放静脉通路，给予氧气吸入。术前做全导心电图。清洁电击处的皮肤，连接好心电导联线，贴放电极片时注意避开除颤部位。遵医嘱用地西泮0.3~0.5 mg/kg缓慢静脉注射至患者眨眼反射开始消失的深度，麻醉过程中严密观察呼吸。

（2）医务人员准备：衣帽整齐，洗手、带口罩。

（3）环境准备：环境清洁，室温不低于20 ℃。注意用屏风遮挡患者。

（4）物品准备：除颤仪、生理盐水、导电糊、纱布垫、地西泮、心电监护、氧气装置、抢救设备和药品。

2. 放电 连接电源，打开除颤器开关，选择一个R波高耸的导联进行示波观察。选择“同步”按钮。两电极板涂满导电糊或包用生理盐水浸湿的纱布，分别置于胸骨右缘第2~3肋间及心尖部，两电极板之间不应小于10 cm，用力按紧。按充电按钮至所需功率，嘱任何人不能接触患者及病床，两手同时按放电按钮放电，当患者躯干和四肢抽动一下后，立即移去电极板。观察患者的心律是否转为窦性。根据情况决定是否须再次电复律。

3. 复律后处理 若电复律成功，关电源、用纱布擦净患者皮肤及电极板，协助患者取舒适卧位，整理用物，洗手、记录。连接心电监护，持续24 h监测患者生命体征及病情变化。

（二）非同步电复律（电除颤）

1. 准备

（1）患者准备：患者意识丧失，出现心跳骤停。迅速将患者去枕平卧于硬板床上，检查并除去金属及导电物质，松开衣扣，暴露胸部。

（2）物品准备：除颤仪、耦合剂、纱布、氧气装置、生理盐水、吸引器、气管插管、急救物品及药品。

2. 放电　用纱布将电击部位皮肤擦干，保持皮肤干燥。打开除颤仪电源开关，选择按钮置于“非同步”（一般情况下默认为非同步）。电极板上涂耦合剂，涂抹均匀。安放电极板，将一电极板放于胸骨右缘第 2~3 肋间，另一电极板置于心尖部。按下“充电”按钮，充电至所需水平，一般首次为 200 J。注意抢救人员、金属等导电物质均不可接触患者及床沿。双手用力使电极板紧压皮肤，两拇指同时按电极手柄上的按钮，放电。放电后立即通过除颤仪上的示波屏观察心电活动，确定除颤是否成功，并决定是否需要再次进行电除颤。无效时可重复电击除颤，最大电能为 360 J。除颤成功后继续按心肺复苏术进行处理。

六、注意事项

（1）电复律治疗时，去除患者身上所有的金属物品，任何人不能接触患者及床沿，以免遭电击。

（2）电极板与皮肤接触良好，用力按紧。两电极板之间皮肤保持干燥。

（3）电除颤时，整个操作过程应迅速、敏捷、争分夺秒。保持呼吸道通畅，且尽量减少对心外按压、人工呼吸等维持生命体征活动进行的影响。

（4）如有植入性起搏器，应注意避开至少 10 cm。

（5）电复律完毕，将电极板上的耦合剂擦净，以免干涸后使电极板不平，影响下次除颤效果。电极板正确回位。

七、并发症的预防与护理

1. 皮肤灼伤　由于电极板与皮肤接触不紧密所致，保持灼伤部位的皮肤清洁，避免皮肤摩擦。若有水疱，较小的不予处理，较大的应在无菌操作下抽出积液。

2. 心律失常　可发生室颤或心动过缓。严密监测病情变化，及时发现可导致严重心律失常的预警心电图，并通知医生进行处理。

3. 低血压　与电击后的心肌活动短时降低或心肌损伤有关，发现血压降低要报告医生，必要时经静脉滴注多巴胺。

4. 急性肺水肿　复律后患者突发严重的呼吸困难，强迫坐位、烦躁、大汗、咯粉红色泡沫痰，应立即通知医生，给予高流量氧气吸入，遵医嘱予以强心利尿、扩张血管、镇静平喘等药物治疗，保持呼吸道通畅。

5. 栓塞　可发生于电复律后即刻，或电复律后 24~48 h，亦可发生在复律 2 周后。及时予以溶栓治疗，无严重后遗症发生（图 4-4）。

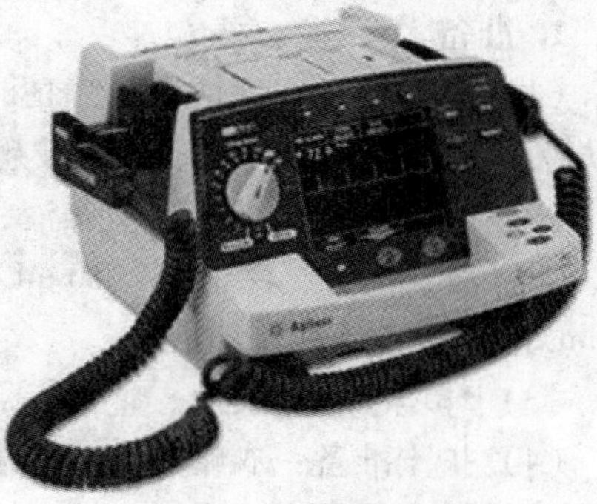

图 4-4　除颤仪

第五节 输液泵使用技术

输液泵是一种能够准确控制单位时间内液体输注的量和速度，使药物速度均匀、用量准确并安全注入患者体内发挥作用的一种仪器。通过机械或电子的控制装置，作用于输液导管，达到控制输液速度的目的。输液泵不仅能提高临床给药操作的效率和灵活性，降低护理工作量，而且体积小、操作简便，现已广泛应用于临床。

一、分类

1. 活塞型注射泵 是在微型计算机的控制下，以电机带动运动杆缓慢、匀速运动的方式，带动注射器将药物以精确、平稳、均衡的速度输入患者体内。速率调节幅度为0. 1 mL/h。

2. 蠕动滚压型输液泵 是在微型计算机的控制下，以电机带动偏心凸轮进行蠕动，连续挤压充满液体的输液管，推动管内液体以精确的速度向下流动。速率调节幅度为1 mL/h。速率可在1~1 200 mL/h，输液量可在0~9 999 mL调节。

（1）容积控制型输液泵：只测定实际输入的液体量，不受溶液的浓度、黏稠度及导管内径的影响，输入剂量准确。

（2）滴数控制型输液泵：利用控制输液的滴数来控制液体的输入量。但由于滴数受溶液的浓度、黏稠度及导管内径的影响，故输入量不太准确。

二、适应证

（1）须严格控制输液量和药量的情况，如升压药物、抗心律失常药物。

（2）婴幼儿静脉输液。

（3）静脉麻醉时。

（4）须在规定时间内滴注的药物（化疗药物、高钾溶液、高钠溶液等）。

三、活塞型注射泵的操作流程

1. 准备

（1）患者准备：评估患者病情，用药情况，向其说明操作的目的、注意事项、配合方法，消除患者的顾虑、紧张及恐惧感，取得其配合。

（2）物品准备：准备手消毒液、输液卡、功能良好的微量注射泵、电源线、配电盘、消毒液、棉签、注射器（10 mL、20 mL、30 mL、50 mL）、延长管等。用20 mL或50 mL注射器正确配制药液。

（3）环境准备：安静、整洁、舒适，光线明亮。

（4）护士准备：衣帽整齐，洗手、戴口罩。

2. 安装 携用物至床旁，核对床号、姓名、需求，并协助解决，取得患者配合。协助患者于舒适体位。评估注射部位的皮肤、血管情况。将微量泵固定于输液架上，接通电源，打开微量泵开关进行微量泵自检，确定其功能良好。打开无菌盘治疗巾，检查延长管并打开，连接于注射器上，排尽针筒及延长管内的空气。

将注射器安装于输液泵卡挡内。

3. 使用　核对治疗卡，根据医嘱设定输液量、泵入速度及其他需要的参数。按启动键，再按快进键，待头皮针尖出水后，按暂停键，将延长管直接与患者静脉输液通道连接（或进行静脉穿刺建立静脉通道）。再次核对治疗卡，检查输液器管道，按启动键开始输注。观察输液情况，向患者交代注意事项，协助患者取舒适卧位，整理床单位。整理用物，洗手，记录。

四、容积控制型输液泵的操作流程

1. 准备

（1）患者准备、环境准备、护士准备均同活塞型注射泵。

（2）物品准备：功能良好的输液泵、输液器，根据医嘱准备药液，其余同活塞型注射泵。

2. 安装　将输液泵垂直固定于输液架上，接通输液泵电源。再次核对，将液体挂于输液架上，排气，关紧调节器。打开输液泵电源开关进行输液泵自检，确定其功能良好。将输液器莫菲式滴管下段输液管部分，按输液方向指示箭头，正确安装在输液泵的槽内。

3. 使用　根据医嘱设定输液量、输液速度及其他需要的参数。将输液器直接与患者静脉输液通道连接（或进行静脉穿刺建立静脉通道）。余同活塞型注射泵操作步骤。

五、报警提示及处理

1. 活塞型注射泵

（1）残留提示：当注射器中药液仅剩 1.5 mL 左右时，残留提示灯闪亮，并同时发出间断报警声。应及时配制药液。

（2）注射完毕报警：当注射器中药液注射完毕，注射完毕指示灯亮，并发出连续报警声，此时泵进入 KVO（保持血管畅通）速率（0.5 mL/h）。应及时更换药液。

（3）管路阻塞报警：当针头或输液管路堵塞，泵会发出间断声、光报警。应检查液体通路。

（4）电线脱落报警：打开电源，如果没有接上交流电源或使用中电源线脱落，泵会发出间断报警声。应及时接通电源。

（5）电池欠压报警：当电池电压不足时，泵会发出间断声、光报警，此时泵还能以 5 mL/h 的速率工作 30 min 左右。应及时接通电源。

2. 容积控制型输液泵

（1）输液完毕报警：当设置的输液量输完时，泵会发出间断声、光报警，并在主界面上有文字提示“输液完毕”。应及时更换液体。

（2）阻塞报警：当输液针阻塞、液体漏入皮下、输液管道有折叠、输液器和输液泵不配套，泵会发出间断声、光报警，并在主界面上有文字提示“输液不畅”。应检查整个输液通道及静脉穿刺部位，及时解决。

（3）气泡报警：输液通路中气泡进入泵时，泵会发出间断声、光报警。并在主界面上有文字提示“请排除管路气泡”。应停止输液，打开阀门，排出空气后再按启动键。

（4）电线脱落报警：打开电源，如果没有接上交流电源或使用中电源线脱落，泵会发出间断报警声，并在主界面上有文字提示“现在用内部电池工作”。应及时接通电源。

（5）电池欠压报警：当电池电压不足时，泵会发出间断声、光报警，并在主界面上有文字提示“电池即将用完”。此时泵还能以 25 mL/h 的速率工作至少 30 min。应及时接通电源。

六、注意事项

（1）输液泵报警时应及时查看原因，并给予处理。

（2）使用过程中，须注意注射器规格的选择并正确安装注射器。

（3）使用过程中，防止输液管打折，搬运患者时，应连同输液泵一起搬运。

（4）特殊用药须有特殊标记，避光药物需用避光输液泵管。

（5）正在使用输液泵，每次更换液体应重新设置输液程序。使用中如须更改输液速度，则先按停止键，重新设置后再按启动键；若须打开泵门，无论排气泡、更换导管或撤离输液泵等，务必先关闭输液管的调节器。

（6）使用输液泵的患者多为危重患者，应用期间不能随意中断药液，应在药物尚未用完时提前配好，准备更换药液时动作迅速。

（7）使用过程中，如果患者输液速率较小，应将压力指示调为高压，或再另加一路液体与输液泵中的药物使用同一静脉通路缓慢滴入，以防因输液管路中压力小而造成血液回流。

（8）持续使用时，每 24 h 更换输液管。

（9）备好应急电源，以免断电。

七、维护保养

（1）输液泵应由专人管理，建立使用登记、定期检查、保养维修制度。

（2）输液泵不使用时，存放于阴凉干燥处，避免剧烈振动、阳光直射或紫外线照射。

（3）注意防尘、除尘，每周清洁仪器（可用 75% 的乙醇纱布擦拭），防止液体流入机器，导致电路板受损，保持电脑按键灵敏。使用完毕，及时拨除电源，关闭开关。

（4）每周对输液泵进行开机检查，检测输液泵性能。

（5）首次使用或长时间不使用，当再次使用时，要将输液泵与交流电源连接，使内置电池充电至少 12 h。

（6）要及时对电池充电，每次要充足。长时间没有使用，要重新充电 10 h 以上。

（7）内部蓄电池至少每月 1 次进行充、放电；电池充电后工作时间缩短，应及时更换新电池；输液泵出现故障及时报修（如图 4-5）。

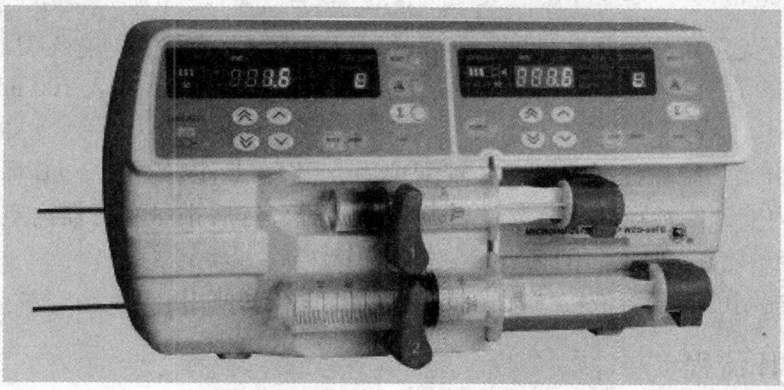

图 4-5　输液泵

第六节　动脉血气分析采集技术

动脉血气分析因其结果迅速、准确，对机体的呼吸功能和酸碱平衡状态的准确描述而广泛应用于临床，特别在危重抢救时尤为重要，已成为临床必要的检测指标之一。但要获得准确的血气分析数据，除了精密的仪器，严格的质控外，标本的采集与保存也是一个很重要的环节。

一、目的

通过动脉血气分析可监测有无酸碱平衡失调、缺氧和二氧化碳潴留，判断急、慢性呼吸衰竭的程度，为诊断和治疗呼吸衰竭提供可靠依据。

二、适应证

（1）各种疾病、创伤、手术所导致的呼吸功能障碍。
（2）呼吸衰竭的患者，使用机械辅助呼吸治疗时。
（3）抢救心肺复苏后的继续监测。

三、禁忌证

无绝对禁忌证。但有出血倾向的患者，谨慎应用。

四、采血部位

选取动脉：桡动脉、肱动脉、股动脉、足背动脉。临床上常采用桡动脉和股动脉。其中桡动脉穿刺部位采血时，患者体位不受影响，以患者舒适、采血方便为宜。而股动脉穿刺部位采血时，患者限平卧位，穿刺侧大腿略外展。

五、肝素稀释液的准备

（1）检查无菌用物的灭菌日期、失效日期，对外包装完好性、有无裂痕进行检查。

（2）稀释肝素溶液的配制：用注射器吸取肝素原液 0.8 mL 加入 100 mL 0.9%氯化钠溶液，摇匀。

（3）含肝素的采血注射器准备：现配现用。用 5 mL 注射器吸 2 mL 稀释肝素溶液湿润注射器内壁，使稀释液充分与注射器内壁接触，然后排尽注射器内空气和稀释肝素溶液，放无菌治疗盘内备用。

（4）已配制的肝素溶液按“无菌技术原则”保存和使用。

六、操作流程

1. 评估患者

（1）正在进行的氧疗情况，即有无吸氧或者呼吸机参数的设置。

（2）患者动脉搏动情况。穿刺部位的皮肤有无水肿、结节、瘢痕、伤口等。

（3）患者病情、意识状态、生命体征、正在进行的其他治疗。

（4）了解患者的心理状态及需求。解释动脉采血的目的及穿刺方法，取得其配合。

2. 准备

（1）操作者：洗手、戴口罩。

（2）环境：清洁、采光好。

（3）物品：消毒液、含肝素的采血注射器或专用血气针、采血单、弯盘、棉签、橡胶塞、手套（必要时）。

3. 采血

（1）携用物至患者床边，核对药物及患者后，协助患者取舒适卧位。

（2）选择动脉搏动最明显处作为穿刺部位。

（3）常规消毒穿刺局部皮肤（以动脉搏动最强点为圆心，直径大于 5 cm），同时消毒操作者一手拇指、食指、中指前端。

（4）再次核对药物及患者，用已消毒好的食指、中指摸清动脉搏动，用拇指、食指绷紧皮肤，另一手持肝素湿润过的注射器或专用血气针，在搏动最强点下 0.5~1 cm 处，穿刺针斜面向上与皮肤呈 45°角，逆动脉血流方向刺入（若为股动脉，穿刺针应垂直刺入动脉）。

（5）见鲜红色动脉回血后固定针头（如未见回血，退出穿刺针到皮下，不用完全拔出，根据动脉搏动重新调整穿刺位置进针，直到看到鲜血），动脉血将自动把针栓向上推，采集到 1.5~2 mL 血后迅速拔针，立即刺入橡胶塞，以免空气进入影响结果，若注射器内有气泡，应尽快排出。将注射器轻轻转动，可用手搓动 1 min，使血液与肝素充分混合，防止凝血。

（6）用无菌干棉签压迫穿刺点，力度以摸不到动脉搏动为准，按压 10~15 min。

（7）填写检验单。

（8）标本马上送检。

(9) 整理床单位，协助患者取舒适体位。

(10) 整理用物，洗手，记录。

七、注意事项

(1) 严格无菌操作，避免医源性感染，注意自身防护。

(2) 患者饮热水、洗澡、运动后，不宜立即抽取，应休息 30 min 后再采血，以免影响检查结果。

(3) 标本采集好后应立即送检或置入 4 ℃的冰箱保存，但不宜超过 2 h，以免细胞代谢耗氧，使 PaO_2 及 pH 值下降，$PaCO_2$ 升高。

(4) 填写血气分析申请单时，要注明采血时间、体温、患者吸氧方法、氧浓度、氧流量、机械呼吸的各种参数等。

(5) 凝血功能障碍患者拔针后按压时间应延长，直至确无出血方可松手离开。

(6) 使用一次性注射器或血气分析专用注射器采血时，见回血应让血液自动流入针筒尽量不要拉针栓抽取血液。若必要时也可轻拉针栓，但切勿用力过猛使进入空气而影响检验结果。

(7) 吸痰后不宜立即采集血气分析的标本，吸痰 20 min 后体内血气和酸碱值才恢复，此时，方可采集血气分析的标本。

(8) 提高穿刺的成功率，避免反复穿刺引起局部淤血。若发现针刺部位肿胀、疼痛，应及时给予冷敷、止痛等处理（如图 4-5）。

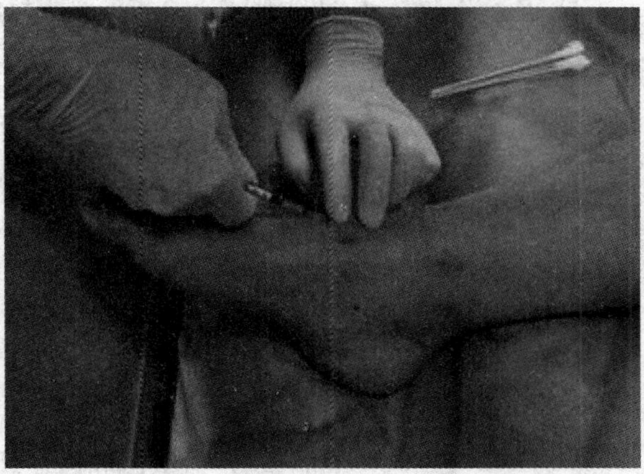

图 4-6　穿刺

第七节　心电监护仪操作

心电监护仪是临床实用的精密医学仪器，能同时监护患者的动态心电图、呼吸、体温、血压（分无创和有创）、血氧饱和度、脉率等生理参数。其原理是通过感应系统，如热敏电阻、电极、压力传感器、探头等接收来自患者的各种信息，经过导线输入到换能系统并放大，进一步计算和分析，最后显示到监护仪屏幕上。必要时可打印信息资料。心电监护仪可以连续监护患者的生理参数，检出变化趋势，紧急情况可自动报警，为医生提供应急处理和进行治疗的依据，使并发症减到最少，达到缓解并消除病情的目的。

一、目的

动态监测生命体征，了解病情变化，为临床诊断、治疗提供依据。

二、应用范围

手术中、手术后、外伤护理、冠心病、危重抢救、新生儿及早产儿、分娩室等。

三、操作步骤

1. 用物准备 心电监护仪、治疗盘、电极片、纱布块、75%乙醇、棉签、护理记录单。

2. 评估情况

（1）患者病情、局部皮肤情况。

（2）仪器性能是否完好。

（3）环境（有无阳光照射、电磁波干扰）。

3. 操作流程

（1）着装整洁，操作前洗手，戴口罩。

（2）核对医嘱，患者的床号、姓名、说明目的、方法及配合。

（3）携用物至患者床边接电源及监护插座。

（4）打开主机开关，检查仪器工作是否正常。

（5）充分清洁局部皮肤，必要时先剃胸毛，以使电极与皮肤接触良好（一般用酒精进行脱脂）。干燥后，将电极片按以下顺序粘贴：右上（RA）：右锁骨中点外下方。左上（LA）：左锁骨中点外下方。右下（RL）：右腋前线第6肋间。左下（LL）：左腋前线第6肋间。胸导（V）：剑突下偏左心前区处。屏幕上心电示波出现。

（6）连接血压袖带。

（7）夹血氧饱和度探头。

（8）调节报警参数：心率：50～120次/min；呼吸：12～20次/min；血压：小于2.13/1.06 kPa（160/80 mmHg）；血氧饱和度：90%～100%。

（9）整理用物及床单位，协助患者取舒适卧位，交代注意事项（不能随便移动、撕电极片、不能在床边使用手机）。洗手，记录。

（10）定时巡视并记录。注意贴电极部位皮肤有无瘢痕、红痒情况。

（11）停止监护：患者病情好转后，依次将电极片、血压袖带、血氧饱和度探头取下，并用纱布擦拭粘贴电极片处皮肤。协助患者取舒适卧位，整理用物及床单位。洗手，记录。

四、注意事项

（1）操作前与患者做好沟通、解释工作，注意保护患者隐私。

（2）妥善固定各导线，避免折叠、扭曲、缠绕等。

（3）使用中的心电监护仪周围应至少留出5 cm空间，以保证空气流通，使用期间心电监护仪上禁止覆盖任何物品。

（4）每次使用完毕，用清洁微湿的软布或酒精棉球擦拭机壳外部、各导联线，再用干布擦干，必要时可使用肥皂液擦拭。袖带的布套可取下清洗，浸泡消毒或高压消毒。

（5）监护仪专人管理，定期检查、消毒、维修、保养。

五、其他注意事项

1. 心电监护注意事项

（1）正确连接并妥善固定好导联线，叮嘱患者和家属不要扯拉电极线和导联线。

（2）电极片长期应用易脱落，影响准确性及监测质量，并注意粘贴电极片处的皮肤。3~4 天更换一次电极片和电极片位置。

（3）监护中发现异常时，及时报告医生，必要时最好请心电图室人员复查、诊断，提高诊断准确率。

2. 血压监护注意事项

（1）袖带应数量充足，型号齐全且消毒备用。做到专人专用。选择合适的袖带，袖带宽度应是肢体周径的 40%或者上臂长度的 2/3，袖带的充气部分应能环绕肢体的 50%~80%。

（2）袖带缠绕位置在患者肘关节上 2~3 cm 处，松紧程度应以能够插入 1~2 指为宜。袖带的导管应放在肱动脉处。

（3）测压时，手臂上袖带的位置应和心脏保持水平，患者不要讲话或随意乱动。

（4）不应在输液或有恶性创伤的手臂进行测量，否则会造成血液回流或伤口出血。

（5）连续监测的患者，必须做到每班放松 1~2 次。病情允许时，最好间隔 6~8 h 更换监测部位一次。防止连续监测同一部位，造成皮肤损伤。连续监测 3 d 以上的，注意袖带的更换、清洁、消毒。

（6）袖带尼龙扣松解时，应及时更换、补修，以防测量误差。

3. 血氧饱和度监测注意事项

（1）患者指甲不能过长，不能有染色物、污垢或灰指甲。

（2）长时间监测时，应注意更换监测部位，防止指（趾）端血循环障碍引起青紫、红肿。尽量测量指端。

（3）一侧肢体不同时进行血压监测与血氧饱和度监测，以免影响监测结果。

（4）注意爱护探头，用胶布固定，以免碰撞、脱落、损坏。

六、维护保养

（1）心电监护仪置放在固定位置，通风，避免阳光直射。

（2）其他电器与心电监护仪要有一定距离。

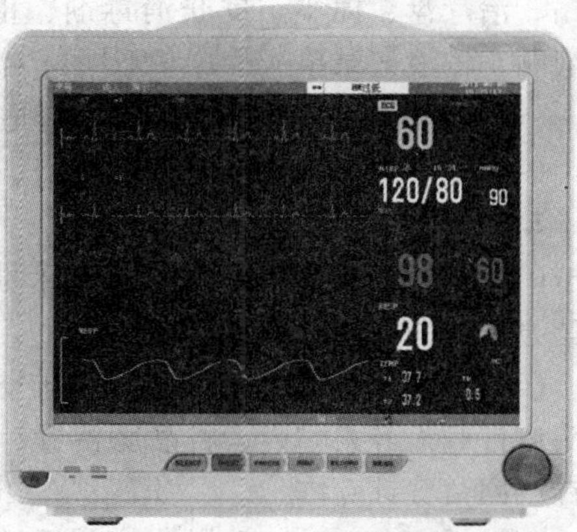

图 4-7　心电监护仪

（3）心电监护仪屏幕每周用 95%乙醇棉球擦拭（图 4-7）。

第八节　静脉套管针留置技术

静脉套管针又称静脉留置针，由铁针芯、软的套管及塑料针座组成。软的套管可以在患者的血管内留置数天，穿刺时将套管和针芯一起刺入血管中，送入血管后抽出针芯，仅将柔软的套管留在血管内进行输液。它操作简单、方便，现已广泛应用于临床。

一、目的

（1）避免每天穿刺血管，减轻患者痛苦，保护静脉血管。

（2）使患者在输液时感觉更为舒适。

（3）方便治疗及抢救，及时用药。

（4）提高工作效率及护理质量。

二、适应证

本法适应于所有患者，特别是长期输液及须按时静脉用药的患者、儿童患者、老年患者、无自主意识的患者及危重患者等。

三、操作流程

1. 准备

（1）患者准备：神志清醒的患者，操作前应向其说明操作的目的、注意事项、配合方法，消除患者的顾虑、紧张及恐惧感。神志不清的患者，应向其陪护解释清楚具体的使用目的及方式，以使患者或（和）家属积极主动配合治疗。

（2）物品准备：治疗车上层：带输液器的已加药的液体一瓶、静脉留置针、透明敷贴、治疗盘、棉签、皮肤消毒剂、止血带、弯盘、快速手消毒液、垫巾、输液卡、输液贴、输液记录单。治疗车下层：生活垃圾筒、感染性垃圾桶、锐器盒。

（3）环境准备：整洁、安静、舒适、安全，光线明亮。

（4）护士准备：衣帽整齐、洗手、戴口罩。

2. 操作过程

（1）携用物至患者床旁，核对床号、姓名，药物名称、浓度、剂量、给药时间及给药方法，并向患者解释。

（2）将输液瓶挂在输液架上，排空输液器中的空气，取出静脉留置针，将输液器的头皮针刺入肝素帽内，将静脉留置针中的空气排入弯盘内，关闭调节器，将静脉留置针放回留置针盒内。

（3）选择粗、直、弹性丰富、活动度小的血管，便于固定的部位。将垫巾铺于穿刺肢体下方，在穿刺点上方 8~10 cm 处扎止血带。

（4）按常规进行局部皮肤消毒，直径大于 6~8 cm，待干。准备输液贴及透明敷贴。

（5）再次核对床号、姓名，药物名称、浓度、剂量、给药时间及给药方法。

（6）静脉穿刺：①取出静脉留置针，去除针套，转动针芯使针头斜面向上。右手以拇指和食指持静脉留置针，再次排气于弯盘内。②进针：嘱患者握拳，左手绷紧皮肤，右手持静脉留置针，使针头与皮肤呈15°~30°角进针，见回血后，降低角度，顺静脉走形，再将穿刺针推进0.2~0.5 cm。③送管：方法一，右手固定针芯，以针芯为支撑，左手将外套管全部送入静脉；方法二，将针尖退入导管内，借助针芯将导管与针芯一起送入静脉。将针芯抽出，放入利器盒。松止血带，打开调节器，嘱患者松拳。

（7）液体输入顺利后，用透明敷贴对留置针管做密闭式固定，在敷贴上写上操作人姓名、留置日期和时间，然后固定肝素帽及输液管。

（8）根据医嘱和病情调节输液速度。

（9）再次查对无误后，在输液卡上记录时间、液体滴速并签名。

（10）撤去垫巾，取出止血带，助患者取舒适卧位，整理床单位。

（11）向患者交待注意事项。根据情况进行健康教育。

（12）整理用物，洗手，记录。

3. 封管　液体输完后进行封管。封管一方面是保持静脉通路通畅，另一方面是将残留的刺激性药液冲入血管，避免刺激局部血管。

（1）拔出输液器针头。

（2）常规消毒肝素帽。

（3）将抽有封管液（生理盐水或肝素液生理盐水）的注射器针头刺入肝素帽内。

（4）边推注封管液边退针，直至针头完全退出，用夹子将留置针硅胶管夹好，确保正压封管。

4. 再次输液

（1）常规消毒肝素帽，松开夹子，将抽有生理盐水的注射器针头刺入肝素帽内，先抽回血，再推注5~10 mL生理盐水。

（2）将输液器头皮针刺入肝素帽内，打开调节器调节滴速，进行再次输液。

（3）观察穿刺部位有无红肿，在完整敷贴表面沿导管走向触摸有无触痛。

5. 拔出留置针　揭开胶布及透明敷贴，一手用无菌棉签或棉球按压穿刺点，另一手快速拔出留置针管，局部按压至无出血为止。协助患者适当活动穿刺肢体，并协助其取舒适卧位。整理床单位，清理用物，洗手，记录。

四、封管液的种类

1. 稀释肝素液

配制方法：将1支肝素1.25万u稀释于125~1 250 mL生理盐水中，即每毫升含10~100 u肝素，每次用量为2~5 mL，封管液的维持时间为12 h。

2. 一般生理盐水　用量为5~10 mL，维持时间为6~8 h。

五、常见并发症及预防

1. 回血

（1）原因：一方面封管液中的晶体渗透压与血液中的晶体渗透压是相对平衡的，

封管液中无胶体渗透压，由于血液中胶体渗透压的缘故，可能会将一些血细胞带入导管。另一方面置管部位血管的压力变化易导致回血现象。

（2）预防：①采用正压封管。②正确的固定即U形固定延长管，留置针末端高于针尖位置。③正确使用小开关，封管时小开关尽量靠近针座。④避免有静脉留置针侧的肢体负重，使压力增加。

（3）处理：有少量回血，属于正常现象，可不予处理。如果回血较多，应再次封管。

2. 皮下血肿

（1）原因：操作不熟练、技术掌握不好、动作不稳等原因，使留置针穿过血管壁而形成皮下血肿。

（2）预防：护理人员应熟练掌握穿刺技术，穿刺时动作应轻、巧、稳、准。根据不同的血管情况把握好进针角度，提高一次性穿刺成功率，以有效避免或减少皮下血肿的发生。

（3）处理：24 h后给予热敷，促进血肿吸收。

3. 液体渗漏

（1）原因：血管选择不当、进针角度过小、套管未完全进入血管内或穿刺过度，针尖刺破套管未能及时发现等。

（2）预防：选择合适的血管，妥善固定导管，嘱患者避免留置针侧的肢体过度活动，必要时可适当约束肢体。

（3）处理：拔除导管，选择其他的静脉进行穿刺。

4. 导管堵塞

（1）原因：造成导管堵塞的原因较为复杂，通常与静脉高营养输液或导管冲洗不彻底，封管液种类、用量及推注速度选择不当，以及患者的凝血机制异常等有关。

（2）预防：在静脉营养输液后应彻底冲洗管道，每次输液完毕要正确封管，需根据患者的具体情况选择合适的封管液及用量，并注意推注速度不可过快。

（3）处理：①首先检查导管是否打折，患者体位是否恰当。②用注射器缓慢回抽，切不可用注射器推注，以免将凝固的血栓推进血管内导致其他并发症的发生。③不能再通者拔管。

5. 静脉炎

（1）症状：常见症状为穿刺部位血管红、肿、热、痛，触诊时静脉如绳索般硬、滚、滑、无弹性，严重者针刺部位可挤出脓性分泌物，并可伴有发热等全身症状。

（2）原因：①操作者没有洗手或洗手方法不当；穿刺点消毒不彻底；操作及护理方法不当。②输注的药物或液体对静脉的刺激。③选用的导管材质过硬；导管固定不牢；导管型号不当。④老年患者皮肤较松弛，导管留置时间长，拔针后针口未能及时复原。

（3）预防：①严格无菌技术操作，操作前充分洗手，穿刺部位彻底消毒。②选用中性药液。尽量选用较粗大的静脉输注，以便有足够的血液稀释。输注刺激性较强的药物可减慢滴注速度。③选择材质柔软的导管，避免在关节部位穿刺，有效固定导管和输液器，必要时可使用手臂固定托。④拔针后及时进行消毒，包裹，提醒患者要注意防水。

（4）处理：①停止在此静脉输液，立即拔管。②嘱患者抬高患肢，以促进静脉血回流，缓解症状。③肿胀部位 24 h 内冷敷，24 h 后局部湿热敷或用硫酸镁湿敷，20 min/次，4 次/d，效果较好。

六、注意事项

（1）使用静脉留置针时，必须严格执行无菌技术操作规程。

（2）密切观察患者生命体征变化及局部情况。输液前后均应检查穿刺部位及静脉走行方向有无红肿，并询问患者有无疼痛与不适。如有异常情况，应及时拔除导管并做相应处理。对仍需输液者应更换肢体另行穿刺。

（3）对使用静脉留置针的肢体应妥善固定，尽量减少肢体的活动，避免被水沾湿。如需要洗脸或洗澡时应用塑料纸将局部包裹好。能下地活动的患者，静脉留置针避免保留于下肢，以免由于重力作用造成回血，堵塞导管。

（4）每次输液前先抽回血，再用无菌的生理盐水冲洗导管。如无回血，冲洗有阻力时，应考虑留置针导管堵塞，此时应拔出静脉留置针，切记不能用注射器用力推注，以免将凝固的血栓推进血管，造成栓塞。

（5）有凝血障碍或出血倾向的患者应避免用稀释的肝素液封管，应使用生理盐水封管。

（6）保持穿刺部位清洁干燥，透明敷贴应 3~5 d 更换，夏天应 2 d 更换一次，不粘或污染时随时更换，更换敷贴后所注明的时间应为留置针穿刺的时间。

（7）尽可能不从留置针中抽血。必要时，抽血后必须用生理盐水 5~10 mL 冲管。

（8）静脉留置针保留的时间为 3~4 d，最多不超过 1 周。

（9）停止液体输入时必须拔管。

七、健康教育

（1）穿刺手臂避免剧烈运动和用力。

（2）睡眠时注意不要压迫穿刺部位。

（3）出汗较多时，应告知护士及时更换透明敷贴。

（4）更衣时，先穿患侧衣袖，再穿健侧衣袖。脱衣时先脱健侧衣袖，再脱患侧衣袖。

（5）发现异常情况，如针头滑落、阻塞、局部肿胀等，应及时告诉护士。

（6）告诉患者静脉留置针内有少量回血，属于正常现象，如果回血较多，应及时告诉护士（图 4-8）。

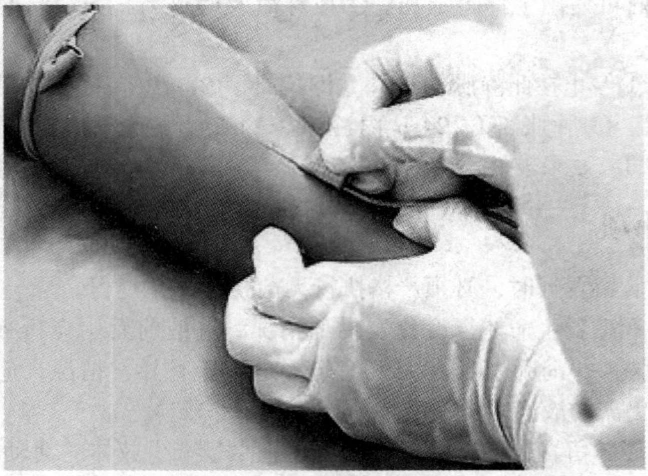

图 4-8　静脉留置针

第九节　ACT 监测方法

激活全血凝固时间（ACT）是内源性凝血途径的监测试验，常用于肝素的抗凝活性监测。反映的是从Ⅻ因子接触激活剂（如玻璃、白陶土、硫酸酯、胶原等）到最终大量形成Ⅱa，血液凝固所需的时间。ACT 监测仪即是利用这一原理将血液注入含有激活剂的试管中模拟人体温度进而测量血液凝固所需时间。由于 ACT 是精确控制抗凝治疗的方法且可床旁数分钟出结果，因此已广泛应用于临床。

一、适应证

（1）需加强抗凝的手术前、手术中及手术后短时间内凝血功能的监测，如：体外循环、血液透析、各种介入手术等。

（2）用于肝素治疗的监控，如：重症监护患者及各种疾病（心肌梗死、脑梗死、肺栓塞、静脉血栓等）的抗凝治疗。

（3）筛选某些与凝血有关的疾病，如血友病、假血友病等。

二、操作流程

（1）连接电源，开启机器，此时“交流”和“预热”指示灯亮，预热约 20 min 使机器内部温度达到 36.5 ℃±0.5 ℃，“预热”指示灯熄灭。

（2）将 2 mL 患者血液注入装有激活剂的特殊试管中充分混匀。

（3）立即将试管放入监测孔中，按“启动”键，启动监测程序。

（4）当血液凝块达到标定状态时，试管停止运转，机器发出报警声，读取数据。

（5）测试完毕，关闭电源。

三、ACT 的数值

（1）正常值为 70～130 s。

（2）根据疾病及手术的不同，要求的值也不同，如：心肌梗死时为 250 s、肺栓塞时为 300 s、体外循环时为 450～600 s。

四、ACT 监测仪的相关知识

（1）预热的温度 36.5 ℃±0.5 ℃。

（2）要求试管底部平而薄，使试管内的温度与仪器内温度快速达到平衡，以便模拟人体内的内源性凝血途径。

（3）激活剂为白陶土、硅藻土、玻璃微粒等带负电荷的物质中的一种或几种的混合物。

五、其他相关知识

内源性凝血途径是指参与凝血的因子全部来自血液，通常因血液与带负电荷的异物（玻璃、白陶土、硅藻二、硫酸酯、胶原等）表面接触而启动。

六、注意事项

（1）抽血用的注射器不能沾有肝素，以免影响监测结果。

（2）专用试管外壁应保持清洁，不能沾有血污和水分。

（3）使用试管前用手轻弹试管底部，使结块的激活剂成粉状。

（4）为了确保抽取的血样中不含组织液，抽血时准备 2 个 5 mL 注射器，第一个抽血 1 mL 后弃之，第二个抽取 2 mL 血作为血样使用。

（5）抽出血样后应立即检测。

七、ACT 监测仪的维修保养

（1）存放于阴凉干燥处，避免剧烈震动、阳光暴晒或高温旁烘烤。

（2）专人管理，建立使用登记、定期检查、保养维修制度。

（3）保持仪器的清洁，经常擦拭试管井内部，液晶显示板。试管井内部不能受潮（如图 4-9）。

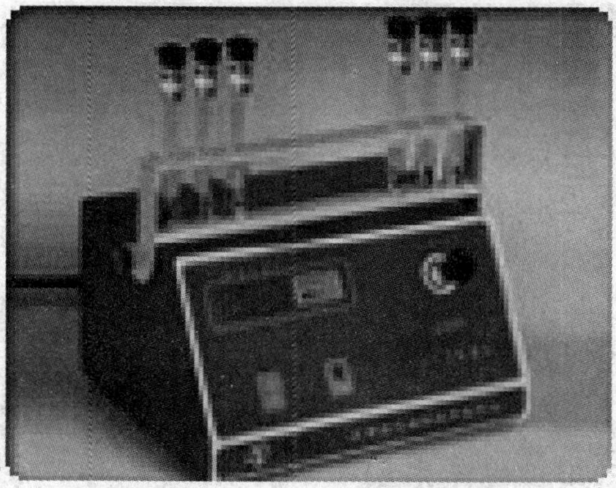

图 4-9　ACT 监测仪

第十节　中心静脉置管术

中心静脉置管术（CVC）是将中心静脉导管穿刺入人体较粗大的中心静脉中并将导管留置其中，可进行快速补液或测量中心静脉压（CVP）。它与外周静脉穿刺相比具有维护简单、留置时间长、不易堵塞、避免反复穿刺、CVP 监测方便准确、并发症少等特点，保证了抢救药物、血液、营养物质及时、准确输入，各种治疗及时、准确完成，常在危重及大手术患者中应用。最常选择的中心静脉为颈内静脉及锁骨下静脉。

一、目的

（1）建立良好的静脉通路，保证各种药物、血液、营养物质及时、准确输入。

（2）确保危重、大手术患者的紧急抢救、治疗、护理。

（3）CVP 的准确监测。

二、适应证

（1）经静脉放置临时或永久心脏起搏器。

（2）外周静脉穿刺困难。

（3）需长期静脉支持、持续补液治疗等。

（4）需输入对血管壁有刺激的药物：某些抗菌药物、抗癌药物等。

（5）各种原因引起的大出血、休克等需要大量快速补液。

（6）持续监测中心静脉压。

三、禁忌证

1. 一般禁忌证

（1）穿刺静脉局部感染或血栓形成。

（2）已知或怀疑与插管相关的感染，如菌血症或败血症。

（3）已知或怀疑患者对导管成分过敏者。

2. 相对禁忌证

（1）凝血功能障碍。

（2）极度衰竭患者不能承受插管操作者。

四、操作步骤

1. 准备

（1）患者准备：神志清醒的患者，操作前应向其说明操作的目的、注意事项、配合方法，消除患者的顾虑、紧张及恐惧感。神志不清的患者，应向其陪护解释清楚操作目的及方式，以使患者或（和）其家属主动积极配合治疗，并让患者或其家属签署置管同意书。

（2）物品准备：皮肤消毒物品、2%利多卡因针 5 mL、中心静脉导管（单腔或双腔）一套、5 mL 注射器一个、肝素盐水一瓶、无菌手套。

（3）环境准备：环境安静、安全、整洁，光线明亮。

（4）操作者准备：衣帽整齐，洗手，戴口罩、帽子。

（5）携用物至患者床旁，核对床号、姓名，向患者解释，取得配合。

（6）协助患者去枕平卧，头偏向一侧，肩下垫一软枕，使患者头低肩高，充分暴露穿刺部位。

2. 选择穿刺点

（1）颈内静脉穿刺常选择右侧为穿刺点，根据颈内静脉与胸锁乳突肌的关系，可分为前路、中路、后路三种。①前路：胸锁乳突肌中点内侧缘，颈内动脉搏动处的外侧约 0.5 cm 处。②中路：胸锁乳突肌的锁骨头、胸骨头和锁骨上缘构成三角的顶点，颈内静脉正好位于此三角形的中心位置，该点距锁骨上缘约 3~5 cm。③后路：胸锁乳突肌的后外缘中，下 1/3 的交点或在锁骨上缘 3~5 cm 处。

（2）锁骨下静脉穿刺时选择锁骨中点内侧 1~2 cm 处（或锁骨中点与内 1/3 之间）锁骨下缘为穿刺点。

（3）常规消毒穿刺点皮肤，直径 10~15 cm。打开中心静脉导管包装，戴无菌手套，铺无菌巾，将要用到的物品摆放于合适的位置。用肝素盐水充满各种管道，中心静脉导管充满肝素盐水后夹闭，防止气体经过管道进入血管内而形成空气栓塞。

（4）由助手协助用 5 mL 注射器抽取利多卡因在穿刺点周围进行局部麻醉。

3. 穿刺

（1）颈内静脉穿刺一般进针 3~4 cm。①前路：针头穿刺方向指向同侧乳头或锁骨的中、内 1/3 交界处。针尖与皮肤成 30°~40°角。②中路：针头穿刺方向与中线平行直接指向足端，针尖与皮肤呈 30°角。③后路：针尖一般保持水平，在胸锁乳突肌的深部指向锁骨上窝方向。

（2）锁骨下静脉穿刺时针头穿刺方向指向头部，与胸骨纵轴约呈 45°角，与皮肤呈 10°~30°角。进针时针尖先抵向锁骨，然后回撤，再抬高针尾，紧贴锁骨下缘进针，一般进针 4~5 cm。

（3）进针时应边进针边抽动针筒使管内形成负压，见大量回血后，再轻轻推进 0.1~0.2 cm，使导针的整个斜面在静脉腔内，并保持斜面向下，以利导丝推进。

（4）令患者吸气后屏息，取下注射器，以一只手固定穿刺针并以手指轻抵针尾插孔，以免发生气栓或失血。将导丝自穿刺针缓缓送入，使管端达上腔静脉（一般不超过 20 cm），退出穿刺针。如穿刺针有两个侧孔，可将导丝自穿刺针另一侧孔送入。

（5）用扩皮器沿导丝扩张皮下组织和血管，退出扩皮器。再沿导丝将导管引入中心静脉后退出导丝。

（6）抽吸与导管连接的注射器，如回血通畅，说明管端位于静脉内。取下注射器将导管与输液器连接，先滴入少量等渗液体。

（7）缝线固定导管，敷贴覆盖穿刺部位。调节液体滴速。

（8）液体输入完毕，先用生理盐水 20 mL 脉冲式冲管，再用肝素盐水 5~10 mL 正压封管。

4. 再次输液

（1）常规消毒肝素帽，松开夹子，将抽有生理盐水的注射器针头刺入肝素帽内，先抽回血，再推注 5~10 mL 生理盐水。

（2）然后将输液器头皮针刺入肝素帽内，打开调节器调节滴速进行再次输液。

（3）观察穿刺部位有无红肿。

5. 拔管 拔管时应用注射器边抽吸边拔管（可以防止残留的小血块和空气进入血管，形成血栓），局部按压至不出血后，用消毒液消毒穿刺局部，并用无菌棉球或纱布覆盖。

五、并发症

1. 气胸、血胸、液胸

（1）原因：穿刺时肺与胸膜损伤。

（2）处理：少量、慢性可不处理。量大者须进行抽吸、引流。

2. 穿刺部位血肿

（1）原因：误穿动脉或凝血机制障碍，或反复多次同一部位穿刺，造成血管损伤。

（2）预防：应避免反复多次同一部位穿刺，如误穿动脉应退针后压迫。

3. 空气栓塞

（1）原因：中心静脉开放后，受胸内压和右心舒张期的影响，静脉压和大气压存在着压力差，吸气状态呈负压，易造成空气漏入。

（2）预防：在置管操作期间，凡有空腔器械留置在静脉内时，均应用拇指堵住开口，并嘱患者暂停呼吸，以防气体进入。留置期间应加强巡视，尤其当应用肝素帽及三通时要衔接牢固。

4. 导管相关感染

（1）原因：与许多因素有关，如患者体质、置管技术、留置时间、导管材料及各项无菌技术。

（2）预防：保持病室清洁，导管护理必须严格遵守无菌原则。每日或隔日用1%~2%碘酊消毒插管处，然后用透明敷贴覆盖，每 2~3 d 更换一次，并保持皮肤干燥。不可输入血液制品。输完液用生理盐水冲洗导管，注意连接部位的严格消毒，最好使用无连接部的一体化带有细菌过滤器的输液管道。

（3）处理：无菌条件下拔管。导管近心端病原体培养。同时做中段和远心端培养，必要时做血培养。局部消毒后外敷氟哌酸、红霉素、阿莫西林等药物。先经验性应用抗菌药物。后根据病原体培养结果应用敏感药物。

5. 导管堵塞

（1）原因：输注高价营养液后导管冲洗不彻底，导管打折扭曲、输液速度过慢等原因导致血液反流至导管内，形成纤维蛋白。

（2）预防：每次输完血液、甘露醇、脂肪乳、碳酸氢钠等用生理盐水彻底冲管后，再给其他药物或封管，起到清洁导管内壁作用。正确封管。

输液过程中加强巡视，防止输注通路受压、打折或输液器与肝素帽接头处脱开造成导管内回血凝固。

（3）处理：肝素液 50 u/mL，尿激酶液 500 u/mL 冲洗导管，或浸泡导管 20 min 后抽出，必要时可反复进行，但不可强行推注，以防止栓子脱落。

6. 脱管

（1）原因：导管插入深度不够；固定不牢；接口旋扣不紧；意识障碍者自行拔出。

（2）预防：固定牢靠，外用敷贴加强，防止直接受力；意识障碍者约束双手。

六、注意事项

（1）严格无菌操作，严防感染。

（2）应掌握多种进针穿刺技术，不可在同一部位反复多次穿刺，以免造成局部组织的严重创伤和血肿。

（3）对于低血容量的患者，有时穿透静脉也未抽到回血，这时可缓慢退针，并边退边回抽，往往在退针过程中抽得回血。

（4）穿刺过程中，若需改变穿刺方向，必须将针尖退至支下，以免增加血管的损伤。

（5）中心静脉在吸气时可能形成负压，穿刺过程中，更换输液器及导管或接头脱开时，尤其是头高半卧位的患者，容易发生空气栓塞。患者应取头低位穿刺，插管时嘱患者不要大幅度呼吸，可避免空气栓塞的可能。

（6）插管的深度：颈内静脉穿刺，左侧 10 cm，右侧 12~15 cm。锁骨下静脉穿刺，左侧 16~19 cm，右侧 12~15 cm。以进入上腔静脉与右心房交界处为宜，不宜过深，以免发生大血管及心脏损伤。

（7）穿刺成功后应立即缓慢推注生理盐水，以免血液在导管内凝固，阻塞管腔。

（8）导管固定要牢固，以防脱出。

七、置管后导管的维护

1. 保持导管通畅　在输液的过程中，要注意观察输液速度，避免管路打折及脱落，保证液体顺利输入。

2. 导管的固定　导管的固定要牢固，应每班检查导管的深度，一般置管深度 12~13 cm，为置管患者做其他操作（尤其是翻身叩背及其他生活护理）时，应避免导管脱出或推入。

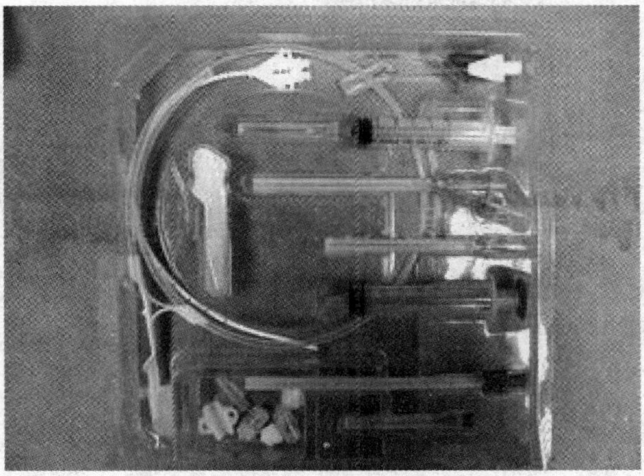

图 4-10　中心静脉导管

3. 防止穿刺处感染　每周应换药 2 次，用皮肤消毒液消毒导管入口及周围皮肤，再用无菌贴膜固定，肝素帽每周更换 1 次。同时观察伤口周围是否有红肿、触痛、液体外渗及导管脱出，以便及时处理。若出现伤口红肿，应及时报告医生，必要时拔管及做管头培养，以免发生导管相关性感染。

4. 预防空气栓塞 空气栓塞是中心静脉置管最严重的并发症，一旦输液装置脱离，空气将随着患者的呼吸快速进入血液，造成肺动脉栓塞等严重后果。因此，应加强巡视，尤其当应用肝素帽及三通时要衔接牢固。

5. 封管 先用生理盐水 20 mL 脉冲式冲管，再用肝素盐水 5~10 mL 正压封管。再次输液前应先回抽（图 4-10）。

第十一节 心电图机的操作方法

心电生理活动在人体表面可产生微弱的低频变化电位，变化的电位同心脏活动有着密切的联系。我们通过心电图机以不同的导联拾取这种变化的电位差即心电信号，经过放大并在时间轴上展开，形成心电图，对心电图波形进行分析，可以了解心脏的活动情况，为临床上对心脏疾病的诊断提供重要的依据。

一、目的及适应证

（1）分析、鉴别各种心律失常。

（2）确诊心肌梗死及急性冠状动脉供血不足。

（3）协助诊断慢性冠状动脉供血不足、心肌炎、心肌病。

（4）判断有无心房、心室肥大。

（5）协助诊断心包疾病。

（6）观察某些药物对心肌的影响。

（7）协助诊断某些电解质紊乱，尤其是血钾、血钙的过高或过低。

二、操作流程

1. 准备

（1）环境准备：环境安静、整洁，温湿度适宜，屏风遮挡。

（2）物品准备：心电图记录仪及导联线、导电膏或生理盐水、棉签、污物桶。

（3）患者准备：评估患者的皮肤状况、合作程度和心理状况。

（4）携用物至患者床旁，核对床号、姓名，给患者讲解检查心电图的意义，告知检查无疼痛、无损害，打消其顾虑，使其消除紧张情绪，肌肉放松，并嘱其仰卧在检查床上。

2. 描记

（1）接好电源线，打开电源开关。

（2）将患者的双侧腕部及两侧内踝上部暴露，并用酒精纱布脱脂。待干后涂导电膏或生理盐水以保持皮肤与电极良好接触，将电极板按以下顺序连接肢体导联：右腕连接红线、左腕连接黄线、左踝连接绿线、右踝连接黑线。

（3）将患者胸部暴露，用酒精纱布脱脂，待干后涂导电膏或生理盐水，按以下顺序连接胸导联：V_1，胸骨右缘第4肋间；V_2，胸骨左缘第4肋间；V_3，V_2与V_4两点连线中点；V_4，左锁骨中线与第5肋间相交处；V5，左腋前线V_4水平；V_6，左腋中线V_4水平。

（4）校正心电图机的走纸速度25mm/s及纵轴定标电压10mm/mV。

（5）记录Ⅰ、Ⅱ、Ⅲ、aVR、aVL、aVF、V1、V2、V3、V4、V5、V6十二个导联的心电图。

（6）某个胸壁导联有无法解释的异常T波或U波，应检查相应的胸壁电极是否松动脱落，若该电极固定良好而部位恰好在心尖搏动最强处，则可试将电极的位置稍微偏移一些，此时若波形变为完全正常，则可认为这种异常的T波或U波是由于心脏冲撞胸壁，使电极的极化电位发生变化而引起的伪差。

（7）如果Ⅲ和（或）aVF导联的Q波较深，则应在深呼气后屏气时，立即重复描记这些导联的心电图。若此时Q波明显变浅或消失，则可考虑为横膈抬高所致，反之若Q波仍较深而宽，则不能排除下壁心肌梗塞。

（8）如发现心率>60 bpm而PR间期>0.22 s者，则应取坐位再记录肢体导联心电图，以便确定是否有房室传导阻滞。

（9）检查完后再核对一遍有无遗漏、伪差等，并在心电图纸上标好受检查者姓名、性别、年龄、检查时间等。

（10）关闭电源开关，然后撤除各个导线，用干纱布清洁患者皮肤。整理用物，协助患者取舒适卧位。洗手，记录。

三、注意事项

（1）记录心电图前患者应处于平静状态，不剧烈运动、饱餐、饮茶、喝酒、吃冷饮或吸烟。

（2）保持室内温暖，室温不低于18℃，以避免因寒冷而引起的肌电干扰。

（3）检查床的宽度不应窄于80 cm，以免肢体紧张而引起肌电干扰，如床的一侧靠墙，则必须确定墙内无电线穿行。

（4）常规十二导联主要覆盖前下壁的心肌，对其他方位心脏覆盖不够全面，疑有或有急性心肌梗死患者首次做常规心电图检查时必须加做V_7、V_8、V_9，并在胸壁各导联部位用色笔、龙胆紫做标记，使电极定位准确，以便动态比较。电极放置位置为：V_7，左腋后线V_4水平。V_8，左肩胛线V_4水平。V_9，左脊柱旁线V_4水平。怀疑右心室疾患需要加做右心3个导联$V_3R \sim V_6R$，$V_3R \sim V_6R$与$V_3 \sim V_6$对称。约定俗成的替代顺序：V_1代表V_3R，V_2代表V_4R，V_3代表V_5R，V_4代表V_7，V_5代表V_8，V_6代表V_9。

（5）分析心电图时，一定要结合患者的症状、体征、服用药物、实验室检查结果及临床诊断，以便做出正确的心电图诊断。

四、心电图波形及各部分的意义

1. P波 代表心房激动时的电位变化。正常心电图Ⅰ、Ⅱ导联P波向上，而aVR

导联 P 波倒置；aVL，Ⅲ及 V_1、V_2 等导联 P 波可向上，倒置，或呈双向。正常向上的 P 波顶部圆滑，时限<0.12 s，振幅<0.25 mV。

2. P-R 间期 表示激动经过心房、房室结、房室束到达心室的时间。正常时间为 0.12~0.20 s，婴儿及心跳较快者，P-R 间期可较短。P-R 间期延长常代表房室传导阻滞。

3. QRS 波群 代表心室激动时的电位变化。正常 QRS 波群时间<0.12 s。每个肢体导联 QRS 波群振幅的绝对值相加等于 0.5 mV，若<0.5mV 称低电压。每个胸导联 QRS 波振幅绝对值相加等于 0.8mV。在胸导联中 V_1 的 R 波一般等于 1.0 mV，V_5 的 R 波一般等于 2.5 mV，若电压过高，常提示心室肥大。

4. J 点 QRS 波群的终末与 ST 段起始之交接点。

5. ST 段 起于 QRS 波群终点至 T 波起点，代表心室缓慢复极，应在零电位线，可稍向上或向下偏移（向下偏移不超过 0.05 mV，向上不超过 0.1 mV，但在 V_1、V_2 导联中向上偏移可达 0.3 mV，V_3 可达 0.5mV）。心脏病变时 ST 段上下偏移常超过正常范围。

6. T 波 代表心室快速复极时的电压变化。正常情况下，T 波方向与 QRS 波群主波方向一致。T 波振幅在肢导联一般是 0.2~0.6 mV，在胸导联可达 1.2~1.5 mV，一般 T 波不小于同一心动周期 R 波的 1/10。T 波改变的意义需结合临床，一般见于心肌病变。

7. Q-T 间期 代表心室激动开始到复极完毕所需的时间，此段时间随心搏速率而改变。心率快，Q-T 间期短；心率慢，Q-T 间期较长。正常范围 0.32~0.44 s。Q-T 间期延长可见于心肌病变。

8. U 波 是在 T 波之后的一个较低的波，形成机制尚不甚明了。一般方向与 T 波一致，应较 T 波低，通常不超过 0.05 mV，但 V_3 导联的 U 波有时可达 0.3 mV，U 波特别明显时可见低钾血症等情况。

五、心电图的测量和分析方法

1. 波幅及时限的测量 心电图纸上印有一系列大小的方格，由横线和竖线组成。横线的间隙是 1 mm，1 mm 等于 0.1 mV，每五条横线有一较粗的横线，代表 0.5 mV，横线用以测量心电图波的波幅即电压（通常用 mm/mV 表示）。竖线的间隔是 1 mm，相当于 0.04 s，每五条竖线有一粗线，两粗线间的时间是 0.2 s，心电图各波段的时限均以秒为单位表示。心电图的测量用两脚小分规进行。

2. 分析心电图的方法

（1）将各导联心电图按标准肢导联，加压单极肢导联及胸前导联排列。检查心电图描记质量是否完好，有无遗漏及伪差。

（2）分析每个心动周期是否有 P 波，P 波与 QRS 波群关系是否正常，确定心脏的节律。

（3）分析 QRS 波群形态及时限，确定其为室上性形态（正常形态）还是室性形态（畸形，宽大），或是室内差异传导。

（4）分析 P 波与 QRS 波的关系，确定房室间传导关系、传导时间，是有固定关系、不固定关系或完全无关。

（5）分析 P 波与 QRS 波群节律的规律性，有无提早或推后出现，并依其形态特点及 P-R 间期的关系，判断节律是否异常。

（6）分析 P-R 间期、ST 段、Q-T 间期及 T 波形态和方向，确定心肌有无损害或缺血、电解质紊乱、药物影响等。

六、心电图报告书写方法

（1）根据申请单填写一般项目及临床诊断。

（2）根据心电图的测量分析方法，测出心房率、心室率、P-R 间期、Q-T 间期，P-QRS-T 是否顺序发生等确定心律，并测出心电轴。心率计算方法：60 s 除以 P-P 间隔时间，即得每分钟心率。例如 P-P 间隔为 0.8 s，则心率=60÷0.8=75 次/min。如遇心房颤动等心律不齐，则计 3 s 内 QRS 波群数，乘以 20，即为每分钟心室率。用同法可测心房率。

（3）通过对 P 波、QRS 波的形态及相互关系，以及 ST 段、T 波、Q-T 间期的分析，准确简要写出心电图特点。

（4）总结以上心电图特点，写出心电图诊断意见，可大致划分为：节律（心律）、心电轴是否偏移（必要时注意度数）、心电图是否正常，如心电图正常、心电图大致正常、心电图可疑、心电图不正常且列出不正常的名称（图 4-11）。

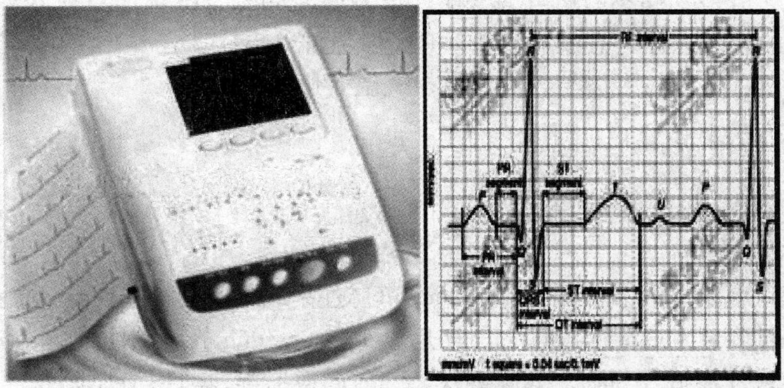

图 4-11　心电图机及心电图图型

第五章　心血管病急危重症的应急预案与流程

第一节　急性心肌梗死的应急预案与流程

心肌梗死（myocardial infarction，MI）是心肌缺血性坏死。为在冠状动脉病变的基础上，发生冠状动脉血供急剧减少或者中断，使相应的心肌严重而持久地急性缺血导致心肌坏死。急性心肌梗死（AMI）临床表现有持久的胸骨后剧烈疼痛、发热、白细胞计数和血清心肌坏死标记物增高及心电图进行性改变；可发生心律失常、休克或心力衰竭，属于急性冠脉综合征（ACS）的严重类型。

本病在欧美国家常见，如美国每年约有 130 万人发生心肌梗死。在我国本病远不如美国多见，但是发病率有逐年增多趋势。60%～89%的患者伴有或在发病前有高血压，近半数的患者以往有心绞痛病史。吸烟、肥胖、糖尿病和缺乏体力活动者较易患本病。冬春两季发病较多，与气候寒冷、气温变化大有关。

一、应急预案

（1）立即通知医生，嘱患者绝对卧床休息，氧气持续吸入 3～4 L/min，给予心电监护，建立静脉通路。

（2）遵医嘱给予利多卡因 50～100 mg 静脉注射，必要时 5～10 min 重复使用，直至室速控制或利多卡因总量达 300 mg，而后以 1～3 mg/min 静脉滴注维持 48～72 h。

（3）准备好器械及药物，如除颤仪、临时起搏器等，药物治疗无效且无禁忌证时，可行同步直流电复律。

（4）发生心室颤动时，立即行非同步直流电复律，如不成功，可重复除颤，最大能量为 360 J，除颤次数为 2～3 次。

（5）必要时行临时起搏器置入术。

（6）密切观察心率、心律、血压、呼吸的变化，及时报告医生采取措施。

（7）患者生命体征好转后应：①安慰患者及其家属，稳定他们的情绪。②对行电复律的患者，保证静脉通路的通畅，遵医嘱用药。并擦净胸部，做好肢体保暖措施。③如安置临时起搏器，密切观察心率、心律。④抢救结束后及时、准确记录抢救过程。

二、应急预案流程

急性心肌梗死应急预案流程如图 5-1 所示。

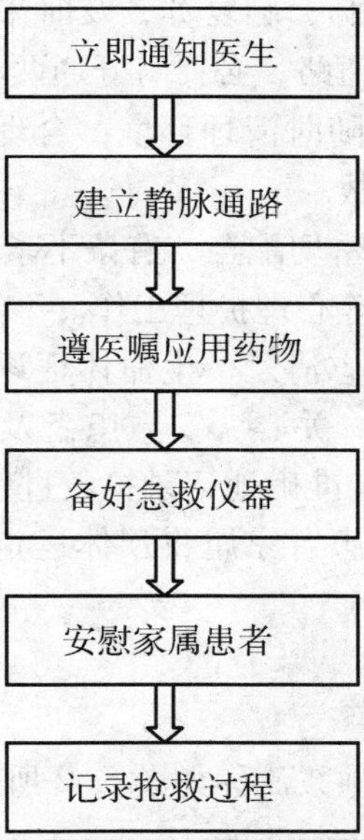

图 5-1　急性心肌梗死应急预案流程

第二节　心脏骤停与心脏性猝死的应急预案及流程

心脏骤停（cardiac arrest）是指心脏射血功能的突然终止。导致心脏骤停的病理生理机制最常见的为快速型室性心律失常（室速和室颤），其次为缓慢性心律失常或心室停顿，较少见的为无脉性电活动。心脏骤停发生后，由于脑血流突然中断，10 s 左右患者即可出现意识丧失，经及时救治可获存活，否则可发生生物学死亡，罕见自发逆转者。心脏骤停是心脏性猝死的直接原因。

心脏性猝死（sudden cardiac death）是指急性症状发作后 1 h 内发生的以意识突然丧失为特征的、由心脏原因引起的自然死亡。无论是否有心脏病，死亡的时间和形式未能预料。

一、应急预案

（1）患者因病情变化发生心脏骤停时，护理人员应根据具体情况进行就地抢救。

（2）急救物品做到“四固定”，班班清点，同时检查急救物品性能，完好率达到 100%，急用时可随时投入使用。

（3）首先要迅速判断和证实患者发生心脏骤停，第一发现者不能离开患者，应立即行胸外心脏按压、人工呼吸等急救措施，同时请旁边的患者或家属帮助呼叫其他医务人员。

（4）增援人员到达后，立即根据患者的情况，依据心肺复苏抢救程序配合医生采取各项抢救措施。

（5）抢救过程中应注意心、肺、脑复苏，及时采取脑复苏的措施：头部置冰袋或戴冰帽以保护脑细胞。开通静脉通路，必要时开通两条静脉通路。

（6）在抢救过程中，应注意随时清理环境，合理安排呼吸机、除颤仪等各种仪器的摆放位置，腾出空间，利于抢救。

（7）参与抢救的各位人员应密切配合，有条不紊，严格查对，及时做好各项记录，并认真做好与家属的沟通、安慰等心理护理工作。

（8）患者心肺复苏成功，神志清楚，生命体征逐渐平稳后，护士要做好患者的基础护理，保持口腔和皮肤的清洁。关心、安慰患者及其家属，为他们提供心理护理服务。在抢救结束后6 h内，据实、准确地记录抢救过程。

（9）抢救无效死亡后，协助患者家属将尸体运走；在抢救过程中要注意对同室患者进行安慰。

二、应急预案流程

心脏骤停与心脏性猝死应急预案流程如图5-2所示。

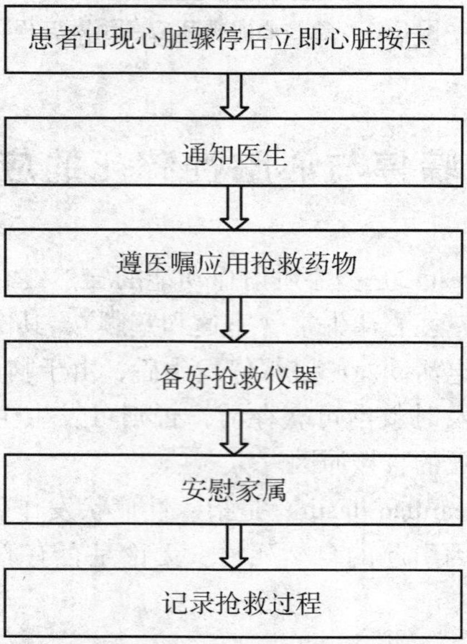

图5-2　心脏骤停与心脏性猝死应急预案流程

第三节　急性左心衰竭的应急预案及流程

急性心力衰竭（acute heart failure，AHF）是指由于急性心脏病变引起心排出量显著、急骤降低导致的组织器官灌注不足和急性瘀血综合征。原发性心肌损害和心肌负荷过度，心脏收缩力突然严重减弱，心排血量急剧减少，左心室舒张末压迅速升高，肺静脉回流不畅，导致肺静脉压迅速升高，肺毛细血管压随之升高，使血管内液体渗入到肺间质和肺泡内，形成急性肺水肿。严重者可导致心源性休克或心脏骤停。临床上急性左心衰较为常见，以肺水肿或心源性休克为主要表现，是心血管内科常见的急危重症疾病。此病起病急，发展迅速，病情凶险，抢救是否及时、合理与预后密切相关。

一、应急预案

（1）患者出现呼吸困难、端坐呼吸、烦躁不安，咳粉红色泡沫样或血性泡沫痰，立即协助患者取半坐位或坐位，双腿下垂。

（2）保证有效通气，高流量面罩给氧 4~6 L/min，湿化瓶中加入 20%~30%的乙醇，以降低肺泡内泡沫的表面张力。

（3）给予心电、血压及氧饱和度监测，通知医师，同时备好急救车、负压吸引装置等。

（4）遵医嘱正确给药，观察用药疗效与不良反应：①镇静药：肌内注射吗啡 5~10 mg或哌替啶 50~100 mg，严重发绀、心动过缓、房室传导阻滞患者禁用或慎用。②强心药：去乙酰毛花苷 0.2~0.4 mg 用 5%葡萄糖注射液 20 mL 稀释后缓慢静脉推注。用药前及用药过程中应有医师在场并给予心电监护，监测心率、血压变化，发现异常应立即停止推注。③利尿药：静脉注射呋塞米 20~40 mg，注意防止低血压及电解质紊乱。④血管扩张药：硝酸甘油 0.5 mg 舌下含化；硝普钠 50 mg 加入 5%葡萄糖注射液 50 mL，从 0.3 mL/h 开始用微量泵泵入。注意：血管扩张药应在补足有效血容量的前提下应用。

（5）症状不缓解，氧饱和度持续降低的，配合医师进行气管插管、呼吸机辅助呼吸。

（6）必要时给予地塞米松 10 mg 静脉注射。

（7）积极治疗原发病，消除诱因，纠正心律失常。

（8）严密观察病情变化，加强基础护理，做好抢救记录。

二、应急预案流程

急性左心衰竭应急预案流程如图 5-3 所示。

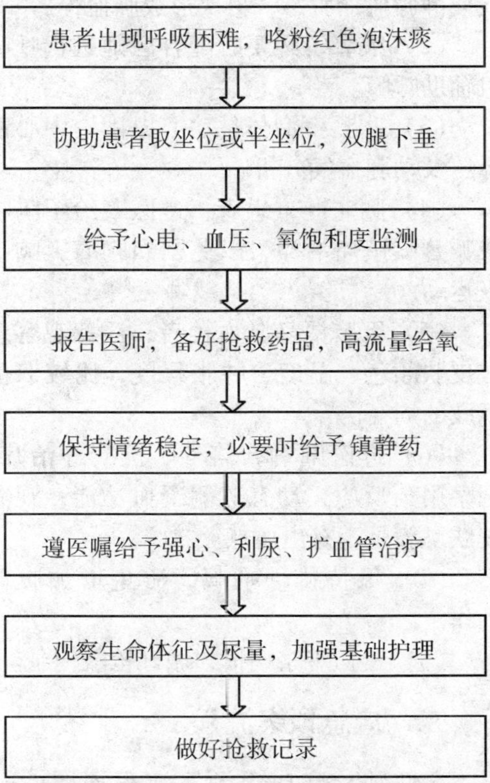

图 5-3　急性左心衰竭应急预案流程

第四节　急性肺栓塞的应急预案及流程

肺栓塞（pulmonary embolism，PE）是以各种栓子阻塞肺动脉系统为其发病原因的一组疾病或临床综合征的总称，包括肺血栓栓塞症（PTE）、脂肪栓塞综合征、羊水栓塞、空气栓塞等。阻塞肺动脉栓子的种类有血栓和非血栓栓子，其中99%为血栓栓子，亦称血栓栓塞症，临床表现为呼吸困难、胸痛、咳嗽、咯血。晕厥可为肺血栓栓塞唯一或首发症状，常伴有低血压、右心衰竭和低氧血症。

PTE在诊治过程中涉及专业学科众多，因栓子的大小所引起的血流动力学变化不同，使PTE临床症状复杂多样，这些均造成PTE诊断困难。特别是在急诊室，这些情况尤其突出。时间对于PTE患者，特别是那些病情不稳定的患者来说是生死攸关的，因此建立快捷、有效的应急预案尤为重要。

一、应急预案

（1）当患者出现呼吸困难、颈静脉充盈、肝颈静脉回流征阳性、下肢水肿等右心功能不全时，应绝对卧床休息，防止活动促使静脉血栓脱落，再次形成肺血栓。

（2）吸氧，必要时配合医师进行呼吸机辅助呼吸。

（3）监测生命体征、心电图、中心静脉压及动脉血气分析。

（4）胸痛严重患者，遵医嘱给予吗啡或哌替啶镇痛治疗，以免剧烈胸痛影响呼吸运动。

（5）下肢深静脉血栓者，注意观察患肢皮肤颜色、温度、肿胀程度，比较双侧下肢的周径。

（6）遵医嘱进行溶栓、抗凝等治疗。观察用药反应，动态监测凝血功能，观察皮肤黏膜是否有出血点。

（7）保持排便通畅，避免增加腹压动作。

（8）密切观察病情，做好抢救记录。

二、应急预案流程

急性肺栓塞应急预案流程如图5-4所示。

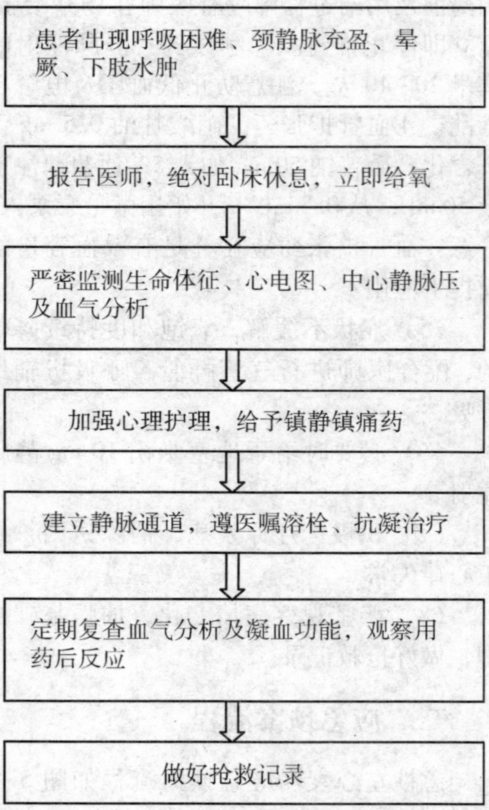

图5-4　急性肺栓塞应急预案流程

第五节　主动脉夹层动脉瘤的应急预案及流程

主动脉夹层动脉瘤是由于不同原因造成的主动脉内膜破裂，在内膜的中外层间有血液通过时压力导致大血管纵向剥离，形成双腔主动脉或主动脉瘤样扩张。临床特点为急性起病，突发剧烈疼痛、休克和血肿压迫相应的主动脉分支血管时出现的脏器缺血症状。主动脉夹层形成的原因很多，其中70%~80%由高血压所致，是一种预后不良的血管疾病，临床诊断48 h内病死率高达36%~72%。

一、应急预案

（1）患者突发心前区、胸背部、腰部或腹部剧烈疼痛，嘱患者绝对卧床休息，减少不良刺激，低流量吸氧。

（2）严密监测生命体征、意识、精神状态，发现异常立即报告医师。

（3）有效镇痛，吗啡5~10 mg静脉注射，必要时6~8 h重复使用。

（4）严格控制血压，收缩压控制在13.3~16 kPa（100~120 mmHg），可静脉泵入硝普钠，起始剂量20 μg/min，逐渐调整剂量至平均动脉压维持在7.98~9.31 kPa（60~70 mmHg）。给予β受体阻滞剂，并调整剂量至心率60~70次/min。

（5）加强心理护理，消除患者紧张、恐惧心理。床旁备好抢救物品、仪器，完善术前各项检查，准备手术或介入治疗。

（6）严密观察病情变化，做好护理记录。

二、应急预案流程

主动脉夹层动脉瘤的应急预案流程如图5-5所示。

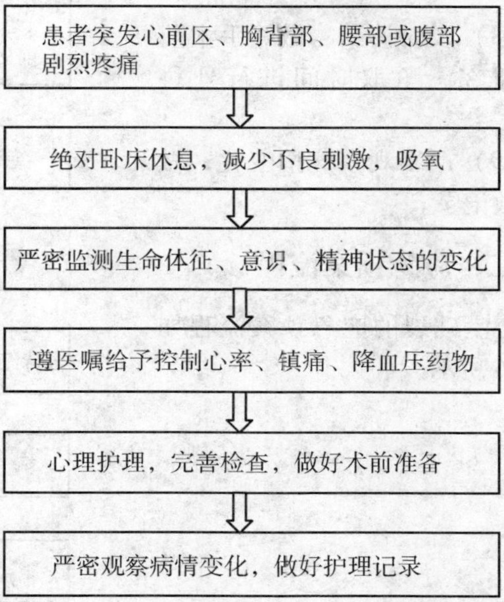

图5-5　主动脉夹层动脉瘤的应急预案流程

第六节　心室破裂的应急预案及流程

心室游离壁破裂是心脏破裂中最常见的一种，约占心脏破裂的90%，占急性心肌梗死住院患者死亡原因的10%以上。常发生于初次急性透壁心肌梗死，尤其是前壁心肌梗死。常见于AMI发病后5天内，尤以第1天内最为多见，此时正值坏死心肌液化期，破裂多发生于前壁或侧壁前降支供血血管的终末分支处，供血血管的末端心肌明显坏死，破口常位于坏死心肌和正常心肌交界处心室肌较薄弱的部位。心肌收缩时切应力作用于无收缩力的僵硬的心肌坏死区伴微结构断裂等，是导致心尖部位室壁破裂的局部因素。

一、应急预案

（1）急性心肌梗死后，病情突变，出现神志丧失、心前区剧烈疼痛、心电图“电—机械性分离”现象。

（2）绝对卧床休息，减少不良刺激，安抚患者，消除恐惧感。

（3）急性心肌梗死早期严密监测患者的生命体征、心率、心律及心电图。

（4）持续吸氧，增加心肌供氧量，改善心肌缺血。

（5）积极镇痛，改善冠脉血流，减慢心率，必要时硝酸甘油静脉滴注。

（6）尽量避免使用洋地黄类正性肌力药物和糖皮质激素，以防发生心脏破裂。

（7）疑似有心脏压塞的患者，立即行心包穿刺术，抽出心包积血，同时补充血容量。

（8）及时诊断，做好手术前各项准备，争取时间进行外科修复。

（9）严密观察病情变化，做好抢救记录。

二、应急预案流程

心室破裂的应急预案流程如图5-6所示。

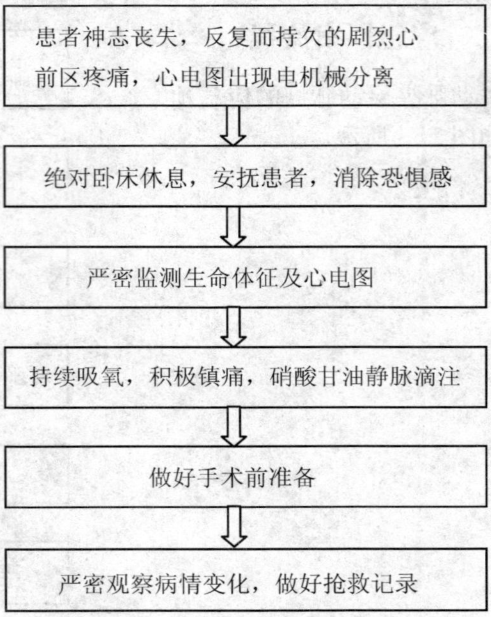

图5-6　心室破裂的应急预案流程

第七节　迷走神经反射的应急预案及流程

心脏介入治疗中迷走神经反射（VVRS）是一种常见，但极其危险的并发症，严重时可威胁患者的生命。迷走神经反射主要表现为面色苍白、大汗淋漓、头晕、恶心、呕吐、视物旋转等症状，血压下降甚至测不到，心率明显下降，可出现交界性逸搏或房室传导阻滞。心血管介入治疗中发生的迷走神经反射多认为与患者神经紧张、疼痛、血容量不足、空腔器官的扩张刺激、局部血肿及心功能状态相关。

一、应急预案

（1）心脏介入治疗过程中，患者出现面色苍白、大汗淋漓、头晕、恶心、呕吐、视物旋转等。立即将患者去枕平卧，头偏向一侧，保持呼吸道通畅。

（2）给予持续高流量吸氧 4~7 L/min。

（3）给予心率、血压监测。血压低于 11.91/7.98 kPa（90/60 mmHg）时，遵医嘱给予多巴胺 100~200 mg 溶于 5%葡萄糖注射液 250 mL，静脉滴注，直到血压稳定；心率低于 60 次/min 时，立即给予阿托品 1~2 mg 静脉注射。

（4）维持有效循环血量，积极静脉补液。患者拔鞘管前给予 0.9%氯化钠注射液 100~200 mL/h，应用 3~4 h，可弥补由于术前禁饮食、术中出汗等原因造成的血容量不足。告知患者术前排空膀胱，术中不可憋尿。因膀胱过度充盈，可使膀胱括约肌扩张，刺激压力感受器，反射性兴奋迷走神经，易引起迷走神经反射。

（5）监测生命体征。观察患者神志、精神状态、皮肤黏膜颜色及末梢循环情况。

（6）加强心理护理，精神紧张和恐惧会引起迷走神经兴奋，导致心搏减慢。多与患者交流与沟通，用通俗易懂的语言恰当解释，针对性进行心理疏导。

（7）做好抢救记录。

二、应急预案流程

迷走神经反射的应急预案流程如图 5-7 所示。

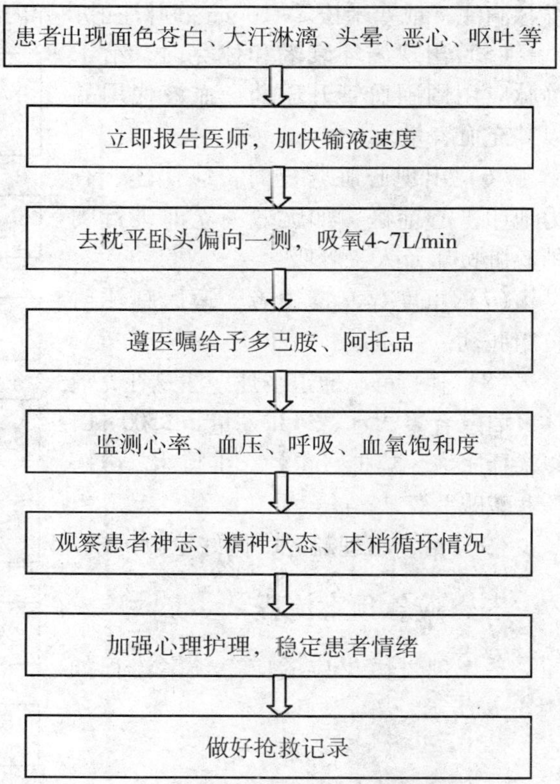

图 5-7　迷走神经反射的应急预案流程

第八节　造影剂过敏反应的应急预案及流程

目前心血管介入手术过程中所使用的造影剂均为含碘造影剂，含碘造影剂分为两大类，即离子型造影剂和非离子型造影剂。心血管介入手术中使用的主要为非离子型造影剂。由于其中非离子碘被一些特殊的化学结构包裹，很难与血管壁或组织细胞接触，使过敏反应的发生率明显下降，但是仍可发生轻、中、重度过敏反应。严重过敏反应主要在碘造影剂注入机体后的数分钟内发生，包括全身广泛发生的荨麻疹、支气管痉挛、严重呕吐和低血压等，也可发生喉头水肿、意识丧失，处理不当可危及生命。

一、应急预案

（1）评估过敏程度，并排除其他并发症，如迷走神经反射。

（2）立即停用造影剂，协助患者取平卧位或半卧位，保持呼吸道通畅。

（3）持续低流量吸氧 1～2 L/min。

（4）监测血压、呼吸、心率、血氧饱和度，如血压下降合并心动过缓，遵医嘱给予异丙肾上腺素 0.125～0.15 mg 缓慢静脉注射；如血压下降伴呼吸困难用氨茶碱 0.3 g 静脉滴注，地塞米松 5～10 mg 静脉注射，异丙嗪 25 mg 肌内注射。

（5）出现循环衰竭和休克时，给予静脉应用周围血管升压药、血液代用品以补充血容量。

（6）出现心脏骤停时，应快速、有力地叩击心前区，如无效，立即进行胸外心脏按压及人工呼吸。

（7）重度荨麻疹患者，遵医嘱注射抗组胺药。

（8）保持静脉通道畅通，注意补充液体，嘱患者多饮水。24 h 入量≥2 500 mL，以稀释尿液，减少肾毒性，维持水、电解质和酸碱平衡。

（9）给予心理疏导，做好抢救记录。

二、应急预案流程

造影剂过敏反应的应急预案流程如图 5-8 所示。

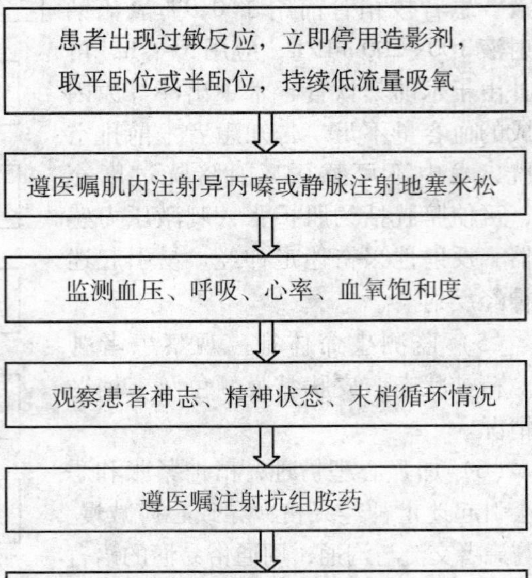

图 5-8　造影剂过敏反应的应急预案流程

第九节　高血压危象的应急预案及流程

高血压危象是在高血压的基础上，因某些诱因使周围细小动脉发生暂时性强烈痉挛，引起血压进一步急骤升高而出现的一系列表现，并在短时间内发生不可逆的重要器官损害，如不立即进行降压治疗，将会产生严重并发症或危及患者生命。及时正确处理高血压危象十分重要，可在短时间内使病情缓解，预防进行性或不可逆性靶器官损害，降低死亡率。

一、应急预案

（1）患者血压升高，以收缩压升高为主，可高于 26. 6 kPa（200 mmHg），常伴发自主神经功能失调症状，如面色苍白、烦躁不安、心悸、手足颤抖、异常兴奋等；可伴心绞痛、心力衰竭、肾衰竭症状，亦可伴发高血压脑病。

（2）立即协助患者取平卧位，保持呼吸道通畅，监测血压、脉率、十二导联心电图等。

（3）患者烦躁不安时，给予镇静剂。备齐吸氧、吸引器等装置，防止误吸。

（4）遵医嘱应用降压药：①舌下含服硝酸甘油或硝普钠 50~100 mg 溶于 5%葡萄糖液 500 mL 静脉滴注，1~4 mg/min（根据监测血压调整剂量）。②酚妥拉明 20 mg 溶于 0. 9%氯化钠注射液 250 mL 静脉滴注，根据血压及临床表现调整滴速。③降低颅内压，伴头痛、呕吐及视乳头水肿者，抬高床头 20°~30°，头枕冰袋。遵医嘱给予 20%甘露醇 250 mL 加压静脉滴注，每 12 h 一次，或呋塞米 40~60 mg 静脉注射。

（5）控制抽搐。地西泮 10~20 mg 肌内注射或静脉注射；苯巴比妥钠 0. 2 g 肌内注射。同时注意肢体保护，防止外伤。

（6）监测生命体征、观察用药反应，做好监护记录。

二、应急预案流程

高血压危象的应急预案流程如图 5-9 所示。

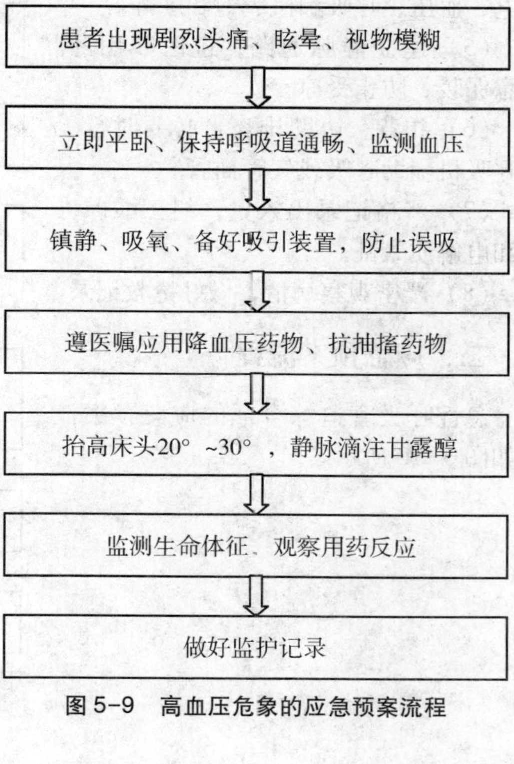

图 5-9　高血压危象的应急预案流程

第十节　急性呼吸窘迫综合征的应急预案及流程

急性呼吸窘迫综合征（ARDS）是在严重感染、休克、创伤及烧伤等非心源性疾病过程中，肺毛细血管内皮细胞和肺泡上皮细胞损伤造成弥漫性肺间质及肺泡水肿，导致的急性低氧性呼吸功能不全或呼吸衰竭。临床表现为进行性低氧血症和呼吸窘迫，肺部影像学表现为非均一性的渗出性病变。ARDS 常是多器官功能障碍综合征中肺衰竭的临床表现。ARDS 病死率高达 30%~40%，病死率与病因和危险因素密切相关。

一、应急预案

（1）患者出现咳嗽、喘憋、进行性呼吸困难、持续性低氧血症、烦躁不安等。

（2）协助患者取半卧位或舒适卧位，面罩高浓度吸氧，使 PaO_2 保持在 7.98~10.64 kPa（60~80 mmHg）。

（3）备好吸引装置、监护仪、电极片、气管插管用物、呼吸机。

（4）密切观察患者神志，严密监测心电、血压、呼吸和血氧饱和度等。

（5）建立静脉通路，遵医嘱用药。注意保暖、防止受凉。

（6）扣背、协助排痰，必要时行无创呼吸机辅助呼吸或气管插管。

（7）严格记录出入量，纠正酸碱失衡和电解质紊乱。

（8）严密观察病情，做好抢救记录。

二、应急预案流程

急性呼吸窘迫综合征的应急预案流程如图 5-10 所示。

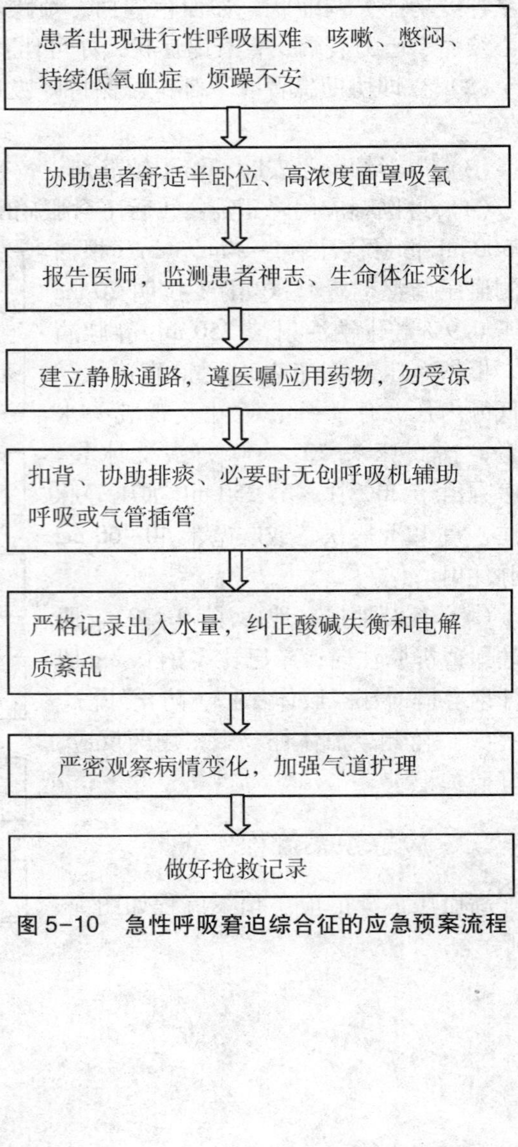

图 5-10　急性呼吸窘迫综合征的应急预案流程

第十一节　急性心包填塞的应急预案及流程

心包填塞是指由于重力作用，心包腔内液体或血液积聚引起心包内压力增加，限制心脏舒张造成心室充盈受限，心排血量降低，是心包疾病的危重并发症。以心包腔内压力升高、进行性心室舒张期充盈受限、心搏出量和心排血量降低为特征。若不及时诊断和救治，可危及患者生命。

一、应急预案

(1) 患者出现低血压、颈静脉怒张、心音遥远，即心脏压塞的 Beck 三联征。突发性呼吸困难、烦躁不安、面色苍白或发绀等症状时，立即告知医生。

(2) 安抚患者，消除其恐惧感，绝对卧床，减少不良刺激。高流量吸氧（6~8 L/min），改善缺氧症状。

(3) 严密监测血压、心率、中心静脉压、血细胞比容、动脉血气分析等，查血常规、凝血时间，了解患者出血情况。

(4) 备好急救药品和物品，做好心包穿刺准备。

(5) 遵医嘱静脉滴注抢救药物，如异丙肾上腺素、阿托品、多巴胺维持正常血压、心率，同时补充血容量。

(6) 针对病因解除心脏压塞，如剖胸切开心包引流加修补术、经皮心包穿刺术、经剑突下心包切开术。

(7) 心包穿刺应严格无菌操作，首次抽液不宜过多，以 100 mL 为宜，以防因放液过多发生急性左心衰，以后每次抽液不超过 500 mL。

(8) 术中、术后严密观察患者神志、呼吸、血压、脉搏及心包引流液量、颜色和性质。

(9) 加强引流管的护理，防止扭曲、受压或堵塞。

(10) 解除心脏压塞的成功指标：心包内压力下降至 −0.4 ~ 0.4 kPa（−3 ~ 3 mmHg）；升高的右心房压下降及左右心室之间的舒张压分离；心排血量增加和血压上升；奇脉消失。

(11) 做好抢救记录。

二、应急预案流程

急性心包填塞的应急预案流程如图 5-11 所示。

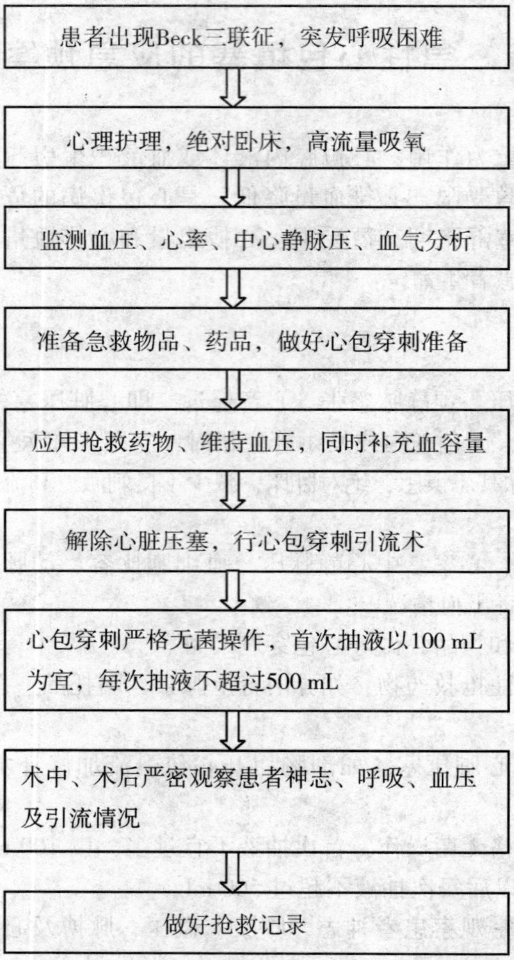

图 5-11　急性心包填塞的应急预案流程

第六章　心血管病介入诊疗技术新进展

第一节　冠心病介入诊疗技术

一、冠状动脉造影术

1959 年美国克利夫兰医学中心的儿科医师 Sones 为一个有主动脉病变的患者做心脏造影的时候，利用特制的头端呈弧形的造影导管，误经肱动脉逆行送入主动脉根部，并将导管远端分别置于左、右冠状动脉口，将约 30 mL 的造影剂直接注入左、右冠状动脉内而使其清晰显影，令人惊讶的是，患者并没有像预期的那样发生室颤，因为在这之前医疗界普遍认为向冠状动脉注射造影剂是非常危险的，从而开创了选择性冠状动脉造影术。1964 年，Sones 完成了第一例经肱动脉切开的冠状动脉造影术。1967 年，Judkins 采用穿刺股动脉的方法进行选择性冠状动脉造影，使这一技术进一步完善并得以广泛推广应用。目前，冠状动脉造影术是十分安全的手术方法，手术平均死亡率低于 0.1%。

冠状动脉造影术是经皮穿刺外周动脉将特制的冠状动脉造影导管送到主动脉根部，分别插入左、右冠状动脉口，推注少量造影剂，在不同的投射方法下摄影，可使左、右冠状动脉及其主要分支得到清楚的显影。可发现各支动脉狭窄性病变的部位并估计其程度，尤其是显示血管畸形及血管远端走向、回流等情况，为冠心病的诊断、治疗方案的选择和预后判断提供科学依据，是目前冠状动脉疾病最准确的诊断方法，被称为诊断冠心病的金标准。

一般认为，管腔直径狭窄 70%~75%以上会严重影响血供，狭窄 50%~70%者也有一定临床意义。冠脉造影的最大优势是诊断和治疗的结合，其他的影像学方法只是对冠心病诊断方式的完善，在同时处理病变方面，冠脉造影的地位是无法取代的。以冠状动脉造影来评价冠脉狭窄的程度，一般用 TIMI（thrombolysis in myocardial infarction）分级：0 级：无血流灌注，闭塞血管远端无血流；1 级：造影剂部分通过，冠状动脉狭窄远端不能完全充盈；2 级：冠状动脉狭窄远端可完全充盈，但显影慢，造影剂消除也慢；3 级：冠状动脉远端造影剂完全而且迅速充盈和消除，类同正常冠状动脉血流。

1. 适应证

（1）已确诊为冠心病，药物治疗效果不佳，为判断其严重程度与预后，并决定治疗方案。

（2）无创检查提示冠心病的老年高危患者，同时伴有心脏增大、心力衰竭、心律失常。

（3）心肌梗死后再发心绞痛或运动试验阳性者。

（4）有胸痛病史，但症状不典型，或无心绞痛、心肌梗死病史，但心电图有缺血性 ST-T 改变或病理性波不能以其他原因解释者。

（5）急性冠脉综合征行急诊 PCI 者。

2. 禁忌证

（1）不明原因的发热及未被控制的感染。

（2）主要脏器功能衰竭。

（3）严重贫血及出血性疾病。

（4）精神病患者及不能配合手术者。

3. 优势 判断冠状动脉病变并确定其部位和程度的最可靠方法，可清楚显示冠状动脉有无狭窄，狭窄的部位、程度等，是目前冠心病诊断的金标准。

4. 局限性 冠状动脉造影（CAG）只能显示血管腔径，不能观察血管壁的结构，特别是对于狭窄严重程度不清的中间病变，冠脉造影由于透射方位的不同，而显示不同程度的狭窄，因此难以做出明确的诊断。当冠状动脉呈弥漫性病变时，在评价冠脉狭窄程度时，冠脉造影常选择邻近的“正常血管”作为参考值，因此可能低估了血管病变的严重程度，只能反映血管腔被造影剂填充后的轮廓，同时存在因投照角度的影响及斑块的形态、性质、位置、血管重构等因素的影响而低估其狭窄程度，有部分临床诊断为冠心病患者因冠脉造影阴性而放弃介入治疗或手术治疗的机会；而且，由于冠状动脉造影显像的特点仅仅是检测密度的衰减，X 线的穿透能力又比较强，无法正确判断病变的性质。而目前研究显示造成斑块破裂并导致急性冠脉综合征（ACS）的斑块大多为轻中度狭窄斑块，病理学研究显示粥样斑块形成早期的斑块虽然狭窄程度低，但有大量炎症因子浸润，溶解细胞外基质，同时伴有斑块及血管的形态学改变，使得容易在血流动力学上受到影响造成斑块破裂，导致 ACS 的发生。故仅使用冠状动脉造影对不稳定斑块的判断有一定的局限性。

二、经皮冠状动脉腔内成形术

经皮冠状动脉腔内成形术（PTCA）是经皮穿刺周围动脉将带球囊的导管送入冠状动脉，到达狭窄阶段，扩张球囊使狭窄管腔扩大，其主要作用机制是球囊扩张时斑块被压回管壁；斑块局部表面破裂；偏心性斑块处的无病变血管壁伸展。在此过程中内皮细胞剥脱，中膜平滑肌细胞增生并向内膜游移，使撕裂的斑块表面内膜得到修复，从而增加血管内径，改善心肌供血，达到缓解症状和减少心肌梗死发生的目的。目前，PTCA 是冠心病的主要治疗技术之一，在临床广泛应用。

PTCA 最初由于器械和技术水平的限制，只用于治疗近端、中心型、非钙化、孤立性以及较短的冠状动脉狭窄，其成功率较低，约为 70%。随着技术的提高，设备的不断改进，以及操作者经验的积累，其手术的适应证已扩大，成功率上升至 90%以上。

1. 适应证

（1）各种类型的心绞痛（包括稳定性心绞痛和不稳定性心绞痛）。

（2）心肌梗死（包括急性心肌梗死和陈旧性心肌梗死）、旁路术后的再狭窄。

（3）PTCA 或支架术后再狭窄。

（4）冠状动脉搭桥术后再狭窄。

（5）血管闭塞发生在 3~6 个月内，经核医学证实有存活心肌，冠状动脉造影显示远端血管侧枝循环充盈者。

2. 禁忌证

（1）绝对禁忌证：冠状动脉狭窄<50%，无心肌缺血症状者。

（2）相对禁忌证：①多支血管严重钙化、弥漫性粥样硬化。②陈旧性完全阻塞性病变。③严重心功能不全、存在尚未控制的感染、凝血机制障碍者。④无冠状动脉外科手术条件的医院慎用。

3. 优势　PTCA 治疗效果比药物可靠、理想，又比心脏外科冠脉搭桥术安全、创伤小、可重复性好、成功率高，国际上 PTCA 的成功率已达 90%~95%，中国为 80%~85%，远期疗效亦在 80%以上。

4. 局限性　PTCA 再狭窄率较高，达 30%~35%，多发生在术后 6 个月内，如稳定 1 年以上，则极少有再狭窄。对于再狭窄的患者，根据冠状动脉造影结果，可再次选择 PTCA，成功率仍达 90%以上，且再狭窄率降低。

三、冠状动脉内支架植入术

冠状动脉内支架植入术（PCI）是用不锈钢或合金材料制成的，绕成管状而其管壁呈网状带有间隙的支架（裸支架），置入冠状动脉内的狭窄节段支撑血管壁，维持血流畅通，可以弥补 PTCA 的不足，特别是减少术后再狭窄发生率。其作用机制为：支架置入后使支架的网状管壁完全紧贴血管壁，支架管腔均匀地扩张，血流通畅，减少 PTCA 后血管壁弹性回缩，并封闭 PTCA 时可能产生的夹层，使术后残余狭窄程度降低到 20%以下。术后支架逐步被包埋在增厚的动脉内膜之中，内膜在 1~8 周内被新生的内皮细胞覆盖，支架管壁下的中膜变薄和纤维化。药物洗脱支架又称为药物涂层支架，是在金属支架表面涂上不同的药膜，此种支架植入后，可抑制平滑肌细胞增生，使再狭窄率进一步减低，但药物洗脱支架使血管内皮化过程延迟而造成支架内血栓发生率较裸支架高。

1. 适应证

（1）稳定型心绞痛，经内科治疗效果不佳，狭窄的血管供应中到大面积存活心肌的患者。

（2）有轻度心绞痛症状或无症状，但心肌缺血的客观证据明确，狭窄病变显著，病变血管供应中到大面积存活心肌的患者。

（3）介入治疗后心绞痛复发，管腔再狭窄的患者。

（4）急性 ST 段抬高心肌梗死发病 12 h 内；或发病 12~24 h，并且有严重心力衰竭和（或）血流动力学不稳定和（或）持续严重心肌缺血证据者可行急诊 PCI。

（5）主动脉—冠状动脉旁路术后复发心绞痛的患者，包括扩张旁路血管的狭窄处、吻合口远端的病变或冠状动脉新发生的病变。

（6）不稳定型心绞痛经积极药物治疗，病情未能稳定，心绞痛发作时心电图 ST 段压低>1 mm，持续时间>2 min 或血肌钙蛋白升高的患者。

2. 禁忌证

（1）碘过敏或造影剂过敏者。

（2）有严重的心肺功能不全、不能耐受手术者。

（3）未控制的严重心律失常，如室性心律失常、快速房颤及室上性心动过速等。

（4）未纠正的低钾血症、洋地黄中毒及酸碱平衡失调等。

（5）严重的肝肾功能不全者。

（6）出血和凝血功能障碍患者。

（7）一般状况下不能接受和耐受该项检查者。

（8）患发热及重度感染性疾病者。

（9）其他不适于行 PCI 的原因。

3. 优势 冠状动脉内支架植入术是目前治疗冠心病的最有效的方法之一。不用开刀，其缓解症状的作用迅速、可靠。对于药物治疗效果差，经选择性冠状动脉造影明确冠状动脉有局限性或阶段性狭窄的患者，通过心脏导管送入球囊或带有支架的球囊，在狭窄的冠状动脉病变处进行球囊扩张或放置带有支撑血管作用的支架，使血管狭窄处的血流恢复正常，有效保证心肌的血液供应，缓解临床症状，提高生活质量。同时完全解决了 PTCA 术后血管弹性回缩、负性重构所引起的再狭窄，使术后再狭窄率明显降低。

四、血管内超声检查术

血管内超声检查术（IVUS）于 1988 年问世，90 年代开始应用于临床，已成为准确评价冠状动脉病变和 PCI 效果不可或缺的重要诊断技术。IVUS 是利用导管技术将微型化超声探头送至冠状动脉内，360°向血管壁发射超声波脉冲，将血管壁组织反射回的声波通过电信号转化为冠状动脉某一横截面的影像。可根据血管壁组织间的密度差异对超声波的吸收和反射回声信号的强弱，从 IVUS 影像上分辨不同类型的组织特性。目前临床应用的 IVUS 使用声波的频率为 20~40 MHz，波长短，穿透力弱，透视深度可达 4~8 mm，最大分辨率仅为 100 μm，因此图像较为模糊。

1. 适应证

（1）评价斑块性质。研究已表明急性冠脉综合征（ACS）是心血管事件的主要表现，是冠心病致死的主要原因。ACS 的病理生理机制是由于易损斑块破裂继发血栓形成，导致冠状动脉急性狭窄或闭塞所致，因此应用 IVUS 准确识别易损斑块至关重要。冠状动脉斑块病理上主要沉积在中膜外内膜下，在 IVUS 图像上主要表现为内膜或内膜下组织不同程度的增厚，大到可以致冠脉管腔严重狭窄或闭塞，甚至挤压中膜向外扩张（正性重构），小到仅为内膜本身增厚；其性质可硬致钙化、纤维化，软致脂质池，而易损斑块的特点是有“软而大”的脂质核，和“薄而弱”的内衬纤维帽。IVUS 可评价冠脉粥样硬化病变在血管横断面和纵断面上的大小分布范围和性质，评价冠脉管腔的狭窄和中膜因正性重构扩张的程度，尤其可识别易损斑块。IVUS 对病变性质分类是依据斑块的超声回声强弱．参照血管外膜的标准，回声越强纤维组织含量越多，反之越少，最强的为钙化斑块．伴有声学“遮挡”现象（钙化斑块后面为无回声区），最弱的为脂质斑块。可见 IVUS 下，只要斑块为低回声软斑块，无厚而高密度的纤维帽多提示“易损斑块”，只是对纤维帽的厚度还无法测量。对血栓性病变则表现为突入管腔的回声弱的不规则团块。至于 IVUS 对冠脉狭窄部位管腔的测量只作为冠脉造影下的临界病变是否需要行 PCI 的补充，<4 mm^2 应该做 PCI，≥4 mm^2 可以暂时不做 PCI。

（2）准确判断冠脉管腔狭窄程度，这一优势主要适用于冠脉造影下的临界性狭窄（50%~70%）病变。由于近年常规双抗治疗（抗血小板和他汀类药物）对稳定斑块，强化药物治疗非常有效，此类临界狭窄病变不必即刻也不主张行 PCI。研究显示大多数急性心肌梗死患者的冠脉狭窄程度并不严重，类似临界病变。因此 IVUS 既能计算管腔面积，又可分辨斑块的特征是否“易损”，对指导临界病变的治疗有决定性作用。有证据显示，对直径>3.0 mm 的血管（左主干除外）、最小管腔横截面积（mLA）<4.0 mm^2时通常伴有心肌缺血，可行 PCI 治疗。当 mLA≥4.0 mm^2 时，可行药物治疗。以此标准判定缺血与否的敏感性和特异性分别为 88%和 90%。

（3）指导冠脉介入治疗并评价其疗效。IVUS 技术除了对上述临界病变指导治疗外，对左主干 PCI 指征确定（mLA<6.0 mm^2）、即刻效果评估和改善长期预后均起决定性作用。另外，IVUS 还能指导开口、分叉和慢性完全闭塞（CTO）病变的 PCI 并在判断其效果中起关键作用。特别是通过 IVUS 可观察到支架贴壁不完全（或不良）是发生支架置入术后急性、亚急性支架内血栓主要原因之一。

2. 优势 IVUS 可弥补 CAG 的不足，对血管所作的 360°横截面图像，除可清晰显示管腔形态外，还可清晰显示血管壁及粥样硬化斑块的组织形态学特征，可以精确测量血管腔直径及横截面积，且与组织学相关良好。对于手术适应证的选择、手术过程指导、手术效果评价都有很大的优势。

3. 局限性 首先是昂贵的费用增加了推广的难度，其次是延长手术的时间使部分患者难以承受，再次是部分严重狭窄病变或 STENTING 术后 IVUS 导管无法通过狭窄部位或支架。此外，由 IVUS 提供的血管切面图像，在指导手术过程和评价手术效果的时候，要找回同一平面十分困难。因此，产品尽快国产化，降低成本，提高技术熟练程度，缩短操作时间，改进 IVUS 导管质量，减小管径，提高其跨越病变的能力，是该技术广泛应用于临床的关键所在。

五、光学相干断层成像系统

光学相干断层成像（optical coherence tomogra. phy，OCT）是继 X 线、CT、MRI、IVUS 诊断技术之后又一种新的医学成像分析技术。自 2001 年应用于冠状动脉成像以来，其安全性和有效性得到了验证。OCT 逐渐成为冠心病介入诊治中的一种重要技术，在诊断临界病变、识别易损斑块、指导介入治疗、研究再狭窄机制、评价介入治疗效果等方面均具有重要的应用价值。

OCT 的工作原理是将光学相干技术与激光扫描共焦技术相结合，利用波长为1 300 nm左右的近红外线光波作为光源，通过分光器将光源发出的光分为样本光束和参照光束，采用距离相同的参照光束与样本光束反射波相遇后产生的光学相干现象，经计算机处理成信号后可得到相应图像，用光波反射时间和光波延迟时间来测量距离，光波强度代表深度，从而获得组织图像。

1. 适应证

（1）检测冠状动脉粥样硬化病变，OCT 技术提供的图像接近组织学分辨率，能识别血管壁和管腔的形态学改变。包括管腔大小、斑块情况、血管夹层、血栓、组织裂片等，比 IVUS 能提供更多的形态信息，可提高对各种斑块的特征认识。

（2）识别易损斑块，冠脉斑块破裂和血栓形成是 ACS 的病理学基础，这种破裂的斑块往往是不稳定斑块，即易损斑块。①精确测量斑块。冠脉内 OCT 技术最小分辨率达 10 μm，适用于检测易损斑块的纤维帽厚度和脂质核，OCT 可能成为对斑块进行危险分层的有力工具。②判断斑块局部炎症状态。OCT 作为目前分辨率最高的腔内影像技术，能进行斑块中巨噬细胞成像检测，其检测结果与病理学检查结果有较高的一致性。OCT 揭示斑块局部炎症与不良临床事件关系密切，为决定干预策略提供重要的参考依据。

（3）发现红血栓和白血栓。

（4）诊断心肌桥等血管病变。

（5）指导选择治疗方案。

（6）评价支架植入术后的效果。

（7）随访术后支架内膜覆盖和晚期支架贴壁不良。

2. 优势

OCT 系统作为“体内的组织学显微镜”，可清晰显示各种冠脉硬化斑块的特征；发现内膜撕裂和组织脱垂；评价支架贴壁不良、支架内再狭窄及观察血栓形成等，已成为评价不稳定斑块、评估支架治疗效果的理想手段。采用 OCT 观察支架植入后内皮化状态，还可以辅助判断抗血小板药物的服用时间。

3. 局限性

（1）该技术属于有创检查，不易被患者接受。

（2）其对组织的穿透力较弱，应用时会受血液中红细胞的干扰，明显影响图像质量。

（3）OCT 导管由光导纤维组成，易折断，操作时需格外小心。

（4）检查中需暂时阻断血流是其最重要的弱点。使部分患者出现心绞痛发作和短暂心电图心肌缺血性改变，增加了操作的风险性。因此，对左主干病变、开口病变和心功能较差的患者不适宜行 OCT 检查。

六、经皮冠状动脉旋磨术

经皮冠状动脉旋磨术（rotational coronary atherectomy）是在 20 世纪 80 年代早期由 David Auth 发明的。1988 年此项技术首次用于人类冠状动脉病变治疗。冠脉旋磨技术系采用呈橄榄型的带有钻石颗粒旋磨头，根据“差异切割”或“选择型切割”的原理选择性地去除纤维化或钙化的动脉硬化斑块，高速旋磨可使旋磨头上的钻石颗粒对钙化病变进行有效清除，其微粒大多小于红细胞，可通过远端微循环，并被巨噬细胞清除。能选择性地对非顺应性斑块进行有效旋磨，但不会对有弹性的动脉壁造成较大损伤。而且旋磨可产生一个光滑的内表面，扩大管腔，改变斑块的顺应性，使病变易于扩张。适用于严重狭窄伴重度钙化或纤维化，球囊无法通过或病变难以扩张的病变。冠脉旋磨术用物理方法将钙化的动脉硬化斑块去除，提高即刻效果和介入治疗的成功率，并有可能降低远期再狭窄率。

1. 适应证

（1）血管内膜呈环形严重钙化、导引钢丝已通过病变但球囊导管不能跨越，或者在支架植入前预扩张球囊不能对狭窄病变做充分扩张时，可考虑使用冠脉旋磨。

（2）不适合支架植入的直径≤2.0 mm 的血管，支架内再狭窄病变，位于血管开口处的分叉病变，静脉桥吻合处狭窄病变等。

（3）偏心病变、长病变。

2. 禁忌证

（1）血栓性冠脉病变或急性心肌梗死：旋磨可加重血栓形成，易发生慢血流或无血流现象。

（2）退行性变的大隐静脉桥病变：旋磨治疗易发生血管栓塞或无复流现象。

（3）严重的成角病变（>60°）：旋磨可能会伤及深层管壁，甚至引起冠脉穿孔。

（4）有明显内膜撕裂的病变：内膜撕裂明显，尤其是螺旋形内膜撕裂，旋磨可使撕裂加重。

（5）钢丝无法通过的全堵病变。

（6）严重左心功能不全。

3. 并发症

（1）冠脉痉挛。

（2）无血流/慢血流现象。

（3）内膜撕裂。

（4）冠脉穿孔。

（5）心动过缓及房室传导阻滞。

（6）桡动脉痉挛、出血等。

第二节 心律失常的介入诊疗技术

心律失常（cardiacarrhythmia）指心搏频率与节律、起源部位、冲动传导的一项或多项存在异常。正常的心律起源于窦房结，频率为 60~100 次/min，比较规则。窦房结冲动经正常房室传导系统顺序激动心房和心室，每次冲动的传导时间恒定，冲动经束支及其分支及浦肯野纤维到达心室肌的传导时间也恒定。一旦冲动传导时间出现异常、紊乱等情况，就会出现心房、心室的异常搏动，引发房颤、室颤、早搏等症状，称为心律失常。

心律失常患者常出现心慌、气短、胸闷、睡眠质量差，除影响正常工作外，还会在一定程度上加重已有的冠心病病情。严重心律失常患者可出现心前区剧烈疼痛、抽搐、晕厥及猝死。

随着对心律失常了解的深入，我们的诊疗手段也在不断地发展，除药物治疗外，现代介入诊疗方法能够从根本上解决问题。

一、导管射频消融术

射频消融术（catheter radiofrequency ablation，RFCA）是利用电极导管在心腔内某一部位释放射频电流而导致局部心内膜及心内膜下心肌的凝固性坏死，从而破坏快速心律失常起源点，治疗心律失常的介入性技术。特别是对于窦性心律失常有着很好的疗效。RFCA 在 X 射线透视下通过穿刺大腿根部或者颈胸部静脉血管把电极导管送到心腔相应部位，做详细的心内电生理检查，进一步明确心律失常诊断、类型、初步判断选择消融的部位，然后送入射频导管，在体外连上射频消融仪，产生局部高温，通过高温的热效应来消融病灶。射频消融治疗快速心律失常自 1991 年引入我国以来，得到了极为迅速的发展与普及，在手术熟练程度及部分病种的成功率方面已达到发达国家水平。

1. 适应证 1996 年编写的《射频导管消融治疗快速心律失常指南》中规定了射频消融的适应证分为明确适应证、相对适应证和非适应证三种。其中明确适应证不等同于绝对适应证，只是表明目前多数医疗中心或多数专家认为这类患者应接受 RFCA 治疗；相对适应证是指有争议的适应证，临床判断中应考虑实施 RFCA 对患者的综合影响或利弊得失；非适应证不完全等同于禁忌证，只是表明大多数医疗中心或专家认为这类心律失常患者目前的病情不宜接受 RFCA 治疗。

（1）明确适应证：①预激综合征合并阵发性心房纤颤并快速心室率。②房室折返性心动过速、房室结折返性心动过速、房速、典型房扑和特发性室速呈反复发作者。③房室折返性心动过速、房室结折返性心动过速、房速、典型房扑和特发性室速合并心动过速心肌病者。④房室折返性心动过速、房室结折返性心动过速、房速、典型房扑和特发性室速有血液动力学障碍者。⑤典型房扑，发作频繁、心室率不易控制者。⑥非典型房扑，发作频繁、心室率不易控制者（有特殊标测设备者）。⑦不适当窦速合并心动过速心肌病。⑧梗死后室速，发作频繁和（或）症状重、药物预防发作效果不好（有特殊标测设备者）。

（2）相对适应证：①预激综合征合并阵发性心房纤颤心室率不快。②预激综合征无心动过速但有明显胸闷症状，排除其他原因者。③房室折返性心动过速、房室结折返性心动过速、房速、典型房扑和特发性室速发作次数少、症状轻。④阵发性心房颤动反复发作、症状严重、药物预防发作效果不好、愿意根治者。⑤心房扑动发作次数少、症状重。⑥不适当的窦性心动过速反复发作、药物治疗效果不好。⑦梗死后室速、发作次数多、药物治疗效果不好或不能耐受（有特殊标测设备者）。⑧频发室性早搏，症状严重，影响生活、工作或学习。

（3）非适应证：①预激综合征无心动过速、无症状。②房室折返性心动过速、房室结折返性心动过速、房速、典型房扑和特发性室速发作次数少、发作时症状轻。③不适当的窦性心动过速药物治疗效果好。④阵发性心房纤颤药物治疗效果好或发作减少、症状轻。⑤频发室性早搏，症状不严重，不影响生活、工作或学习。⑥梗死后室速，无特殊标测设备和（或）发作时心率不快并且药物可预防发作。

2. 禁忌证

（1）孕妇。

（2）患有出血性疾病者。

（3）穿刺部位感染，或者有全身的感染，如发热、急性感染。

（4）脏器功能衰竭，如肝功能衰竭、肾功能衰竭等。

（5）慢性消耗性疾病，如恶性肿瘤等。

（6）严重电解质紊乱。

（7）未获得患者和（或）家属同意。

3. 优点

（1）不损伤心脏：射频电流对心肌局部造成的损伤非常局限，只有 3～4 mm 直径范围，不影响心脏功能。

（2）创伤轻微，恢复快：手术过程无须由胸或经背部切开，只须局部麻醉，患者术后 48 h 即可下床活动，第 3 天即可出院，一周内可恢复正常工作。

（3）成功率高：成功率高达 80%～95%；某些类型的快速性心律失常在有经验的介入中心成功率更高；复发率为 1%～2%；且复发病例可以通过再次手术达到根治目的。

（4）手术是在局麻状态下进行的，患者在整个手术中都是清醒的，随时可将自己的感受告诉医生，避免了全麻的副作用和手术风险。

（5）经心内电生理检查可评估疗效。

（6）费用不高，一般家庭都能承受。

二、心脏起搏治疗术

1958 年全球第一例永久植入型心脏起搏器植入手术在瑞典完成，至今已经有 50 多年的历史了，在我国应用起搏治疗也有 30 多年。目前我国起搏治疗技术日趋成熟，趋于世界先进水平，但是植入起搏器的数量与发达国家相比仍有很大差距。

对于缓慢心律失常，起搏治疗是目前唯一有效的手段。人工心脏起搏器是一种植入人体内的医用电子治疗仪器，发放由电池提供能量的电脉冲，通过导线电极的传导，刺激电极所接触的心肌，使心脏激动和收缩，即模拟正常的心脏冲动形成和传导，以治疗由于心律失常或心脏病所致的心功能障碍。

（一）起搏器的组成

起搏器系统由脉冲发生器及电极导线组成。脉冲发生器中有电池及负责各种功能的电路等。尽管脉冲发生器体积很小，但其内部含有几万个元件，组成多种高集成电路，分别负责起搏器的各项功能。脉冲发生器埋植在胸大肌上方的皮下组织中。电极导线的顶部及体部有起搏和感知的金属电极，负责起搏器的起搏和感知功能。电极导线经周围静脉植入，放置在相应的心腔，紧贴心内膜，其尾部与脉冲发生器的连接孔相连。

（二）起搏器的分类

1. 按放置时间

（1）临时起搏器：起搏电极放置时间一般在1~2周，最长不超过1个月。脉冲发生器置于体外。

（2）永久起搏器：起搏电极长期置于心内膜下。脉冲发生器置于胸前左侧或右侧部位胸肌膜与皮下组织之间的囊袋内。

2. 按电极导线植入的部位

（1）单腔起搏器：有VVI起搏器和AAI起搏器两种。①VVI起搏器：电极导线的头部放置在右室心尖部的肌小梁处。心室感知及起搏。②AAI起搏器：电极导线的头部放置在右心耳的梳状肌内。心房感知及起搏。

（2）双腔起搏器：两支电极导线常分别放在右心耳（心房）和右室心尖部（心室），进行房室顺序起搏。

（3）三腔起搏器：治疗和预防阵发性房颤使用双房（左房+右房）+右室的三腔起搏器。治疗顽固性心衰使用右房+双室（右室+左室）的三腔起搏器。

（4）四腔起搏器：治疗同时有心衰和阵发性房颤使用双房+双室起搏器。

目前临床应用的起搏器99%以上都是单腔或双腔起搏器。

3. 按起搏器的性能

（1）固有频率起搏器。

（2）按需型起搏器。

（3）抗快速心律失常型起搏器。

（三）适应证

1. 临时起搏器适应证

（1）药物中毒、电解质紊乱等引起的症状性心动过缓。

（2）心脏手术后Ⅲ度房室传导阻滞。

（3）急性心肌炎引起的Ⅱ度或Ⅲ度房室传导阻滞。

（4）急性心梗引起的Ⅱ度或Ⅲ度房室传导阻滞及严重的窦性停搏。

（5）药物治疗无效的由心动过缓诱发的尖端扭转性室速，持续性室速。

（6）心脏介入手术、药物或电复律治疗疑有窦房结功能障碍的快速心律失常。

（7）心动过缓或双束支阻滞患者，接受全麻及大手术时的保护性起搏。

（8）诊断性心脏电生理检查。

2. 永久性起搏器的适应证 2003年中华医学会心电生理和起搏分会制定了我国永久性起搏器治疗的适应证，分为Ⅰ类、Ⅱa类、Ⅱb类、Ⅲ类。

（1）病态窦房结综合征（SSS）：①Ⅰ类：SSS表现为症状性心动过缓或必须使用药物治疗，而这些药物又可引起或加重心动过缓并产生症状者；因窦房结变性不良而引起症状者。②Ⅱa类：自发或药物诱发的窦房结功能不良，心率<40次/min，虽有心动过缓的症状，但未证实与所发生的心动过缓有关；不明原因的晕厥，合并窦房结功

能不良或经电生理检查发现窦房结功能不良。③Ⅱb 类：清醒状态下心率长期低于 40 次/min，但症状轻微。④Ⅲ类：无症状的患者，包括长期应用药物所致的窦性心动过缓（心率<40 次/min）；虽有类似心动过缓的症状，但已证实该症状并不来自窦性心动过缓；非必须应用的药物引起的症状性心动过缓。

（2）房室传导阻滞（AVB）：①Ⅰ类：Ⅲ度房室传导阻滞伴下列情况之一者：房室传导阻滞所致的症状性心动过缓（包括心力衰竭）；须药物治疗其他心律失常或疾病，而所用药物可导致症状性心动过缓；无临床症状，但已证实心室停搏大于 3 s 或清醒状态时逸搏心率≤40 次/min；射频消融房室交界区导致的Ⅲ度房室传导阻滞；心脏外科手术后发生的不可逆性房室传导阻滞；神经肌源性疾病（肌发育不良、克塞综合征等）伴发的房室传导阻滞，无论是否有症状。Ⅱ度房室传导阻滞产生的症状性心动过缓。②Ⅱa 类：Ⅲ度房室传导阻滞，清醒时平均心室率≥40 次/min，尤其是合并心肌病和左心室功能不良；无症状的Ⅱ度Ⅱ型房室传导阻滞，心电图表现为窄 QRS 波；无症状性Ⅱ度Ⅰ型房室传导阻滞，电生理检查发现阻滞部位在希氏束内或以下水平；Ⅰ度或Ⅱ度房室传导阻滞伴类似起搏器综合征的临床表现。③Ⅱb 类：合并左心室功能不良或充血性心力衰竭症状的Ⅰ度房室传导阻滞（PR 间期>300 ms）。④Ⅲ类：无症状的Ⅰ度房室阻滞；发生于希氏束以上及未确定阻滞部位的Ⅱ度Ⅰ型房室传导阻滞；预期可以恢复且不再复发的房室传导阻滞。

（3）慢性双分支和三分支阻滞：①Ⅰ类：双分支或三分支阻滞伴间歇性Ⅲ度房室传导阻滞；双分支或三分支阻滞伴Ⅱ度Ⅱ型房室传导阻滞；交替性双侧支阻滞。②Ⅱa 类：虽未证实晕厥由房室传导阻滞引起，但可排除其他原因；无临床症状，但电生理检查发现 HV 间期≥100 ms；电生理检查时，由心房起搏诱发的希氏束以下非生理性传导阻滞。③Ⅱb 类：神经肌源性疾病（肌发育不良、克塞综合征等）伴发的任何程度的分支阻滞，无论是否有症状。④Ⅲ类：分支阻滞无症状或不伴有房室传导阻滞；分支阻滞伴有Ⅰ度房室传导阻滞，但无临床症状。

（4）急性心肌梗死急性期后：①Ⅰ类：急性心肌梗死后持续存在的希氏束以下的Ⅱ度或Ⅲ度房室传导阻滞；房室结以下的短暂性Ⅱ度或Ⅲ度房室传导阻滞，伴束支阻滞者；持续有症状的Ⅱ度或Ⅲ度房室传导阻滞。②Ⅱb 类：房室结水平的持续性Ⅱ度或Ⅲ度房室传导阻滞。③Ⅲ类：不伴室内阻滞的短暂性房室传导阻滞；伴左前分支阻滞的短暂性房室传导阻滞；单纯左前分支阻滞；持续性Ⅰ度房室传导阻滞伴有慢性或发病时间不明的束支阻滞。

（5）颈动脉窦超敏和神经心源性晕厥：①Ⅰ类：反复发作的颈动脉窦刺激导致的晕厥，或在未用任何可能抑制窦房结或房室传导药物时，轻微按压颈动脉窦即可导致超过 3 s 的心室停搏者。②Ⅱa 类：反复发作晕厥，证实有颈动脉窦高敏性心脏抑制反射；明显的有症状的神经心源性晕厥，合并自发或倾斜试验诱发的心动过缓。③Ⅲ类：颈动脉窦刺激引起的高敏性心脏抑制反射，无明显症状或仅有迷走神经刺激症状；反复发作的昏厥、头昏或眩晕，缺乏颈动脉窦刺激引起的心脏抑制反射；场景性血管迷走性晕厥，回避场景刺激晕厥不再发生。

（四）禁忌证

（1）心脏急性活动性病变，如急性心肌炎、心肌缺血。

（2）合并全身急性感染性疾病。

三、埋藏式心脏复律除颤器

心脏病患者的死亡中，大约一半属于猝死。造成猝死最常见原因是严重的室性心律失常，如心室颤动及室性心动过速等。这些严重的心律失常发生前常无预兆，药物也不能完全预防其发生，因此防治恶性室性心律失常成为降低猝死率的关键。体内埋藏式心脏复律除颤器（implantable cardiovertor defibrillator，ICD）的应用为防治恶性室性心律失常提供了有效手段。

ICD 的外观与起搏器类似，植入的部位也基本相同，但较常规的起搏器体积大。ICD 可以随时检测出并判断所发生的心律失常的类型并给予不同的处理，从而达到终止心律失常、挽救患者生命的目的。

ICD 主要用于恶性快速室性心律失常的治疗。现代 ICD 的功能包括心律失常的识别、诊断、记录、抗心动过速起搏、低能量转复、高能量除颤、心动过缓起搏，但主要功能为抗心动过速起搏和高能量转复。

（一）适应证

1. 明确适应证 这类患者埋置 ICD 后可提高生存率。

（1）持续性室性心动过速（简称室速）或心室颤动（简称室颤）所致的心脏骤停幸存者。

（2）持续性室速患者（不包括本指南第三类中所指者）。

（3）原因不明的晕厥，经电生理检查可诱发出持续性室速，并且药物治疗无效或不能耐受药物治疗者。

（4）陈旧性心肌梗死伴左心功能不全（左室射血分数<35%）的非持续性室速患者，在电生理检查中可诱发出持续性室速或室颤，且不能被普鲁卡因酰胺控制。

2. 相对适应证 这类患者埋置 ICD 后可能有助于提高生存率。

（1）药物不能控制的由先天性长 Q-T 间期综合征或其他家族性遗传性疾病引起的恶性室性心律失常。

（2）陈旧性心肌梗死或心肌病合并左心功能不全的非持续性室速，在电生理检查中可诱发出持续性室速或室颤者。

3. 非适应证

（1）原因不明的晕厥，又未证实系室速、室颤所致者。

（2）持续性室速或室颤的病因可逆或可纠正，如急性心肌梗死、心肌炎、电解质紊乱或药物不良反应等。

（3）无休止（Incessant）的室速。

（4）导管射频消融术或外科手术可治疗的室速或室颤，如预激综合征合并心房颤动所致的室颤、特发性室速或束支折返性心动过速以及法洛四联症合并的室速。

（5）须考虑社会、医疗或心理方面的因素，如有明显精神障碍，难以配合或难以随访的患者；药物治疗无效的重度心功能不全（NYHA 分级 IV 级），且不宜行心脏移植的患者；其他终末期患者（预期寿命<6 个月）。

（二）禁忌证

（1）心脏急性活动性病变，如急性心肌炎、心肌缺血。

（2）合并全身急性感染性疾病。

（三）优点

多个多中心临床试验均证明了埋藏式心律转复除颤器可有效降低心源性猝死高危患者的死亡率，对于改善患者生存率优于抗心律失常药物。

（四）局限性

目前ICD的价格比较贵，许多患者因为经济原因不能接受ICD治疗，但是随着技术的发展及生活水平的提高，这一问题将逐渐得到缓解。同时许多ICD置入患者及家属还面临着严重的心理问题，尤其是经受过ICD电击治疗的患者，会产生巨大的恐惧感和绝望感，因此每位接诊的医生都应给他们更多的理解和关怀，必要时可考虑心理医师的干预治疗。

第三节　先天性心脏病介入诊疗技术

先天性心脏病是由于胎儿心脏在母体内发育有缺陷或部分发育停顿所造成的畸形。先天性心血管畸形种类很多，所造成的血流动力学影响差别悬殊，临床常见的有房间隔缺损、室间隔缺损、动脉导管未闭。先天性心脏病（简称先心病）发病率占全部活产婴儿的0.6%~0.9%，估计每年新出生的患儿高达15万~20万，是小儿最常见的心血管病。在未开展介入治疗之前，外科手术治疗是其根治方法。20世纪80年代早期以来，经导管介入治疗技术取得了长足的进展，各种先天性心脏病的介入治疗广泛开展，经导管递送填塞装置以封堵血管间交通的技术日趋成熟，越来越多的心脏畸形可通过介入性导管术予以治疗。与传统的心脏手术相比，介入治疗无无疑具有显著的优点，如住院时间短、瘢痕小、痛苦少等。

一、动脉导管未闭封堵术

动脉导管未闭（Patent Ductus Arteriosus，PDA）是临床上最常见的先天性心脏病之一，是指主动脉和肺动脉之间存在先天性的异常通道，多位于主动脉峡部和左肺动脉根部之间。动脉导管未闭可以是单一的畸形，也可与其他先天性心脏畸形同时存在。外科治疗动脉导管未闭的手术死亡率为1.9%，但是高达25%的患者会出现声带麻痹、呼吸衰竭、败血症及快速心律失常、术后出血须再次开胸等并发症，虽然随着外科手术技术的不断改进，总的手术死亡率已降至0.5%~1.0%，其手术并发症发生率也明显降低，但对于动脉导管未闭形态已发生变化的患者，手术风险仍很大。而动脉导管未闭介入治疗技术成功率高达99%~100%，且已相当成熟，是先心病介入治疗中成功率最高、疗效最确切的方法，已被内、外科医生和患者广泛接受。

1. 适应证

（1）动脉导管未闭最窄处内径应≥12 mm，年龄≥6个月，体重≥4 kg。

（2）合并肺动脉高压以左向右分流为主，肺动脉压力<8wood 单位。

（3）外科手术或采用其他治疗方法后，存在较大残余分流。

（4）无其他重大心血管畸形及合并症。

2. 禁忌证

（1）感染性心内膜炎、心脏瓣膜和导管内有赘生物。

（2）严重肺动脉高压出现右向左分流，肺阻力>14wood 单位。

（3）合并需要外科手术矫治的畸形。

（4）依赖动脉导管未闭生存的心脏畸形。

（5）合并其他不宜手术和介入治疗疾病。

二、房间隔缺损封堵术

房间隔部位的先天性缺损，导致左、右心房之间直接交通和血液分流的病变，称为房间隔缺损，是最常见的先天性心脏病之一，发病率位于先天性心脏病的第二位。根据缺损出现于房间隔部位的不同，可将房间隔缺损分为五种解剖类型，即继发孔型、原发孔型、静脉窦型、冠状窦型和混合型。随着封堵器的改进和临床经验的积累，房间隔缺损的封堵器治疗方法已经得到了广泛的应用。自 Amplatzer 封堵器问世以来，房间隔缺损介人封堵术发展迅速。

1. 适应证

（1）中央型继发孔房间隔缺损。

（2）外科手术后的残余缺损。

（3）房间隔缺损直径≤30 mm（国外标准），≤36 mm（国内经验）。

（4）房间隔缺损距上腔静脉、下腔静脉及二尖瓣≥5 mm。

（5）心房水平左向右分流或以左向右为主的分流。

（6）无其他须外科手术矫治的内心畸形。

2. 禁忌证

（1）房间隔缺损合并严重肺动脉高压，出现明显的右向左分流。

（2）原发孔型房间隔缺损。

（3）混合型房间隔缺损。

（4）较大的静脉窦型房间隔缺损。

（5）超出封堵器适应范围的巨大房间隔缺损。

三、室间隔缺损封堵术

室间隔缺损是指左、右心室间隔的完整性遭受破坏，导致了左、右心室的异常交通，绝大多数为先天性，少数为后天性的异常。室间隔缺损可单独存在，也可为复杂心内畸形的一部分，如法洛四联症、完全性房室管畸形、大动脉转位、三尖瓣闭锁和永存动脉干。后天性室间隔缺损包括外伤引起的室间隔破裂，急性心肌梗死伴发的室间隔穿孔，通常为肌部缺损。后天室间隔缺损常因缺损口较大引起急性血流动力学障碍，死亡率很高。室间隔缺损是最常见的先天性心脏病之一，目前主要治疗方法有外科修补术及介入封堵术。介入封堵术具有创伤小、预后好、并发症低的优点。

1. 适应证

（1）膜周部室间隔缺损：①年龄≥3 岁，体重≥10 kg；②有血流动力学影响的单纯性室间隔缺损；③室间隔缺损上缘距主动脉右冠瓣≥2 mm；④无主动脉右冠瓣脱入室间隔缺损及主动脉瓣反流。

（2）肌部室间隔缺损，通常直径≥5 mm。

（3）外科术后残余分流。

（4）外伤性或急性心肌梗死后室间隔穿孔。

2. 禁忌证

（1）活动性心内膜炎，心内有赘生物，或引起菌血症的其他感染。

（2）封堵器安置处有血栓存在，导管插入处有静脉血栓形成。

（3）缺损解剖位置不良，封堵器放置后影响主动脉瓣或房室瓣功能。

（4）重度肺动脉高压伴双向分流者。

第四节　瓣膜病介入诊疗技术

一、经皮球囊二尖瓣成形术

单纯瓣膜狭窄，尤其是单纯二尖瓣狭窄者，应首先考虑经皮球囊成形术。由于经皮二尖瓣球囊成形术避免了开胸手术，损伤小，术后恢复快。临床研究表明经皮球囊二尖瓣成形术成功率在95%以上，绝大多数患者术后心功能可改善 1~2 级，目前已基本替代了传统的外科二尖瓣狭窄分离手术。

二尖瓣球囊扩张术目前所采用的技术有两类：一是顺行途径技术，球囊导管经股静脉入右心房，穿过房间隔进入左心房，顺血流方向置于二尖瓣口；二是逆行途径技术，球囊导管经股动脉、主动脉至左心房，逆血流方向置于二尖瓣口。

1. 适应证

（1）中、重度单纯二尖瓣狭窄，瓣膜无明显变形、弹性好、无严重钙化，瓣膜下结构无明显异常，左心房无血栓，瓣口面积≤1. 5 cm^2，窦性心律。

（2）二尖瓣分离手术后再狭窄、心房纤颤、二尖瓣钙化合并轻度二尖瓣或主动脉瓣关闭不全，可作为相对适应证。

（3）二尖瓣狭窄伴重度肺动脉高压不宜换瓣者，也可作为经皮球囊二尖瓣成形术的选择对象。

2. 禁忌证

（1）风湿活动。

（2）有体循环栓塞史及严重心律失常。

（3）二尖瓣叶明显变形，瓣下结构严重异常。

（4）二尖瓣或主动脉瓣中度以上关闭不全。

（5）有房间隔穿刺禁忌者。

二、经皮球囊肺动脉瓣成形术

经皮球囊肺动脉瓣成形术是通过股静脉穿刺，将球囊导管置于狭窄的脉动脉瓣口，利用球囊扩张的机械力量使粘连的肺动脉瓣叶交界处分离，以解除或缓解瓣口狭窄的程度。根据使用球囊的不同可分为聚乙烯球囊法和 INOUE 球囊法。1982 年 KAN 等首先报道经皮球囊肺动脉瓣成型术治疗单纯肺动脉瓣狭窄。自 1985 年以来，该技术陆续在国内开展起来，经过多年来对经皮球囊肺动脉瓣成形术的作用机制、适应证、方法学、手术前后的血流动力学改变、随访及大量临床应用研究表明，经皮球囊肺动脉瓣成形术安全、有效、简便、经济，现已成为治疗单纯肺动脉瓣狭窄的首选方法。

1. 适应证

（1）单纯性肺动脉瓣狭窄或同时合并继发性流出道狭窄，右心室与肺动脉之间收缩期跨瓣压力阶差≥30 mmHg。

（2）发育不良型肺动脉瓣狭窄，首先采用经皮超大球囊肺动脉瓣成形术，无效再行外科手术。

（3）严重肺动脉瓣狭窄伴心房水平右向左分流。

（4）婴幼儿法洛四联症，药物不能控制或病情严重者，或其他复杂先天性心脏病伴有肺动脉狭窄，暂时不能接受根治术者，采用经皮球囊肺动脉瓣成形术，行姑息治疗。目的是延长患者生存时间至可以行根治手术时。

（5）肺动脉狭窄，外科手术后再狭窄。

（6）肺动脉闭锁者，可先用激光打孔或射频导管打孔后再行球囊导管扩张术。

2. 禁忌证

（1）MILO 分型为Ⅱ型的单纯肺动脉瓣狭窄。

（2）肺动脉瓣发育不良，心血管造影显示瓣膜明显增厚，活动度差，无瓣膜窦，合并瓣上狭窄，无肺动脉干的狭窄后扩张。

（3）肺动脉瓣二叶畸形的肺动脉瓣狭窄。

（4）极严重的肺动脉瓣狭窄合并重度心力衰竭，应立即行外科手术。

（5）其他全身性原因不宜行心导管介入治疗者，如血小板减少等。

三、经皮球囊主动脉瓣成形术

经皮球囊主动脉瓣成形术用于治疗儿童与青少年主动脉瓣狭窄始于 1983 年。目前虽已成功应用于初生婴儿的主动脉瓣狭窄的治疗，但总的来说由于球囊导管须由股动脉逆行通过狭窄的主动脉瓣口，操作难度较大，且术中并发症较多，远期疗效不理想，总的推广应用和疗效评价低于经皮球囊肺动脉瓣成形术。

1. 适应证

（1）先天性主动脉瓣膜型狭窄，且有症状者。

（2）狭窄程度，跨主动脉压力差≥6. 65 kPa（50 mmHg）为介入指标。

（3）新生儿或婴幼儿严重瓣膜型狭窄，伴充血性心力衰竭者，可作为缓解症状的治疗手段，推迟外科手术时间。

（4）外科瓣膜切开术后再狭窄。

2. 禁忌证

（1）先天性主动脉瓣狭窄伴有主动脉及瓣膜发育不良者。

（2）合并中度或重度主动脉瓣反流者。

（3）严重左心功能衰竭。

（4）不可控制的室性心律失常。

第五节　高血压介入诊疗技术

高血压是全球范围的慢性心血管病，据估计，患者总数超过 10 亿人。近年来，高血压的药物治疗取得了巨大进展，尤其是一大批长效降压药物及新型复方制剂的应用，使得高血压的控制率显著提高。然而，还有 20%~30%的高血压病患者尽管接受了包括利尿剂在内的三种以上高剂量降压药物的治疗，但仍未达到目标血压，临床上称为顽固性高血压或药物治疗抵抗性高血压，此类患者有更高的心血管不良事件发生率。引起顽固性高血压的原因固然很多，但本身也说明了药物治疗的局限性。人们开始探索新的高血压病的非药物治疗方法。2009 年，澳大利亚 Monash 大学的 Krum 教授首次报告将肾脏交感神经消融术应用于顽固性高血压的治疗，开创了原发性高血压的非药物治疗新途径。

在有效的抗高血压治疗药物出现以前，外科交感神经节切除术和内脏神经切除术曾用于恶性高血压的治疗，但因其严重的副作用和较高的术后死亡率而被摒弃。经皮导管肾交感神经消融则是一种对肾交感神经选择性离断的非外科手术方法，其理论基础是肾脏交感神经传入和传出纤维分布在肾动脉壁浅表部位，在肾动脉局部选择性地损毁肾交感神经纤维，达到阻断肾交感神经的作用，对腹部、盆腔及下肢的神经传导不会造成影响。

经皮导管肾交感神经消融的目标是达到对肾交感传入、传出神经的完全和永久离断。阻断肾交感传入神经，能够减少肾交感神经系统对其他部分，如中枢、心脏和血管的影响，而发挥额外的降压作用。阻断肾交感传出神经能够减少肾素分泌、钠水潴留并降低肾血管阻力。

一、适应证

（1）顽固性高血压。

（2）非勺型原发性高血压。

（3）顽固性肾血管性高血压。

（4）伴有慢性肾病、阻塞性睡眠呼吸暂停的高血压。

二、优势

经皮导管肾交感神经消融治疗高血压创伤小，操作和恢复时间短，没有全身性不良反应，更易为患者所接受。与目前普遍的终身药物治疗相比，经皮导管肾交感神经消融作为一种一次性治疗解决终身难题的治疗方法，在高血压治疗中具有广阔的应用前景。

三、局限性

（1）肾交感神经消融是否达到完全去神经支配无法即时评估，还需要更有效的消融方案来保证手术的效果。

（2）心脏移植患者离断的交感神经会在术后 2~3 年得到一定程度的修复，而肾交感神经消融后交感神经是否能够修复，进而抵消消融效果尚不清楚，其降压作用能否持久，还需要更长时间的随访研究来证实。

（3）肾交感神经消融对心血管系统的长期影响仍不明确，对不同高血压患者，如孤立收缩期高血压或伴有糖尿病、慢性肾病、心力衰竭、肥胖、睡眠呼吸暂停综合征等疾病的患者的有效性和安全性还需要进一步研究评估。

（4）肾动脉硬化在高血压患者中十分常见，对这类患者行肾交感神经消融效果可能并不理想。肾交感神经射频消融时释放的能量对局部组织和肾动脉结构改变的影响尚无研究。

（5）患者术后仍需服用多种抗高血压药物才能使血压达标，但术后高血压药物抵抗状态明显改善。

第六节　主动脉夹层介入诊疗技术

主动脉夹层是心血管病的灾难性急危重症，如不及时诊治，48 h 内死亡率可高达 50%。美国心脏病协会（AHA）2006 年报道本病年发病率为 25/100 万~30/100 万，国内无详细统计资料，但临床上近年来病例有明显增加趋势。其病理生理特征主要是血管中层变性和动脉内膜面出现一个破裂口，快速流动的血液冲入内膜下，形成内膜下血肿，并持续向上和（或）下两个方向撕裂，形成巨大的假腔。假腔可以占据整个主动脉周径的 1/2 以上，并造成远端部位脏器的供血不足，当夹层侵犯心包时，可以出现心包填塞。主动脉夹层的传统治疗是外科开胸手术、人工血管置换，但该术式创伤大、病死率高。自 1991 年 Parodi 等首先报道使用 ESG 治疗腹主动脉瘤获得成功后，大大推动了主动脉夹层腔内治疗的发展。

一、分类及适应证

目前临床上对主动脉夹层主要有两种分类方法：Stanford 分类为 A 型（升主动脉受到累及）和 B 型（升主动脉未被累及）；DeBakey 分类为Ⅰ型（夹层起源于升主动脉，扩展超过主动脉弓到降主动脉，甚至腹主动脉）、Ⅱ型（夹层起源并局限于升主动脉）、Ⅲ型（夹层破裂口起源降主动脉左锁骨下动脉开口远端，并向远端扩展，可至腹主动脉）。

DeBakeyⅢ型相当于 Stanford B 型，ESG 置入术的主要机制是应用支架封堵主动脉内膜撕裂口，压闭撕裂口，阻断真、假腔之间的血流交通，扩大真腔，夹层进展迅速者，血肿压闭真腔导致重要脏器缺血，用带膜支架开放真腔及重要分支血管，重建血运。其适应证趋于一致的意见为慢性主动脉夹层 DeBakeyⅢ型，且内膜撕裂口距左锁骨下动脉开口 1.5 cm 以上者。

二、优势

介入技术是治疗主动脉夹层的一种安全有效、相对简单、创伤小、恢复快的方法，可部分替代外科手术。

三、局限性

主动脉夹层的分离发生在 2 周内称急性期，超过 2 周者为亚急性期或慢性期。研究表明：在夹层急性期，剥离血肿可能仍在扩大，夹层延伸，患者的血流动力学状态不稳定，裂口创面新鲜，动脉壁充血水肿，且裂口随时可能发生变化，此时进行腔内支架修复并不适宜。另外，该项技术仅在部分心血管中心开展，且需多学科协作，如血管外科、麻醉科、超声科、放射科等，不确定因素较多。

第七节　肺栓塞介入诊疗技术

肺栓塞（PE）是内源性或外源性栓子堵塞肺动脉或其分支引起肺循环障碍的临床和病理生理综合征。最常见的栓子是来自静脉系统中的血栓。当栓塞后产生严重血供障碍时，肺组织可发生坏死。肺栓塞是急性肺部疾病的常见原因。目前美国每年肺栓塞发病60万人以上，死亡达20万人，在临床死亡原因中居第三位。值得注意的是凡及时做出诊断及治疗的 PE 患者中，只有 7%死亡，而没有考虑 PE 诊断的患者 60%死亡，其中 33%在第 1 h 内迅速死亡。肺栓塞的常见症状包括呼吸困难、胸痛、咯血、惊恐、心动过速、咳嗽、晕厥、腹痛、下肢疼痛等，这些症状对急性或慢性肺栓塞的诊断是非特异的和不敏感的，因此肺栓塞的诊断较困难，据报告，肺栓塞患者生前能被确诊者仅 10%~50%，因此早期正确诊断 PE 是极为重要和困难的问题。

肺动脉造影（PAA）是了解肺血管分布、解剖结构、血流灌注的重要手段之一，是诊断肺栓塞的金标准。肺动脉造影可以明确诊断、评估病情及指导治疗。

一、适应证

（1）疑诊急、慢性肺栓塞。

（2）疑诊肺血管炎。

（3）疑诊其他肺血管病变。

（4）肺动脉取栓术或内膜剥脱术术前评估。

（5）明确肺动脉血流灌注情况。

二、禁忌证

（1）造影剂和麻醉剂过敏。

（2）严重心、肝、肾功能不全及其他严重的全身性疾病。

（3）极度衰弱和严重凝血功能障碍者。

（4）急性感染性疾病或风湿病活动期。

（5）急性心脏疾患，如急性心肌梗死、心律失常等。

第七章 心血管病介入诊疗相关护理

第一节 冠状动脉造影术的护理

一、术前护理

1. 心理护理

患者在术前普遍对冠状动脉造影术存在一定疑虑和恐惧感，担心手术的成功率、危险性及手术医生的经验技术等。因此了解患者的心理状况，采用通俗易懂的语言向患者解释冠状动脉造影的必要性，手术过程和术中可能的问题及术后的注意事项是非常必要的。也可让已行此治疗的患者现身说法，使患者增强治疗的信心，同时为保证患者平静的心理状态，术前夜可让患者适当服用镇静药物，安定患者的情绪。

2. 术前准备

（1）配合医师完善术前常规检查，包括：①术前查三大常规、肝肾功能及电解质、出凝血时间；②X 线胸片；③心电图；④心脏彩超等。

（2）皮肤准备：股动脉穿刺者应双侧腹股沟备皮，备皮时应注意防止损伤局部皮肤。桡动脉穿刺者无须特殊皮肤准备。

（3）药物准备：冠状动脉造影（CAG）是相对安全的有创性检查，但有时因病变严重、离子紊乱或操作不当可在术中、术后发生严重心律失常、严重并发症而危及生命。因此在术前应备好各种抢救药品并口服氯吡格雷（波立维）。

（4）术前训练：由于摄 X 线片时要求患者憋气，摄片后要求患者进行强有力咳嗽，以利造影剂通过血液循环从尿液中排出，因此，要求患者术前训练憋气和强有力的咳嗽。由股动脉穿刺的患者术后需卧床 12 h，因此患者应训练床上排便。

（5）术前皮肤过敏试验：术前常规做碘过敏试验。

二、术后护理

1. 严密监护生命体征 患者回 CCU 后立即行 ECG 1 次，以后根据病情每 15～30 min测血压 1 次，病情稳定后可 2～4 h 测血压 1 次，注意有无并发症发生。鼓励患者多饮水，一般需要 6～8 h 饮水 1 000～2 000 mL，以使注入体内的造影剂通过肾脏排泄。

2. 注意穿刺处有无血肿及出血 有些患者因压迫不彻底、应用肝素或制动不够而发生局部出血或血肿，严重时可导致休克，因此术后 1 h 内每 15 min 观察 1 次穿刺部位，无异常每 2～4 h 观察 1 次。如有出血或血肿应及时通知医生进行处理。

3. 观察足背动脉搏动情况 因穿刺股动脉植入动脉鞘管，可有股动脉血栓形成。如术侧足背动脉搏动明显减弱或较术前减弱，应考虑股动脉血栓形成，结合肢体皮肤温度及颜色，迅速做出判断，及时发现并通知值班医生。动脉血管鞘拔除后要加压包扎，并用 1 kg 沙袋压迫 8 h。除注意局部穿刺部位有无出血外，还要观察身体各部位有无出血倾向，尤其是消化道出血。如有神志障碍与脑占位体征提示颅内出血，血压逐渐下降是内出血的征兆，应注意观察。

4. 及时发现下肢深静脉血栓 由于患者术后要绝对卧床，拔除鞘管后术侧肢体制动 12 h，导致下肢静脉回流缓慢，加上弹力绷带加压包扎影响静脉回流，可出现下肢深静脉血栓形成，特别是术侧肢体。下肢深静脉血栓形成多发生在术后 24～28 h，患者可有一侧肢体肿胀，皮肤略显紫，但足背动脉搏动良好，必要时 B 超可证实诊断。应及时发现并通知医师。

三、出院指导

术后患者坚持口服抗血小板药，服药期间注意用药反应，密切观察有无皮下或牙龈出血及白细胞减少、粒细胞缺乏等。患者应 1～2 周复查血常规和出凝血时间，如有异常立即停药。术后应长期随访患者。

第二节　心导管检查的护理

一、术前护理

（1）向患者及其家属介绍手术的方法和意义，手术的必要性和安全性，以解除患者及其家属的思想顾虑和精神紧张，必要时手术前夜口服地西泮 5 mg，保证充足的睡眠。

（2）指导患者完成必要的实验室检查（血、尿常规，血型，出、凝血时间，血电解质，肝、肾功能，胸片，超声心动图等）。

（3）根据需要行双侧腹股沟及会阴或锁骨下静脉穿刺区备皮及清洁皮肤。

（4）青霉素皮试及造影剂碘过敏试验。

（5）穿刺股动脉者应检查两侧足背动脉搏动情况并标记，以便术中、术后对照观察。

（6）训练患者床上排尿。

（7）指导患者衣着舒适，术前排尿。

（8）术前不需禁食，术前一餐饮食以六成饱为宜，可进食米饭、面条等，不宜喝牛奶，吃海鲜和油腻食物，以免术后卧床出现腹胀、腹泻。

二、术中护理

（1）备齐抢救药品、物品和器材，严密监测生命体征及心律、心率及血压变化，出现异常及时通知医生并配合处理。

（2）因患者为局部麻醉，在整个检查过程中是清醒的，因此，尽量陪伴在患者身边，与其交谈，分散其注意力，缓解其对陌生环境和仪器设配的紧张、焦虑感等。同时，告知患者出现任何不适应及时告诉医护人员。

（3）维持静脉通路通畅，准确、及时给药。

三、术后护理

1. 一般护理 术后严密监护生命体征，患者回病房后立即行床边心电图检查。以后根据病情，1 h 内每 15 min 监测血压 1 次，如病情稳定可 2~4 h 监测血压 1 次，注意有无并发症的发生。鼓励患者多饮水，一般需要 6~8 h 饮水 1 000~2 000 mL，以使注入体内的造影剂通过肾脏排泄。

2. 并发症的观察及护理

（1）出血、血肿：因压迫不彻底、应用肝素、制动不够等因素，有些患者发生局部出血或血肿，严重时可导致休克。因此术后第 1 小时内每 15 min 观察 1 次穿刺部位，如无异常以后每 2~4 小时观察 1 次。如有出血或血肿应及时通知医生。

（2）血栓：穿刺股动脉植入动脉鞘管，可有股动脉血栓形成。如术侧足背动脉搏动明显减弱或较术前减弱，应考虑股动脉血栓形成，结合肢体皮肤温度及颜色，迅速做出判断，及时发现并通知值班医生。由于患者术后要绝对卧床，术侧肢体制动、弹力绷带加压包扎等影响静脉回流，可导致下肢深静脉血栓形成。注意观察术侧肢体有无肿胀，皮肤紫癜等，如果发现应立即通知医师及时处理。

四、出院指导

（1）出院后患者可以进行一般日常活动，但是体育及健身运动要暂时停止，直至伤口完全复原。伤口周边青紫色的瘀痕会在两周内消散。

（2）腹股沟处的伤口，如有微量的血液渗出，可以用手指按压止血；如果流血不止，要到就近的医院处理；如伤口或下肢红肿，剧痛，应尽快回院检查。

（3）指导患者养成好的生活习惯，戒烟戒酒，少食多餐，勿暴饮暴食，保持大小便通畅。

（4）保持心情愉快，定期回访。

第三节 人工心脏起搏器植入术的护理

一、术前护理

1. 心理护理 患者对手术不了解，可出现恐惧、焦虑、失眠，可以通过询问、交谈及观察患者住院后、手术前后的情绪进行评估。由经过培训的责任护士在术前向患者讲解手术的目的、意义，简单的手术经过及成功的病例，还有手术的必要性、安全性及注意事项，手术前配合的事项，有针对性地做好患者的心理调适，消除患者的紧张心理，使患者以良好的心态面对手术，为手术成功打好基础。

2. 床上排便、排尿的训练 植入起搏器的患者一般需要卧床 3~5 d，以防止电极脱位。卧床患者排尿、排便习惯改变，会导致尿潴留和便秘，所以在术前要进行练习。训练时，要给予适当的遮挡，先把床头摇高，待患者逐渐适应后放低床头。

3. 术前准备

（1）术区备皮：上至下颌，下至肋缘，内至胸部正中线，外至腋中线，以及双侧腹股沟和会阴部。

（2）完善各项检查：心电图、动态心电图、心脏彩超、电解质、血肌酐、凝血时间及 X 线、胸片。

（3）术前禁食：术前 30 min 于上肢建立静脉通路，植入外周静脉留置针，以便术前、术中、术后用药。

（4）术前尽可能了解起搏器的种类，对观察病情有一定的帮助。

二、术中护理

永久起搏器的安置需要在心导管室内且绝对无菌条件下进行。备好抢救药品，如利多卡因，肾上腺素等；备好急救设备，如除颤仪、氧气、吸引器、气管插管、简易呼吸机等。协助患者仰卧于手术床上，给予静脉输液、心电监护，注意倾听患者的主诉，如有不适及时检查并处置，密切观察有无并发症的发生。

1. 并发症 术中出现心律失常多为暂时性，以室性心律失常为主，常见的有室早、室速，严重者可发生室扑、室颤。患者可表现为头晕、胸闷、心慌、乏力、黑蒙等症状，自觉脉搏过快或过慢，或小于起搏频率 6 次以上。心脏复律除颤器（ICD）植入者可出现一过性心前区撞击感、身体微颤，伴有一过性胸闷、胸痛。护士一方面要对危及生命的室性及房性心律失常作出初步诊断，另一方面要熟悉各种恶性心血管事件的临床表现，以便及时告知术者。电极植入后参数测定也需护士配合，因此护士应熟练起搏器参数测量的操作要领。术中如出现室颤、室扑及抢救情况必须做好记录。

2. 电极有无脱位 装好起搏器后，令患者咳嗽、深呼吸，及时观察起搏阈值、起搏感知功能是否改变。

3. 有无心肌穿孔 当电极导管刺破心壁，可出现胸闷、胸痛、面色苍白、出冷汗、血压下降、心包填塞等症状，应细心观察。

三、术后护理

1. 一般护理

（1）防止电极脱位：电极明显移位多发生于术后一周内，尤其是术后 1~2 d，微脱位多发生于术后几个月后，主要表现为心悸、膈肌跳动，描记心电图示 QRS 波群增宽，提示左室电极移位，重新植入电极后症状缓解。由于术后 48 h 内电极易脱位，所以术后回到病房应将患者平移至床上，立即给予心电监护，24 h 内取平卧位，禁止右侧卧位。拆线后方可下床活动，卧床期间如果出现剧烈咳嗽，应遵医嘱给予止咳药，做好基础护理，以减少患者的不适。

（2）伤口护理：术后伤口敷料加压 1 公斤沙袋 6 h，防止伤口出血，拆线前每日换药1次，并观察局部有无渗血和伤口愈合情况；囊袋出血、血肿及感染是术后的重要并发症，护理上主要注意以下几点：①定期检查，尽早发现并发症。②保持敷料干燥和清洁。③认真核对术后医嘱，发现阿司匹林、波立维、肝素等抗凝血药物应主动与医生沟通。④对于重视程度不够的患者，需反复强调24 h内绝对卧床的重要性，以免伤口撕裂。

（3）观察生命体征：术后24～72 h应密切观察生命体征，给予心电监护，观察心律及心率是否正常、电极有无脱位。术后连续3 d每天测4次体温，体温不超过38 ℃可不处理。

（4）抗感染：由于患者抵抗力差，长时间卧床，容易发生肺部感染，所以病室要通风，减少探视陪护人员，注意防寒保暖，勿感冒。术后3 d常规抗菌药物治疗。

（5）饮食护理：由于患者连续5 d卧床，所以给予清淡、易消化、营养丰富、富含纤维素的饮食，避免给予产气食物，如豆类、汽水、巧克力、牛奶，防止腹胀、便秘。同时也应该加强对患者日常生活及排便、排尿等的护理。

2. 术后并发症的观察及护理

（1）起搏阈值增高：由于心内膜与电极接触使心内膜局部充血、水肿、渗出、增生，心电监护表现为只有起搏信号，而没有QRS波群，一般术后2～3天就可出现症状，提示起搏阈值增高，可立即遵医嘱应用肾上腺素，以降低起搏阈值。如无效，对有程控者可增加输出电压，1个月后趋向稳定，在这期间护士应密切观察心电监护。

（2）心律失常：由于竞争心律易诱发室性心律失常，所以应密切观察心电监护，每15 min巡视一次，设定报警范围，便于随时发现心律失常，同时准备好急救药品、仪器。

（3）血栓形成：由于电极导管是异物，其周围易形成血栓，可表现为胸痛、呼吸困难、术侧上肢肿胀，所以术后要密切观察生命体征，包括有无呼吸困难、发热、胸痛，必要时描记心电图、观察术侧肢体皮温、皮色及有无肿胀。

（4）呃逆：由膈肌受脉冲电流刺激所致，表现为呃逆与脉冲频率同时出现，可调整起搏电极的嵌入位置。

（5）人工起搏器综合征：由于起搏器参数设置不合适所致，表现为心悸、呼吸困难、血压下降、下肢浮肿。如出现上述临床表现，应通知医生调整起搏器参数设置，给予强心、利尿、扩血管治疗，如无效，应配合医生做好手术准备，更换起搏器。

（6）起搏器囊袋感染：多由起搏器体积过大，患者胸壁皮下脂肪层过薄，术中消毒不彻底，囊袋未用抗生素冲洗，深层筋膜缝合不严密而引起。每日换药时应密切观察切口部位有无红、肿、热、痛、渗出及皮肤愈合情况，抗生素应现配现用，如有感染应立即通知医生，清创后再植入。

（7）起搏器故障：术后每15～30 min观察一次心电监护，如起搏器故障则表现为起搏信号消失、起搏频率与设置频率不符，应立即通知医生，查明原因，对症处理。

四、出院指导

改善生活方式，避免剧烈运动、情绪波动等诱发因素。六安市人民医院心血管科陈义林术后1~2周限制装起搏器一侧的手臂活动，3个月内避免上肢剧烈运动。避免撞击及压迫起搏器。3个月后门诊程控起搏器，以后每3~6个月定期复查1次。经常自测脉搏，如果测到脉搏整齐，但低于医生告知的起搏器频率，说明起搏器可能有故障，需及时去医院检查。远离强磁场，如核磁共振等检查，对于有些理疗，如微波治疗、超短波治疗、磁疗等，也要特别小心。在拨打或接听手机时，应用对侧耳朵接听电话，不要将手机放在衣服左上侧的口袋里。如果在操作电器时，或者在某些情况下有心慌、头晕、眼前发黑等感觉，应该马上脱离这样的环境，及时找心脏专科医生咨询、检查。

第四节　经皮冠状动脉腔内成形术的护理

一、术前护理

1. 心理护理　向患者讲明手术目的、操作方法及可能出现的感觉，消除患者担心、忧虑、恐惧、紧张心理，使其配合治疗。

2. 术前准备　常规及抢救物品的准备，包括手术用的生理盐水、造影剂、肝素及各种急救物品，用空针抽好阿托品、多巴胺、利多卡因备用；备好临时起搏器、氧气、吸引器、除颤仪涂好导电胶；开启心电监护仪，并调好各种参数，C臂X光机调至备用状态；备齐冠脉造影、PTCA的常规用物及多种型号的导引导管、球囊、支架及各种性能的导丝。

3. 其他

（1）备皮：双侧腹股沟和会阴部备皮，桡动脉穿刺者无须特殊皮肤准备。

（2）完善各项检查：描记十二导联心电图、动态心电图、心脏彩超、电解质、血肌酐、凝血功能、胸片。

（3）术前于左上肢建立静脉通路，植入外周静脉留置针，以便术前、术中、术后用药。

二、术中护理

（1）建立静脉通道，并保持通畅。

（2）密切观察患者生命体征变化：

1）由于导管及造影剂刺激可引起心率减慢、房室传导阻滞、室早、室速等，因此，冠状动脉造影时应密切关注患者的意识、面色及主诉，注意有无胸闷、胸痛加重、面色苍白、出冷汗等。

2）球囊扩张时患者胸痛往往加剧，故术中应随时询问患者疼痛的性质、程度、持续时间，并向患者解释引起疼痛的原因，必要时冠脉内注入硝酸甘油0.1~0.2 mg。

3）PTCA或支架植入后，由于病变血管的开通而出现即刻再灌注性心律失常，严重者可出现室颤。当发生异常情况时应及时通知手术医生，根据病情采取相应的治疗措施，首先解除诱因，并静脉注射阿托品、利多卡因、胺碘酮，直流电除颤等。

三、术后护理

1. 严密观察生命体征变化　冠状动脉成形术后低血压时有发生，其原因与造影剂的高渗性脱水作用、手术失血、手术过程短暂心肌缺血造成心肌细胞顿抑、拔管过程疼痛造成迷走神经反射等因素有关。因此术后前 3 h，应每 30 min 测血压 1 次，平稳无异常后可改为每小时测 1 次，并做好记录。持续 24 h 无异常后可改为每天测 2 次。持续心电监护 24~48 h，如有并发症应酌情延长监测时间，监测血清酶变化，及时询问病情，发现异常及时报告医师给予紧急处理。

2. 持续吸氧　低流量吸氧 2~3 L/min，密切观察缺氧状态的改善情况，保持静脉通路通畅。

3. 出血的观察及预防　严密观察穿刺部位有无渗血，皮肤、牙龈、黏膜、消化道等部位有无出血倾向。股动脉穿刺的患者，术侧肢体限制活动，伤口宜采用绷带“8”字法包扎，并用沙袋压迫 6~8 h，平卧 24 h，24 h 后可下床适量活动；桡动脉穿刺的患者腕部压迫 6 h，且制动，解除压迫后腕部可适量活动。

4. 拔鞘管时的护理　术后 6 h 拔除股动脉鞘管，压迫止血 20~30 min 后绷带加压包扎，按压力度以能触到足背动脉搏动为准。两侧股动脉都有伤口时，严禁同时拔管，对于过度紧张、伤口剧烈疼痛的患者应使其身心放松，同时在伤口处皮下注射利多卡因 50~100 mg。

5. 生活护理　为患者创造一个安静、舒适、整洁的休养环境，给予低盐、低脂、易消化、维生素丰富的饮食，并少量多餐。对于排便困难者，应鼓励患者多吃蔬菜、水果、蜂蜜等，必要时应用缓泻剂。

第五节　经皮冠状动脉内支架植入术的护理

一、术前护理

（一）心理护理

向患者讲明手术目的、操作方法及可能出现的感觉，消除患者担心、忧虑、恐惧、紧张心理，使其配合治疗。

（二）术前准备

1. 物品准备

（1）穿刺针及鞘管、导丝、导引导管、各种型号的球囊及支架、三通、三环注射器、短连接管、测压延长管、压力泵、输液器、Y 形阀、压力盐水袋、秒表等。

（2）氧气、吸引器、除颤仪。

2. 药品准备

利多卡因、造影剂、生理盐水、阿托品、硝酸甘油及常规抢救药品。

3. 患者准备

（1）备皮：双侧腹股沟和会阴部备皮，桡动脉穿刺者无须特殊皮肤准备。

(2) 完善各项检查。

(3) 做碘及青霉素过敏试验。

(4) 术前于左上肢建立静脉通路，植入外周静脉留置针。

(5) 检查桡动脉、股动脉及足背动脉搏动情况。

二、术中护理

(1) 向患者介绍手术过程中的配合要求，如吸气、咳嗽等，并告知患者如有胸闷、胸痛等不适时，不要紧张及随便挪动，主动告诉手术医师。

(2) 配制生理盐水 500 mL 加肝素 12 500 u 的肝素盐水，以备术中冲洗各种导管，协助医师抽吸肝素及硝酸甘油、利多卡因等药物，并接好造影剂输液瓶，调节好各种监测设备，准备好术中导管。

(3) 术中应密切观察患者生命体征，如呼吸、心率、血压、血氧饱和度、意识状态等变化。①当冠状动脉造影尤其是右冠状动脉造影时，可引起心率减慢或血压下降，嘱患者用力咳嗽，促进造影剂迅速从冠状动脉内排除。②当导引导管或扩张球囊插入冠状动脉时，可能因机械性刺激致冠状动脉痉挛，心肌缺血，此时应严密监测心电图和血管内压力的变化，一旦发现 ST 段改变及血管内压力改变，立即报告手术医师，并做好处理。③植入支架时，球囊再次扩张，支架与血管交接部位或血管远端发生痉挛而出现胸闷、胸痛，可从冠状动脉内注入硝酸甘油 0.1~0.2 mg 或舌下含服 0.5 mg，缓解症状。

(4) 对过敏体质的患者，应严密观察有无造影剂过敏反应，如头晕、恶心、呕吐、面色潮红、皮疹、尿量减少、呼吸困难、心动过缓等症状，术前可按医嘱静脉注射地塞米松 5~10 mg。

三、术后护理

(一) 一般护理

1. 心律失常与胸痛的观察 严重的心律失常和心肌缺血是 PCI 术后死亡的重要原因，且术后易发生低血压，因此术后应立即给予心电、血压、血氧饱和度监测。观察有无心律失常、心肌缺血、心肌梗死等急性期并发症。术后每 30 min 测 1 次血压，4 h 后改为每 2 h 测 1 次血压，给予氧气吸入。做心电图时注意有无 ST 段改变。耐心倾听患者的主诉，胸痛往往是术后发生冠状动脉再狭窄的主要症状，对术后发生胸痛的患者，护士要高度重视，立即做心电图并观察疼痛的部位、性质、持续时间，及时协助医生查明原因，予以处理。

2. 术后负性效应的护理 术后负性效应主要包括腰背部酸痛、腹胀、尿潴留、造影剂反应等。按摩患者腰腹部可以有效缓解腰背部酸痛、腹胀。术前练习床上排尿可避免尿潴留，出现尿潴留时应做好心理疏导，及时诱导排尿，必要时给予导尿。极少数患者会出现造影剂反应，如皮肤潮红、面色苍白、头痛、头晕、咳嗽、哮喘，严重者可出现喉头水肿，应根据医嘱给予相应处理。

3. 抗凝治疗的护理 术后常规使用抗凝药物，可以有效防止血栓形成，常规给予肝素抗凝，由于肝素过量会引起出血，所以抗凝期间需加强护理。

（1）使用时剂量要准确，观察有无出血倾向，如有无穿刺部位血肿、皮肤瘀斑、牙龈出血等血液低凝表现。

（2）进行各种操作时动作要轻柔，每次行静脉穿刺时，穿刺部位应延长按压时间 3~5 min。

（3）观察大便颜色，定期监测尿常规及大便潜血试验。

（4）抗凝期间尽量避免有创性检查和治疗。

（5）皮下注射低分子肝素时，应左右腹部交替注射，注意观察有无瘀斑、血肿、硬结等。

4. 饮食指导　术后饮食要清淡、易消化、易吸收、低盐、低脂，可适当增加粗纤维食物和黑木耳，少量多餐，鼓励患者多饮水，术后 6~8 h 饮水 1 000~2 000 mL，以促进造影剂排泄，勿食富含维生素 K 的食物，防止降低抗凝药物的疗效。

5. 活动指导　适当的康复运动训练可增加冠状动脉血流。早期康复活动前要对患者各种危险因素进行评估，遵循个体化、循序渐进的原则。如经股动脉穿刺患者术后 24 h 可下床活动，72 h 内避免术肢负重及剧烈活动，此后可根据患者心功能情况，逐渐增加活动量，合理安排活动与休息。为防止因长时间平卧致双下肢无力或头晕及预防支架局部血栓形成，一旦病情稳定，应鼓励患者在家属搀扶下活动，下床活动后应注意询问有无肢体疼痛，发现异常及时通知医生。

（二）术后并发症的观察与护理

1. 血管迷走神经反射　经桡动脉穿刺者术后即可拔除鞘管，拔管时可发生迷走神经反射，应密切观察心率、心律变化，每 3~5 min 测 1 次血压，保持静脉通路通畅，可备好多巴胺、阿托品等药物。

2. 渗血、血肿　穿刺部位易出血造成血肿，所以加压包扎期间，应注意检查穿刺部位有无渗血、血肿。用手指用力压迫穿刺点并与对侧比较，直至止血，保持敷料干净。观察穿刺侧足背动脉或桡动脉的搏动，皮肤颜色、温度及有无水肿等，并询问患者有无疼痛、麻木。以防按压过度，影响末梢血液循环发生动、静脉栓塞。

四、出院指导

出院时向患者讲解保持低盐、低胆固醇饮食，忌烟酒，少食多餐，劳逸结合，避免情绪激动，预防受凉感冒，多食新鲜蔬菜水果，控制体重。嘱患者按时服药，尤其对抗凝、抗血小板聚集、稳定血管斑块的药物，如阿司匹林、氯吡格雷等不可擅自停药，以免发生血管再狭窄及支架内血栓。定期复查出凝血时间、血小板计数。注意观察皮肤、牙龈有无出血等，以便随时调整药量。常规术后 1、3、6、9、12 个月按时复查，期间如有不适，应随时就诊。

第六节 经导管射频消融术的护理

一、术前护理

1. 心理护理 有些心律失常如房颤，反复发作，经药物治疗效果不佳，患者感到焦虑、郁闷，加上对射频消融治疗缺乏了解，担心手术危险、术后效果及是否被进行“试验性”治疗，存在紧张、恐惧心理。根据患者及其家属的文化层次，采取不同的方法，告知房颤预后及复发率，简单介绍手术方法、手术过程、麻醉方式、手术各阶段的配合要点及成功案例，以缓解患者紧张、焦虑的情绪。同时讲解术后抗心律失常、抗凝药物使用的重要性，以取得患者及其家属的理解与配合。

2. 术前准备

（1）指导患者完成必要的实验室检查，行24 h动态心电图检查。

（2）药物准备：术前停用抗心律失常药物5个半衰期，以免术中因药物影响而诱发不出心律失常。使用华法令进行抗凝治疗者，术前3 d停药复查凝血酶原时间（PT）、国际标准化比率（INR）。

（3）器械物品及药物准备：备好多导生理记录仪、心脏程控刺激仪、射频仪、三维标测系统、临时起搏器、氧气、吸痰器、除颤仪、心包穿刺包、输液泵及术中所需要的各种导管、敷料，各种急救药品、镇痛剂等。各种仪器保持功能良好备用状态。

3. 其他

（1）备皮：双侧腹股沟和会阴部备皮。

（2）青霉素过敏试验。

（3）术前于左上肢建立静脉通路，植入外周静脉留置针。

（4）女性患者了解其月经情况，月经来潮时暂不宜进行治疗。

（5）术前4 h禁饮食。

（6）入导管室前排尿，必要时留置导尿管。

（7）床上大、小便训练。

二、术中护理

1. 一般护理 建立静脉通道。连接心电监护和电生理专用线，固定背部电极时注意均匀接触，患者四肢用宽布带保护性固定，避免触碰周围金属工具，造成短路。

2. 术中配合 加热造影剂至36 ℃。测试输液泵性能，术中放电瞬间将肝素盐水（0.9%氯化钠注射液500 mL加肝素1 000 u）滴速调为600~900 mL/h，放电间歇期将肝素盐水滴速调为100~120 mL/h，与手术医生放电操作保持同步。由于输液量大（术中达3 000 mL左右），密切观察患者有无呼吸困难、胸闷等心力衰竭症状，监测患者意识、动脉压、心律、心率、氧饱和度、尿量、尿色的变化。

3. 心脏压塞的观察与护理 心脏压塞发生在房间隔穿刺、肺静脉电极放置及消融过程中，与术者的操作经验有关。操作过程中需经常询问患者主诉。观察有无胸闷、气促、出冷汗、血压下降、心率增快、呼吸加快，烦躁不安等心脏压塞症状，如出现上述症状应立即处理。

4. 迷走神经反射的观察与护理　心血管迷走反射为术中常见并发症，常与疼痛、紧张、低血容量、手术耗时长等因素有关，也可拔管时才发生。表现为大汗淋漓、恶心、呕吐、心率减慢、血压下降，严重时出现意识丧失。也有文献报道，肺静脉消融过程中，可出现严重迷走神经反射性窦性停搏和Ⅲ度房室传导阻滞。因此需密切监视心电示波，预先抽取阿托品 2 mg 备用，配备临时起搏器，将起搏频率设置在 50~55 次/min，做好保护性起搏，以防术中心脏停搏发生。如果患者消融过程中突发胸闷、心悸、恶心、呕吐、出冷汗、心率减慢、低血压，立即停止放电，静脉注射阿托品 0.5 mg，吸氧，并将阿托品 1 mg 加入 0.9%氯化钠注射液 500 mL 静脉滴注，肌内注射甲氧氯普胺 10 mg，20 min 后症状可缓解。

5. 血栓栓塞的观察与护理　术中房间隔穿刺后，常规给予肝素 5 000 u 静脉推注。术中鞘管内需高浓度肝素盐水留置，更换导管时用肝素盐水冲洗，冷盐水肝素灌注时，记录每小时肝素用量，若每小时不足 1 000 u，应从静脉追加到 1 000 u，以防止血栓栓塞尤其是脑栓塞的发生。同时，术中与患者交流，观察其意识及肢体有无异常表现。对 60 岁以上合并高血压、高血脂等危险因素的老年患者特别注意有无不断打哈欠、语言不流畅、手足麻木、握拳无力等症状。

6. 肺静脉狭窄的观察与护理　肺静脉狭窄因射频电流的热效应使组织产生生理和病理的过度反应而引起，临床上可无症状或表现为呼吸困难、反复咳嗽、胸痛、咯血等。三维标测系统在射频导管消融治疗中的应用可保证消融部位更贴近心房。使肺静脉狭窄的发生率降低。采用冷盐水灌注导管消融，可维持较低的组织界面温度，增加热传导作用，使消融的传输能量增加，进而使肺静脉狭窄的发生率降低。肝素盐水用输液泵与消融导管的侧孔相通，三维标测时以 36 ℃左右 120 mL/h 冷盐水灌注，保持灌注通路畅通，更换液体时关闭灌注线路，以免因负压使导管内血液回流。

三、术后护理

（1）心电监护 12 h，严密观察生命体征及病情变化，观察有无心律失常，对于室性期前收缩的射频消融治疗术后，尤其要观察有无室性心动过速，同时给予 24 h 动态心电图监测，观察有无心律失常及心律失常的形态，经常巡视患者，询问有无胸闷、心悸等不适，做好患者生命体征的监护。

（2）患者回病房后测血压 0.5 h 1 次，连续测 6 次，2~4 h 后如病情平稳即可拔除动脉鞘管，拔管前向患者做好解释工作，嘱患者排空大、小便，准备好抢救器材和阿托品、多巴胺等药物，保持静脉通畅，以防止拔管时发生迷走神经反射。拔除鞘管后按压伤口 20 min，再加压包扎，给予沙袋压迫 6 h，嘱患者穿刺侧肢制动 24 h（动脉穿刺）或 12 h（静脉穿刺），平卧位休息，保持髋关节制动，可进行足部的屈曲、后伸、内旋、外旋等。

（3）严密观察穿刺部位有无渗血、渗液及双下肢足背动脉搏动情况，观察双下肢皮肤温度、色泽有无异常变化，如有异常及时通知医生。

（4）预防性应用抗菌药物，并观察患者体温和血常规变化。

（5）患者至解除制动之前，进食软食、半流质饮食，避免辛辣、产气多的食物，进食水时头偏向一侧。

第七节　先天性心脏病动脉导管未闭封堵术的护理

一、术前护理

1. 心理护理　术前访视患者，对其进行心理疏导，主动对患者及其家属介绍PDA的目的、意义、麻醉方式、手术方式及术后效果。针对患者的年龄、不同的心理做好耐心、细致的解释工作，取得患者及其家属的合作、信任，关心、安慰、鼓励患者，使患者以最佳心态接受介入治疗。

2. 术前准备　协助医生做好有关检验，如三大常规、肝肾功能、胸片及心脏超声等。在做抗菌药物、碘过敏试验前详细询问患者有无过敏史，并做好记录，向患儿及家属交待有关注意事项。训练患儿在床上解大、小便。

3. 局部皮肤准备　进行双侧腹股沟及会阴部备皮时，教会患儿及其家属在清洁皮肤的同时，如何预防着凉。需要时可用软棉物品擦拭局部皮肤。

4. 麻醉准备　局部麻醉术前4 h禁饮食，静脉复合麻醉术前6 h禁食、2 h禁饮。

5. 静脉通路的准备　选用静脉留置针，以保证患者在活动时液体通路的通畅。手术当日给予5%~10%葡萄糖或葡萄糖氯化钠注射液静脉滴注，保证入液量，以防禁食引起低血容量和低血糖的发生，也有利于穿刺成功。

二、术中护理

（1）手术前30 min进行病例讨论，收集病例信息资料，进行护理评估。准备手术所需的导管耗材，如5F、6F动脉鞘，5F猪尾导管，右心导管等，手术器械，适合的封堵器等。

（2）患儿入导管室前，要严格“三查七对”，并查看体重、皮试结果及有关检验单，触摸足背动脉，并嘱患儿排尿。

（3）患儿采取平卧位，为避免双上肢影响PDA造影时左侧角度投照影像，所以要双手抱头。静脉复合麻醉者去枕平卧，肩部垫高，双手抱头，用约束带固定，保证呼吸道通畅，及时清理呼吸道分泌物。体重较轻患者臀下垫一软枕，有利于穿刺成功。根据病情给予吸氧，连接多导记录仪、心电监护仪。密切观察生命体征、血氧饱和度等。

（4）术中调节室温，注意保暖，防止感冒。巡视患者，对于清醒的患者，要告知造影时会感到身体发热，不要惊慌。严密观察患者有无不良反应，充分估计术中可能出现的问题及并发症，密切配合术者，发现问题及时处理。

（5）术毕协助医生拔出动脉鞘管，压迫穿刺部位，压迫的力量以穿刺部位不出血及足背动脉搏动良好为标准，观察15~20 min后用弹力绷带“8”字包扎，并压迫沙袋，送回病房。根据病情需要，携带监护仪和氧气袋。

三、术后护理

（1）术后平卧12 h，术肢呈伸直位严格制动6 h，床上大、小便，防止肢体过早活动引起穿刺部位出血。定时观察穿刺部位情况，及时发现出血。

（2）严密观察心电、血压、脉搏及血氧饱和度的变化，辨别有无心律失常及缺血改变加重，预防并发症。

（3）遵医嘱静脉滴注抗菌药物，补充血容量，防止禁食时间过长而引起的低血糖、低血容量反应，并鼓励患者多饮水，利于造影剂排出。若患者因紧张或不习惯于床上小便，可用热敷或按摩腹部等物理方法促使其排尿，尽量不采用导尿管排尿，以免增加感染机会。

（4）由于穿刺、插管损伤引起动脉痉挛，术后限制活动，加压包扎等因素导致血流缓慢，易诱发血栓形成。注意观察双侧足背动脉搏动强弱是否一致及皮肤颜色、温度，弹力绷带松紧情况，同时询问患者有无肢体麻木感，并指导患者进行关节活动及指趾关节做内屈、外展活动，以防止血栓形成。如足背动脉搏动不能触及，下肢皮肤温度低，要考虑股动脉栓塞；如出现下肢颜色紫暗、肿胀要考虑股静脉血栓形成。发现上述情况应及时报告医生，以便进一步处理。

（5）观察患者的尿液、尿色，如尿常规检查结果中红细胞阳性，则表明有溶血反应，及时通知医生。

四、出院指导

患者术后3个月避免剧烈活动和强体力劳动，防止封堵伞脱落。术后遵医嘱服用阿司匹林，期间避免各种危险因素，定期复查出凝血时间、血小板计数，合理饮食，注意观察皮肤、牙龈有无出血及大、小便颜色，以便随时调整药量。常规术后1、3、6、9、12个月按时复查，期间如有不适，应随时就诊。

第八节 先天性心脏病房间隔缺损封堵术的护理

一、术前护理

1. 心理护理 针对患者的实际情况，对患者及其家属进行心理疏导，因为多数患者及其家属缺少相关的治疗护理知识，常常有很多顾虑，担心手术风险、疗效、并发症及预后，不知道如何配合，所以术前要用通俗易懂的语言，简明扼要地向患者及其家属讲解手术的特点及疗效，以减轻手术前的紧张情绪，增强对手术的信心。

2. 术前准备

（1）按常规要求进行双侧腹股沟备皮。

（2）术前3天口服血小板抑制剂，如阿司匹林0.1 g/d。

（3）碘过敏试验及抗菌药物皮试，普鲁卡因皮试。

（4）术前夜对不能入眠的患者给予镇静药物，如安定片 5 mg 口服或安定针 10 mg 肌内注射。

（5）需要全麻的儿童，要严格按照麻醉要求禁食、禁饮。

（6）术前严格观察体温变化，如体温大于 37.5 ℃，立即通知医生，必要时停止手术。

（7）术日送导管室前建立静脉通道，保留好静脉留置针。

二、术中护理

（1）进入导管室后，导管室护士要严格“三查七对”，查阅术前检查结果及医嘱执行情况。准备好各种抢救仪器、急救药品。

（2）需要全麻者，提前通知麻醉科医生到场，给予平卧位，头偏向一侧，保持呼吸道通畅，防止窒息。

（3）术中密切观察心律、心率、血压、呼吸变化，如有心率增快、血压下降、面色苍白、呼吸加快等现象，及时报告医生，积极配合抢救。

（4）肺动脉压力较高的患者，可经左侧股静脉穿刺，连接压力导管监测肺动脉压力，确定肺动脉压力逐渐下降即可释放封堵器。置入封堵器过程中，及时调整手术床及 X 线显示器，使封堵器影像最清晰，释放封堵器时严密观察封堵器情况，如脱落或存在较大量残余分流且不稳定，立即做好急诊外科手术准备。

（5）手术结束后，配合医生拔除股静脉鞘管，加压包扎，有的患者因压迫疼痛过度发生迷走神经反射而出现心动过缓、血压下降、面色苍白、大汗等情况，因此拔鞘管前应备齐各类抢救器械及物品，必要时给予阿托品、多巴胺、利多卡因等药物应用。密切观察心率、血压，确定无渗血及血肿，局部加压包扎后，撤除监护，送回病房。

三、术后护理

1. 一般护理

（1）严密监测生命体征及血氧饱和度，持续心电监护 48 h，最初 2 h 中每 30 min 观察 1 次心率、心律、呼吸、血压及血氧饱和度，注意有无心动过缓及房室传导阻滞。

（2）全麻患儿术后去枕平卧位 4 h，头偏向一侧，保持呼吸道通畅，防止呕吐物吸入引起窒息，吸氧至清醒。完全清醒 1.5~2.0 h 后进食流质饮食。局麻患者术后 30 min 可进食、进水。并嘱患者多饮水，多排尿，以利于造影剂的排出。每 4 h 测体温 1 次，如体温升高应排除感染的可能。

（3）术后卧床 24 h，术肢制动 12 h，局部沙袋压迫 4~6 h，12 h 后可在床上行下肢活动，防止下肢静脉血栓形成。24 h 后可下床活动。同时注意观察穿刺部位有无渗血，足背动脉搏动情况，注意术侧肢体的肤色、温度、感觉的变化。

2. 并发症的观察及护理

（1）封堵器脱落：患者行封堵术治疗后立即给予心电监测，密切观察心率、心律及心电图变化，经常听诊心脏有无杂音，并结合患者的主诉，正确判断有无病情变化。一旦出现房性期前收缩、室性期前收缩等心律失常，或突然出现呼吸困难、大汗等症状要引起高度重视，及时通知医生，复查心脏彩超，确定是否存在封堵器脱落。如果封堵器脱落，应及时进行外科手术。

（2）心律失常：患者术后除可能出现封堵器脱落而引起房性期前收缩、室性期前收缩等心律失常外，还可能出现房室传导阻滞，床边心电监护 48 h，密切观察心律、心率变化（有无心率减慢，P 波、QRS 波发生脱节），常规术后可给予地塞米松注射液 5 mg 静脉滴注，连用 3 d，并结合术后心电图的情况，遵医嘱及时用药。

（3）血栓形成：术后血栓形成是导致脑梗死或其他脏器栓塞的主要原因，术前 1 d 及术后按医嘱口服肠溶阿司匹林，术中给予肝素钠 100 u/kg 稀释后行静脉注射，术后给予 24 h 肝素钠稀释液持续静脉泵入，成年人 5 mg/h、小儿 2～3 mg/h，并给予阿司匹林肠溶片 5 mg/（kg·d）口服。术后 24 h 停用肝素钠稀释液静脉推注，遵医嘱给予低分子肝素注射液皮下注射。同时监测患者出凝血时间，及时询问患者的病情变化，防止抗凝过度引起的牙龈、皮肤出血。尤其应注意尿液、大便的颜色，以防泌尿道、消化道出血的发生。

（4）感染：由于封堵介入治疗中植入封堵器，可能会引起植入物所致的热源反应，应与介入治疗感染所致的体温升高相鉴别。患者手术当日遵医嘱应用抗菌药物治疗，连用 3 d。在此期间观察患者的体温和血常规变化。

（5）腹股沟皮下血肿：由于术中应用肝素、拔管后压迫位置不当、压迫时间不够或全麻患儿即将清醒时出现躁动致按压部位移位、术侧肢体制动不好等因素可引起局部出血。少量出血引起局部血肿，患者可出现疼痛、烧灼感、局部增大的肿块，小血肿一般可自行吸收，不需处理。较大的血肿需在适当的麻醉下，挤压血肿内残血以便于吸收。

（6）低血压：由于禁食时间长、穿刺部位血肿、术中失血过多、出汗、拔管综合征等原因，可导致患者血压下降。应及时补充血容量、使用升压药。

四、出院指导

患者术后 3 个月避免剧烈活动和强体力劳动，防止封堵伞脱落。术后遵医嘱服用阿司匹林，期间避免各种危险因素，定期复查出凝血时间、血小板计数，合理饮食，注意观察皮肤、牙龈有无出血及大、小便颜色，以便随时调整药量。常规术后 1、3、6、9、12 个月按时复查，期间如有不适，应随时就诊。

第九节 先天性心脏病室间隔缺损封堵术的护理

一、术前护理

1. 心理护理 VSD 封堵术是一项新技术，尚未被多数患者及其家属认识。责任护士应向患者及其家属介绍手术的方法、麻醉方式、手术的优点、安全性、疗效等，手术前、后注意事项，或者请手术成功患者现身说法，减轻患者心理紧张和疑虑，增强对手术的信心。

2. 术前准备

（1）协助医生完善血常规，出、凝血时间，肝、肾功能，乙肝六项、术前四项等化验检查。完善心电图、X线胸片、心脏超声检查。

（2）准备术中用药，做碘过敏试验，备皮，观察双侧足背动脉并标记。

（3）术前禁食、水4 h。10岁以下患儿禁食、水6~8 h，并留置穿刺针，术前排空大、小便。

二、术中护理

（1）进入导管室后，导管室护士要严格“三查七对”，查阅术前检查结果及医嘱执行情况。准备好各种抢救仪器、急救药品。

（2）将患者卧位按要求摆好。需要全麻者，提前通知麻醉科医生到场，给予平卧位，头偏向一侧，保持呼吸道通畅，防止窒息。

（3）连接心电监护仪，术中密切观察心律、心率、血压、呼吸变化，如有心率增快、血压下降、面色苍白、呼吸加快及时报告医生，积极配合抢救。

（4）肺动脉压力较高的患者，可经左侧股静脉穿刺，连接压力导管监测肺动脉压力，确定肺动脉压力逐渐下降即可释放封堵器。置入封堵器过程中，及时调整手术床及X线显示器，使封堵器影像最清晰，释放封堵器时严密观察封堵器情况，如脱落或存在较大量残余分流且不稳定，立即做好急诊外科手术准备。

（5）手术结束后，配合医生拔除股静脉鞘管，加压包扎，有的患者因压迫疼痛过度会发生迷走神经反射而出现心动过缓、血压下降、面色苍白、大汗等情况，因此拔鞘管前应备齐各类抢救器械及物品，必要时给予阿托品、多巴胺、利多卡因等药物应用。密切观察心电、血压，确定无渗血及血肿，局部加压包扎后，撤除监护，送回病房。

三、术后护理

1. 一般护理

（1）严密监测生命体征及血氧饱和度，持续心电监护48 h，最初2 h中每30 min观察1次心率、心律、呼吸、血压及血氧饱和度。注意有无心动过缓及房室传导阻滞。

（2）全麻患儿术后去枕平卧位4 h，头偏向一侧，保持呼吸道通畅，防止呕吐物吸入引起窒息，吸氧至清醒。完全清醒1.5~2.0 h后进流质饮食。局麻患者术后30 min可进食、水。嘱患者多饮水，以利于造影剂的排出。每4h测体温1次，如体温升高应警惕有发生感染的可能。

（3）术后卧床24 h，术肢制动12 h，局部沙袋压迫4~6 h，12 h后可在床上活动下肢，防止下肢静脉血栓形成。24 h后可下床活动。同时注意观察穿刺部位有无渗血及足背动脉搏动情况，注意术侧肢体的肤色、温度、感觉的变化。

2. 并发症的预防及护理

（1）心律失常：术后进行心电监护，严密观察心律、心率变化，出现致命的心律失常时，及时报告医生。遵医嘱给予抗心律失常药物应用，出现房室传导阻滞时，遵医嘱静脉应用地塞米松 5~10 mg，1 次/d，连用 3 d；心率小于 50 次/min，遵医嘱给予异丙肾上腺素 0.01 μg/（kg·min）输液泵泵入，或阿托品 0.5~1 mg 静脉推注。成人心率保持在 70 次/min 左右，患儿保持在 100 次/min 以上。必要时安装临时起搏器。封堵治疗引起的房室传导阻滞，大多是封堵器对局部组织的挤压产生水肿影响传导束造成的，多为暂时性的。封堵器选择偏大时，更容易发生组织水肿，故封堵器不要选择过大。

（2）出血或血肿：由于术中应用大量肝素，易引起出血或血肿。术后穿刺处加压包扎，沙袋（1 kg）压迫 4~6 h，严密观察穿刺处和血压情况，观察有无鼻黏膜出血、牙龈出血，有无尿液、粪便颜色改变。如患者有口渴、出汗、头晕、血压下降等情况，立即报告医生，并配合抢救。

（3）溶血：多是由于残余分流，血细胞遭受机械破坏造成的。凡术后有残余分流者，严密观察患者的血常规，肾功能及尿液颜色变化，若患者出现血尿，遵医嘱给予氢化可的松 100 mg/d 静脉滴注，5%碳酸氢钠 125 mL/d 静脉滴注，碱化尿液，保护肾功能，同时嘱患者多饮水。随着封堵器内形成血栓，心内膜内皮迅速增生覆盖，阻挡异常血流通过，经几天治疗后血尿会消失。

（4）封堵器脱落：据文献报道，90%以上封堵器脱落发生在术毕 12 h 内，术后严密观察患者是否出现无诱因的心悸、心动过速、胸闷、胸痛、咳嗽，听诊杂音复发等情况，一旦出现应立即报告医生，并配合行心脏超声检查，如果发生封堵器脱落，应立即采取抗凝治疗，以避免急性肺栓塞，同时立即准备外科手术。

（5）栓塞：血小板在封堵器或外周血管穿刺内膜损伤处聚集，形成血栓，血栓脱落随血流远行堵塞血管可导致栓塞。因此术后应密切观察足背动脉搏动情况及下肢皮肤温度、颜色，注意患者有无咳嗽、气促、紫绀等肺栓塞的表现，如果出现上述症状，应立即报告医生。

（6）三尖瓣关闭不全：三尖瓣损伤与建立动静脉通道，输送鞘及更换封堵器密切相关。有报道：由于机械原因导致的轻、中度三尖瓣返流发生率为 16%~20%。术前严格掌握适应证，术中操作轻柔，技术熟练，避免三尖瓣关闭不全。

四、出院指导

术后 3 个月避免剧烈活动和强体力劳动，防止封堵器脱落。术后遵医嘱服用阿司匹林，期间避免各种危险因素，定期复查出凝血时间、血小板计数，合理饮食，注意观察皮肤、牙龈有无出血及大、小便颜色，以便随时调整药量。常规术后 1、3、6、9、12 个月按时复查，期间如有不适，应随时就诊。

第十节　主动脉球囊反搏术的护理

一、心理护理

主动脉球囊反搏术（IABP）要求患者卧床，肢体制动。这样患者的活动受到限制，同时又担心疾病预后，容易产生焦躁不安的情绪。患者烦躁可能会使球囊不能有效地工作。护士应尊重、关心、体贴患者，理解患者因卧床制动所带来的不适，适时予以解释病情进展，传递好的治疗效果和足够的信息，使患者对医务人员产生信任感，更积极主动地配合治疗。

二、基础护理

保持病室安静，术肢可用约束带适当固定于床边，以小枕垫于膝关节下，防止大腿屈曲。术前使用气垫床，加强被动翻身，翻身时保持术肢与躯干成直线，侧卧以术侧为主。防止压疮的形成。

三、预防局部感染

动脉切开置入球囊的方法由于操作时间长、损伤大，容易并发局部感染，目前普遍采用经皮穿刺方法，局部感染明显减少。但由于抗凝治疗容易引起置管处渗血，且穿刺点离尿道口近，因此，仍需预防感染。要求严格遵守无菌原则，每日监测体温及血常规。用 3M 透明敷料覆盖伤口，观察伤口有无感染征象，每日换药，如有渗血，及时更换敷料。根据医嘱预防性使用抗生素。

四、下肢缺血及栓塞

缺血一般由栓塞引起，栓塞多由于抗凝效果不佳、停搏时间过长、下肢活动受限造成。国外报道，下肢动脉栓塞的发生率为 3.5%。IABP 的鞘管为 8F 或 9.5F，直径较粗，且需长时间放置在动脉内，易造成下肢缺血。为预防下肢栓塞，可选用较细导管行无鞘穿刺置管。在反搏期间，观察下肢皮肤色泽、温度、感觉及足背动脉搏动情况，必要时采用多普勒探测血流。如出现波形下降，穿刺侧肢体温度低、颜色发白、足背动脉博动减弱，要考虑肢体缺血。同时每 2~4 h 监测激活全血凝固时间（ACT）。调整 ACT 值为正常的 1.5~2.5 倍。

五、出血的护理

由于肝素化及球囊反复充放气，对血细胞和血小板有一定破坏，所以出血是常见的并发症。为避免反复穿刺静脉，可采用静脉留置针，动脉血应尽量从球囊导管中抽取，同时在穿刺后应长时间压迫，避免在穿刺侧上肢反复测量血压。每日查血常规，同时观察有无鼻出血、牙龈出血、皮下出血及柏油便等现象。

六、导管的护理

必须用胶布和绷带妥善固定球囊导管，患者床头抬高应小于 30°，以防导管扭曲、移位、脱出、局部受压或缠绕过紧，在更换床单位时应特别注意导管位置。留置导管的肢体应保持功能位，抬高 15°，防止过度弯曲。正常情况下，球囊上端应位于左锁骨下动脉远端，下端位于肾动脉近端水平。若球囊过高可影响左锁骨下动脉血流，导管尖端可能损伤主动脉内膜造成主动脉夹层，导管位置过低可导致肾灌注不足而出现肾功能不全。若出现左侧桡动脉搏动减弱或消失、难以解释的尿量突然减少，或出现主动脉夹层的症状时，应立即报告医生，复查胸片，以确定导管是否处于正常位置。每班护士接班后需核对导管外露刻度，重新校零导管压力转换装置、调压力，随时观察导管连接处有无血液，保持管中无血，以免形成血栓。如发现管中有血，立即用注射器抽吸导管中动脉血液3~5 mL，然后用肝素盐水冲管。

七、预防球囊破裂的护理

球囊破裂是最严重的并发症。球囊壁薄，接触尖锐物或与粗糙表面摩擦易导致球囊破裂，置管前应仔细检查球囊充气情况，置管过程中防止球囊接触尖锐物，置管动作应轻柔。治疗期间护士应密切观察反搏泵工作是否正常，当球囊漏气达到5 mL时，反搏泵将立即快速抽吸球囊内的剩余气体并发出报警，停止工作，此时可观察到导管内有血液回流、反搏波形不正常。如导管内出现血液、反搏波形消失，应立即通知医生，协助医生及时拔除球囊反搏导管。

八、拔管的护理

撤机应逐渐进行，反搏比由1∶1（球囊充气∶心率）逐渐改为1∶2、1∶4。若各方面情况稳定，则可停机。在撤球囊导管前，球囊必须继续工作，避免1∶4反搏时球囊工作时间大于8 h或停搏超过30 min，以防止球囊上血栓形成。拔管前，停用肝素抗凝4~6 h，ACT降至200 s以下时拔管。在排尽囊内气体后，用手指紧压球囊导管，进入动脉之远侧，将球囊导管连同套管一起拔出皮肤，并将可能附着在管壁上的血栓轻轻带出，让动脉血冲出数秒，以防血栓停留在动脉穿刺口的远近侧，用手压迫穿刺部位30 min。确认止血后再用2 kg沙袋压迫8~10 h，下肢制动24 h方可活动。

第十一节　心肌活检的护理

一、术前护理

1. 心理护理　心肌活检（EMB）为有创性检查，会使患者产生紧张、恐惧的情绪。因此护士应耐心解答患者的每一个问题，告知患者检查的目的、意义、操作程序及注意事项，让患者充分了解检查的重要性，以取得合作。

2. 常规护理　术前1天应检查胸片、超声心动图，查血常规、凝血功能（操作前INR比值应<1.5）等，患者进入导管室检查前，应监测血压、血氧饱和度及心电图，便于检查后并发症的观察和护理。

二、术中护理

操作过程中护士应严密监测心率、心律、血压、右房压、呼吸和血氧饱和度。若检查过程中患者出现胸痛，心率及血压降低（因心包内出血可刺激迷走神经，导致心率和血压降低），透视下观察心影进行性增大或钳取的组织漂浮在10%的福尔马林之上

(说明其含有心外膜脂肪组织)，提示患者可能发生心肌穿孔。如果患者血流动力学基本稳定，但怀疑心肌穿孔，可以同时进行床旁超声心动图检查以确诊。一旦患者血流动力学不稳定，护士应该立即配合医生进行超声引导下心包穿刺。大多数凝血功能正常的患者如果出现 EMB 所致的心肌穿孔，进行单纯心包穿刺抽液或留置引流即可，不必进行外科手术处理。当活检钳进入右室钳取心肌时，几乎所有的患者都会出现室性早搏或短阵的室性心动过速。这种室速均为一过性，是评价活检钳钳取部位的可靠指标，并不需要特殊处理。为减少室速持续时间，活检钳在右室操作时应尽量轻柔，到达目标部位钳取心肌组织时要迅速、准确，手法轻柔。

三、术后护理

1. 一般护理 由导管室返回病区后行 12 导联心电图检查。严密监测血压、心率、心律、血氧饱和度情况，并与活检前的指标对比。常规心电监护 12 h。

2. 并发症观察及护理

(1) 穿刺相关并发症：常见的穿刺并发症有局部出血、气胸、喉返神经损伤、Homer 综合征。有经验的操作者严格按规程操作可以明显减少穿刺并发症的发生。与因其他原因进行颈内静脉穿刺相比，EMB 的此类并发症并未明显增加。护理人员应注意观察穿刺部位出血、血肿范围，颈部血肿压迫可导致进食或呼吸困难，喉返神经损伤可导致声音哑嘶，必要时做好气管插管准备。

(2) 三尖瓣关闭不全：有研究显示进行右心室 EMB 时，活检钳可能导致三尖瓣关闭不全。国外报道心脏移植术后多次 EMB 监测排异反应，引起三尖瓣中度至重度关闭不全的发生率为 6%~32%。护理过程中如观察到患者静脉压增高、三尖瓣听诊区收缩期杂音，提示可能发生三尖瓣关闭不全，可行床旁超声心动图明确诊断，为治疗和护理提供依据。

(3) 心律失常：心律失常是 EMB 时常出现的并发症之一。术后 12 导联心电图和持续心电监测能及时发现各种心律失常。常见的心律失常有右束支传导阻滞（RBBB），因为右侧室间隔为右束支的主要走行部位，在该部位进行活检容易损伤右束支，出现 RBBB。传导阻滞的程度与持续时间、钳取损伤传导束的程度有关。轻度损伤导致的传导阻滞可在水肿期后恢复正常。

(4) 感染：EMB 时可出现血栓形成或感染，操作时应及时冲洗鞘管，注意无菌操作。术后 3 d 静脉滴注抗菌药物抗感染，每日伤口消毒并更换敷料，注意体温的监测，及时发现感染征象。

四、出院指导

医护人员应叮嘱患者在出院后保持穿刺部位清洁。若出现局部出血或血肿应尽快返院检查。出院后患者若出现心悸、胸闷、下肢水肿、脉率不齐等表现，应高度警惕急性排异反应或出现活检并发症的可能，应及时就医。

第八章　心血管内科常用药物及观察

第一节　抗心肌缺血药物

临床从两个方面改善心肌缺血：一方面扩张冠状动脉或其他血管以缓解心绞痛，如硝酸甘油、二硝酸异山梨酯、单硝酸异山梨酯；另一方面营养心肌，改善心肌代谢，如果糖磷酸钠、门冬氨酸钾镁、磷酸肌酸等。

一、扩张血管药物

（一）硝酸甘油

1. 适应证　硝酸盐类药物主要用于缓解或预防冠心病心绞痛发作，疗效良好，适用于稳定型心绞痛和不稳定型心绞痛。在急性心肌梗死的治疗中安全有效，可以预防AMI后的心室重构。在治疗高血压方面，静脉滴注常用于控制严重的高血压或术中控制血压升高。排除药物的耐受性影响后，硝酸甘油、二硝酸异山梨酯、单硝酸异山梨酯疗效基本相等，但由于剂型、给药途径不同，所以用药选择仍有不同。

2. 禁忌证　青光眼患者忌用。

3. 用法及用量

（1）舌下含服，每次0.25~0.5 mg，5 min可重复1次，直至疼痛缓解。

（2）静脉滴注应注意个体化。

4. 护理要点及注意事项　观察药物不良反应，如头部胀痛、心跳加快，严重者可晕厥。长期服用可产生耐受性。

（1）舌下含服时嘱患者取坐位或半坐位，药片放于舌下自然溶化吸收，不饮水、进食或吸烟，未全溶前不可吞下。用药后应休息15~20 min，不可过早活动，以免发生晕厥。舌下含服1片后，若症状不缓解，可在5 min后再含服1片，但15 min内不可超过3片，多用可致冠脉血流量进一步减少而发生低血压。用药后，若症状不缓解且有加重，应警惕心肌梗死，尽快报告医生。

（2）静脉给药时，不可直接静脉注射，必须用5%葡萄糖注射液或0.9%氯化钠注射液稀释，充分混匀。急救时，可与利多卡因、多巴胺和多巴酚丁胺三通管输入。静脉输入时，严格按照医嘱控制药物的单位时间入量，细致观察患者的血压、心率、心律，据病情调整滴速。

（3）本药具有挥发性，遇光、热不稳定，应避光密封、阴凉处存放。片剂应放在棕色玻璃瓶内，每次服用后拧紧瓶盖，以防失效。

（4）用药后出现头痛反应时，可减少药物剂量或减慢滴速，也可采取物理治疗，如头部冷敷，保持安静或给予温和的止痛药。如发生口唇青紫、心率增快、血压下降，应立即停药，让患者平卧休息，给予吸氧，备用升压药物等。

（5）有心绞痛发作时，应及时用药并卧床休息。大量或长期用药时不可骤然停药，应逐渐减量，以防反跳致心绞痛加重。服用后有胃部灼热或刺痛属药物正常反应，不必惊慌。含服后有短暂性头痛、头胀，一般持续 3~5 min，很少超过 20 min，如持续时间过长或症状加重，应立即通知医生。用药期间，有蹲、坐、卧位时，应缓慢起立，站立不可过久，以免发生直立性低血压。

（二）硝酸异山梨酯（消心痛）

1. 适应证

（1）预防心绞痛。

（2）治疗慢性充血性心力衰竭。

（3）冠心病的长期治疗。

（4）肺动脉高压的治疗。

2. 禁忌证

（1）头部创伤、脑出血、严重低血压或血容量不足和对硝酸盐类过敏及青光眼等忌用。

（2）甲状腺功能减退、营养不良、严重肝肾疾病和孕妇、哺乳期妇女慎用。

3. 用法及用量 口服：每次 5~10 mg，2~3 次/d。静脉滴注开始剂量 30 μg/min，观察 0.5~1 h，如无不良反应可加倍，1 次/d，10 d 为 1 个疗程。

4. 护理要点及注意事项 药物使用宜从小剂量开始，逐渐增量，开始可见面部潮红、灼热感、恶心、眩晕、出汗甚至虚脱等现象，偶有皮疹。

（1）用药期间，久坐或卧位站起时，起身动作宜慢，如果感到眩晕应立即坐下。避免大汗、运动过度及站立过久。头痛常常是药物起效的征象，可根据医生建议使用阿司匹林或非阿司匹林镇痛药治疗。如果头痛持续存在或加重，应及时报告。可根据患者反应调整剂量。

（2）服用本药时避免饮酒，因乙醇常可增加药物不良反应，引起血压过低；避免驾驶、机械操作或高处作业。

（3）口服时宜空腹。速效药物舌下含化，缓释片应整片吞服，避免嚼碎或掰开，以免降低疗效。静脉用药过程中，严密观察患者的血压和心率。

（4）因本药长期应用可产生耐药性，并与其他硝酸盐类药物有交叉耐药性，如用药期间，自觉症状不缓解或继续加重，应及时报告医生。

二、改善心肌代谢类药

（一）二磷酸果糖（1，6-二磷酸果糖、达欣能、依福那）

1. 适应证 急性心肌梗死、心绞痛、病毒性心肌炎、原发性扩张型心肌病、高原心肌缺血、中毒性心肌炎（洋地黄、环孢素对心肌细胞的毒副作用）。

2. 禁忌证　对本品过敏及肾功能衰竭、肌酐清除率<50%的患者，应监测血磷。如发生过敏反应，应立即停药，给予抗过敏治疗；如出现过敏性休克，还应监测血压，并抗休克治疗。

3. 用法及用量　5~10 g 本药溶入附带的稀释液中，配制成 10%的溶液，以 0.5~1.0 g/min 的速度快速滴注。1~2 次/d，连用 10~14 d 为一个疗程。

4. 护理要点及注意事项　可见口唇麻木、注射部位疼痛。静脉输注速度>1 g/min 时，可引起脸红、心悸、手足蚁走感等。偶见头晕、胸闷及过敏反应。

（1）本药宜单独使用，勿与 pH 值为 3.5~5.8 的不溶性药物共用，尤其切记勿与钙剂及碱性溶液共用。静脉给药时勿使药液漏出血管外，以免引起局部疼痛和刺激。

（2）本药与洋地黄有协同作用，可加强利尿、减慢心率。与抗酸药合用，可降低对磷的吸收。

（二）磷酸肌酸（护心通、莱博通、纳斯达欣）

1. 适应证　改善缺血状态下心肌代谢异常及横纹肌活性不足，心脏手术时加入心脏停搏液中保护心肌，心脏停搏液中浓度为 10 mmol/L。

2. 禁忌证　对活性成分明确过敏者禁用。

3. 用法用量　每克溶于 6 mL 注射用水中，每克静脉注射时间不少于 2 min，否则可能引起血压下降。稀释溶液可用注射用水、5%葡萄糖注射液或生理盐水。

4. 护理要点及注意事项　本药静脉注射宜缓慢进行。大剂量（5~10 g/d）可引起磷酸盐摄入过多，而影响钙代谢、调节激素的分泌及肾功能和嘌呤代谢。也可引起内源性肌酸的合成下降。监测电解质和肾功能。本药给予负荷量后可引起水潴留，甚至体重增加等，用药期间注意观察体重和全身水肿情况。少数人用药后出现腹泻，一般不会引起溃疡。偶有引起肾功能下降的报道。

（三）门冬氨酸钾镁（潘南金、欣美佳）

1. 适应证　各种原因引起的心律不齐、低钾血症及洋地黄中毒引起的心律失常等心血管系统疾病。

2. 禁忌证　房室传导阻滞、肾功能损害者慎用。

3. 用法及用量　静脉滴注：10~20 mL 加入 5%葡萄糖注射液 250 mL 或 500 mL 中缓慢静脉滴注，1 次/d。口服：每次 1~2 片，3 次/d。

4. 护理要点及注意事项

（1）本药注射液稀释后缓慢静脉滴注，不能肌内注射或静脉注射。速度过快时，可引起高血钾和高血镁，出现恶心、呕吐、面部潮红、胸闷、血压下降等；偶见血管刺激性疼痛。极少数患者出现心率减慢，停药后可恢复。

（2）口服时偶见恶心，停药后可恢复正常。大剂量用药可引起腹泻。

（3）本药不与保钾利尿药和血管紧张素转换酶抑制药合用，可能发生高血钾。

（4）用药期间定期检查血镁、血钾浓度，以防电解质紊乱。

第二节　抗心律失常药物

虽然心律失常的非药物治疗如射频消融术、自动复律除颤有了很大进步，但药物治疗仍是最基本的方法。抗心律失常药分为抗快速心律失常药和抗缓慢心律失常药两大类。抗快速心律失常代表药物有奎尼丁、利多卡因、美托洛尔、胺碘酮、维拉帕米、地尔硫卓等；抗缓慢心律失常药物常用的有阿托品、盐酸异丙肾上腺素等。

一、抗快速心律失常药

（一）奎尼丁

1. 适应证　心房颤动和心房扑动的复律后窦性心律的维持；危及生命的室性心律失常。

2. 禁忌证　对本药过敏者禁用。孕妇、哺乳期妇女、婴幼儿及老年患者慎用。

3. 用法及用量

（1）口服：第1天每次0.2 g，2 h 1次，连服5次；如无效且无明显毒性反应，第2天，每次0.3 g，2 h 1次，连服5次；第3日，每次0.4 g，2 h 1次，连服5次。每日总量不超过2.4 g。转为窦性心律后，改为维持量，每次0.2~0.3 g，3~4次/d。

（2）静脉注射：在十分必要时采用静脉注射，每次0.25 mg，以5%葡萄糖注射液稀释至50 mL缓慢静脉注射，必须在心电监护下进行。

4. 不良反应　本药不良反应多，毒性大，应严密观察用药反应。

（1）静脉注射可致严重低血压，应特别警惕。

（2）可出现传导阻滞，心衰加重甚至心脏停搏（奎宁丁晕厥）及心动过速，心动过缓。

（3）可有恶心、呕吐、腹泻、耳鸣、头晕、视物模糊、心悸、头痛、面红、发热等胃肠道反应和金鸡钠反应。

（4）可有皮疹、发热、呼吸困难、发绀，血小板减少、粒细胞减少、贫血、肝损害、虚脱、休克，甚至死亡。

5. 护理要点及注意事项

（1）每次给药时应仔细观察心律和血压改变，避免夜间用药。白天给药量较大时，夜间应注意心律及血压。

（2）心房颤动患者用药过程中，当心律转至正常时，可能诱发心房内血栓脱落，发生脑栓塞、肠系膜栓塞等，应严密观察。

（3）用药期间注意血压、心电情况，检测血细胞及血小板计数，血钾浓度、血药浓度，肝肾功能。

6. 药物相互作用　与其他抗心律失常药合用可致作用相加；与抗凝药合用可使凝血酶原进一步减少，也可减少本药与蛋白的结合；苯巴比妥及苯妥英钠可以增加本药的肝内代谢，使血药浓度降低，应酌情调整剂量；洋地黄过量时，本药可使地高辛血清浓度增至中毒水平，应监测血药浓度，调整用量；与胆碱药合用，可增加抗胆碱能效应，能减弱拟胆碱药效应，应按需调整剂量；与钾制剂合用时本药可增效，低血钾时反之；碱化尿液药如乙酰唑胺、大量柠檬汁、抗酸药或碳酸氢盐等，可增加肾小管对本药的吸收，以致常用量就出现毒性反应；与降压药、扩血管药及受体阻滞剂合用，可增强降压和扩血管作用；与受体阻滞剂合用时可加重对窦房结及房室结的抑制作用。

（二）利多卡因

1. 适应证　用于转复和预防室性快速心律失常，如急性心肌梗死或其他原因所致的室性期前收缩、室性心动过速和心室颤动。

2. 禁忌证　严重房室传导阻滞。

3. 用法和用量　静脉注射：50～100 mg 加入 5%葡萄糖注射液 20 mL 缓慢注射，若无效可每隔 5～10 min 再静脉注射上述剂量，每小时总量不超过 300 mg，以后按 1～2 mg/min 静脉滴注维持。

4. 不良反应　中枢神经症状有头痛、兴奋、吞咽障碍；心血管症状有心率减慢、房室传导阻滞、血压下降。

（三）普罗帕酮（心律平）

1. 适应证　用于各种期前收缩，也用于预防阵发性室性心动过速、阵发性室上性异位搏动、室上性心动过速、预激综合征、心房扑动和心房颤动。电转复律后预防室颤发作。

2. 禁忌证　窦房结功能障碍、Ⅱ或Ⅲ度房室传导阻滞、严重充血性心力衰竭、心源性休克、严重的低血压、电解质紊乱等禁用。

3. 用法及用量

（1）口服：每次 100～200 mg，3～4 次/d。

（2）静脉注射：常用量为 1～1.5 mg/kg，于 10 min 内缓慢静脉注射。

4. 不良反应

（1）中枢神经不良反应：视物模糊、眩晕、疲乏、嗜睡、感觉异常、头痛、头晕、定向障碍、乏力。

（2）胃肠道不良反应：恶心、呕吐、口干、口唇麻木、便秘等。

（3）心脏不良反应：低血压、房室传导阻滞、室性心动过速、窦房结功能障碍、诱发或加重心力衰竭及心律失常。

5. 护理要点及注意事项

（1）老年人及既往有严重心肌损害者，用药量增加时要谨慎，静脉给药宜慢，动态监测心电图变化，如用药后 QRS 波增宽 20%～25%以上，或 Q-T 间期明显延长时应减量或停药，直至心电图恢复正常。

（2）如出现房室传导阻滞，可静脉注射乳酸钠、硫酸阿托品、异丙肾上腺素或间羟胺解救，必要时安装起搏器。

6. 药物相互作用　与三环类抗抑郁药、环孢素、地高辛、茶碱、华法林合用可增强本品作用和毒性，注意出血症状。与胺碘酮、奎尼丁同用，可加强心脏不良反应；与降压药合用，可增加降压效用；与地尔硫卓同用，二者血药浓度均增高；与苯巴比妥同用可降低本品疗效。

（四）胺碘酮（乙胺碘呋酮、可达龙、安律酮）

1. 适应证 口服适用于阵发性室性心动过速及心室颤动的预防；也可用于其他药物治疗无效的阵发性室上性心动过速、心房扑动、心房颤动，以及持续性心房颤动、心房扑动电转复律后的维持治疗。静脉滴注适用于不宜口服给药的严重心律失常，利多卡因治疗无效的室性心动过速和急诊控制心房颤动、心房扑动的心室率。

2. 禁忌证 对本药过敏者禁用。窦性心动过缓、Q-T 间期延长综合征、低血压、肝功能不全、肺功能不全、严重充血性心力衰竭慎用。

3. 用法及用量

（1）口服：先给负荷量，600 mg 分 3 次服，12 周后改为 200～400 mg/d，最低有效剂量可减至 100～200 mg/d，每周给药 5 d，停药 2 d。

（2）静脉注射：75～150 mg 用 5% 葡萄糖注射液稀释后缓慢静脉推注（5 min 以上），如无效再注射 1～2 次。

（3）静脉滴注：150 mg 加入 5%葡萄糖注射液 100 mL 中静脉滴注，有效者 1～1. 5 mg/min 静脉滴注 6 h。以后酌情减量至 0. 5 mg/min，24 h 总量不超过 1. 2 g。

4. 不良反应 不良反应的发生与剂量大小及用药时间长短成正比，不良反应除严重窦性心动过缓、窦房或房室传导阻滞、Q-T 间期明显延长外，长期服用可引起角膜色素沉着、甲状腺功能障碍、胃肠道症状、共济失调等。少数有肺间质纤维化，预后不良。静脉注射过快可产生低血压，甚至心力衰竭。

5. 护理要点及注意事项

（1）减量或与食物同服可减轻胃肠道症状。中枢神经毒性反应常于用药 1 周内出现，最常见为肌软弱及颤抖，应卧床注意观察，必要时减量或停药。如发现进行性呼吸困难、疲劳、咳嗽、胸痛、发热等注意听诊呼吸音或胸部 X 线片检查，并与充血性心衰及肺炎鉴别。穿长裤、戴墨镜、涂抹防晒霜等可减轻皮肤红斑、痒等光敏反应。

（2）用药超过 2 个月常有皮肤及角膜色素沉着，用药 1 年以上者可有蓝色沉着，停药可逐渐恢复，少数不恢复。

（3）用药时监测心率、心律、血压，特别是静脉注射时。有传导阻滞或心律失常加重时应减量 30%～50%，稳定后每日测脉搏，低于 60 次/min 时及时告诉医生。

（五）维拉帕米（异搏定、异搏停）

1. 适应证 各种心律失常伴心率增速者，对阵发性、室上性心动过速最有效，也可用于心房颤动、心房扑动、心绞痛、肥厚性心肌病、原发性高血压等。

2. 禁忌证 对本药过敏、心源性休克、严重低血压、充血性心力衰竭、左心衰竭、急性心肌梗死并发心动过缓、严重传导功能障碍、病窦综合征、预激综合征伴房颤或房扑、洋地黄中毒者禁用注射剂，孕妇和哺乳期妇女禁用。心率<50 次/min、Ⅰ度房室传导阻滞伴室性心动过速、轻度心力衰竭、轻中度低血压、严重肝功能不全、肾功能损害、支气管哮喘、进行性肌营养不良、颅内压增高者慎用。

3. 用法及用量

口服：每次 40～80 mg，3 次/d；维持量：每次 40 mg，3 次/d。静脉注射或滴注：

每次 5~10 mg，以适量溶液稀释后缓慢注入或滴入。

4. 不良反应　与剂量有关，常发生于剂量调整时。常见有眩晕、恶心、呕吐、便秘、心悸等。

5. 护理要点及注意事项

（1）静脉注射速度不宜过快，否则可使心脏停搏。必须在持续心电监测和血压监测下，缓慢静脉注射至少 2 min，并备好急救设备与药品。

（2）若与 β 受体阻滞剂合用，易引起低血压、心动过缓、传导阻滞，甚至心脏停搏。

（3）老年人宜从小剂量开始，口服安全剂量每次 40 mg，3 次/d。静脉注射剂量同成人，缓慢注入至少 3 min。

（六）地尔硫卓（硫氮卓酮、合心爽、恬尔心）

1. 适应证　控制心房颤动、心房扑动的心室率，减慢窦性心律，对迟发后除极引起的室性心律失常亦有效。

2. 禁忌证　对药物中任一成分过敏者、妊娠或可能妊娠的妇女禁用。

3. 用法及用量　口服：常用量为每次 30~60 mg，3 次/d。心律失常：每次 30~60 mg，4 次/天。心绞痛：6~8 h 服 30~60 mg。高血压：120~240 mg/d，分 3~4 次口服。

4. 护理要点及注意事项

（1）每日剂量分次口服给药，宜餐前或临睡前服用，每 1~2 d 增加剂量直到获得适合的效果。停药应逐渐减量，不能突然停药，以免出现高血压反弹或心绞痛发作。服缓释胶囊应整粒以水吞服。

（2）注射剂使用前溶于 5 mL 注射用水，溶解后呈无色澄明液体，如与其他制剂混合，pH 值>8 时，可能析出结晶。静脉注射本药前，应明确宽 QRS 复合波为室上性或者是室性。

（3）首次注射本药应在心电监护、备有除颤仪下进行。静脉给药速度应缓慢，静脉注射 10 mg 在 30 min 内完成，静脉滴注速度以 5~15 μg/（kg · min）为宜。明确患者对药物的反应后可在常规条件下给药。

（4）用药期间，应定期检查血常规、肝功能、血糖及尿素氮，并注意监测血压及心电图变化，特别是注射用药时更应注意，如发现异常，应立即减量或停药。

（5）注意本药、β 受体阻滞剂、洋地黄制剂联合用药。本药和 β 受体阻滞剂应避免同时或在相近的时间内给予。

（6）治疗中应密切观察病情，如皮肤出现瘀点、瘙痒、荨麻疹、注射局部发红应加强观察，继续用药。如出现多形性红斑、剥脱性皮炎或持续性皮肤反应，应立即停药处置。如出现异常精神症状及胃肠道不适，应及时调整剂量。过量或中毒时，除洗胃、活性炭吸附、输液等支持疗法外，如有严重心动过缓，可静脉注射阿托品 0.6~1 mg。高度房室传导阻滞，可安装临时起搏器。对有症状的低血压，可静脉滴注多巴胺或去甲肾上腺素。心力衰竭者可给予正性肌力药，如多巴胺、多巴酚丁胺和利尿药。

5. 药物的相互作用　β 受体阻滞剂能影响心脏传导，尤其在病窦综合征及房室传导阻滞者，与本品同用有协同作用，并且对心脏负性肌力作用也相加。西咪替丁使本品血药浓度增加，因此，两药同时使用时需调整本品的剂量。与洋地黄同用时，对心脏传导阻滞有协同作用，因此联合应用时应谨慎。麻醉药可抑制心肌收缩、传导、自律性并有血管扩张作用，与本药有协同作用。

二、抗缓慢心律失常药——阿托品

1. 适应证 心动过缓、房室传导阻滞。

2. 禁忌证 青光眼及前列腺增生者禁用。

3. 用法及用量 静脉注射时成人 0.5~1.0 mg/kg，儿童 0.02 mg/kg，5~10 min 重复 1 次。

4. 不良反应 主要为口干、眩晕、便秘、排尿困难（老年患者），严重时瞳孔散大、皮肤潮红、心率加快、兴奋、烦躁、谵语、惊厥。

第三节 抗心力衰竭药物

抗心力衰竭药物主要包括利尿剂、ACEI 类（血管紧张素转化酶抑制剂）、洋地黄和 β 受体阻滞剂。

一、利尿剂

利尿剂可改善心功能，即使是无症状患者。最常用的是静脉注射或口服呋塞米。

（一）呋塞米（速效利尿剂）

1. 适应证 严重水肿、急性肺水肿、脑水肿、肾功能不全、高血压、高钾血症及高钙血症、稀释性钠血低症，急性药物中毒。

2. 禁忌证 对磺胺类及噻嗪类利尿剂过敏者，对本药也有过敏；孕妇前 3 个月尽量避免使用，哺乳期妇女及老年人慎用；糖尿病、高尿酸血症、痛风、肝肾功能严重损害、急性心肌梗死、胰腺炎、低钾血症、红斑狼疮、前列腺增生者等慎用。

3. 用法及用量

（1）心力衰竭：20~250 mg/kg。

（2）高血压：口服起始剂量 20~40 mg，2 次/d，根据病情调整剂量。

（3）水肿：口服起始剂量 20~40 mg，1 次/d，必要时 6~8 h 追加 20~40 mg。静脉注射起始 20~40 mg，必要时每 2 h 追加 1 次。

（4）急性肺水肿：20~40 mg 加入 20~40 mL 生理盐水中缓慢静脉注射，5~10 min 注射完毕，可根据病情反复静脉注射多次。

（5）急慢性肾衰竭：250 mg 加入 200 mL 生理盐水中，静脉滴注 1 h。

4. 不良反应 大剂量或长期应用可发生低血压、休克、低钾血症、低氯血症、低钠血症、低钙血症、低氯性酸中毒及黄视症、头痛、恶心、呕吐、腹泻、粒细胞减少、血小板减少性紫癜、再生障碍性贫血、肝功能损害等。大剂量可出现耳鸣、耳聋、眩晕。

5. 护理要点及注意事项　用药中严密监测血压、血糖、电解质、肝肾功能、酸碱平衡等。

6. 药物相互作用　促肾上腺皮质激素及雌激素可降低本药的利尿作用，增加电解质紊乱尤其是低钾血症的发生机会。非甾体类消炎镇痛药能降低本药的利尿作用，增加肾损伤。与拟交感神经药及抗惊厥药合用，利尿作用减弱。与多巴胺合用，利尿作用增强。与麻醉药合用，会引起直立性低血压。与降糖药合用，可降低降糖药物的疗效。与头孢菌素、氨基糖苷类等抗菌药物合用，肾毒性、耳毒性增加，尤其对原有肾损害者。与抗组胺药合用，耳毒性增加，易出现耳鸣、头晕、眩晕。与碳酸氢钠合用，发生低氯性碱中毒机会增加。服用水合氯醛后静脉注射本药可导致出汗、面色潮红、血压升高。

（二）氢氯噻嗪（中效利尿剂）

1. 适应证　水肿性疾病如充血性心力衰竭、肝硬化腹水、肾病综合征等所致的水钠潴留；高血压及尿崩症等。

2. 禁忌证　肝肾功能减低、痛风、糖尿病者慎用。

3. 用法及用量　口服宜小剂量开始，12.5～25 mg/d，1～2 次/d 或隔日或每周服 3～5 d。根据病情调整用量。

4. 护理要点及注意事项

（1）长期服用应监测电解质，注意观察有无低钠血症和低氯性碱中毒引起的症状，如口干、无力、肌痛等，胃肠道症状如恶心、呕吐、腹泻，皮肤症状，如皮疹、瘙痒、光敏性皮炎等，如有发生，应提醒医生停药或减量。有时还可引起结晶尿，血尿酸、血糖升高。

（2）本药与强心苷合用可引起低钾血症，增加强心苷毒性，应注意补钾。

（3）停药时应逐渐减量，突然停药可引起钠、氯、水潴留。

（三）吲哒帕胺

1. 适应证　高血压。

2. 禁忌证　痛风和高尿酸血症，用药可使血尿酸进一步升高；肝功能不全，利尿后可诱发肝性脑病；无尿或严重肾功能不全可诱发氮质血症。

3. 用法及用量　口服每次 2.5 mg，1 次/d。

4. 不良反应　反应一般较轻而短暂。少见腹泻、头痛、失眠、直立性低血压，偶有皮疹、瘙痒等过敏反应。

5. 护理要点及注意事项　为减少电解质失衡，宜小剂量应用，并监测血钾、血钠、尿酸等，注意维持水、电解质平衡，并及时补钾。

二、ACEI 类

（一）氯沙坦（科素亚）

1. 适应证　心绞痛、急性心肌梗死和预防心血管重塑。

2. 禁忌证　对本品任何成分过敏者禁用。

3. 用法及用量　通常起始和维持剂量为每天 50 mg，治疗 3~6 周可达到最大降压效果。部分患者剂量增加到每天 100 mg 可产生进一步的降压作用。对血容量不足者可考虑以每天 25 mg 作为起始剂量。老年患者及肾损害透析患者，则不必调整起始剂量。

4. 不良反应　轻微且短暂，一般不需终止治疗。有不到1%的患者发生与剂量有关的体位性低血压。偶见皮疹。最常见的不良反应为头晕、疲乏和眩晕，也有血管性水肿、低血压及电解质紊乱。

5. 护理要点及注意事项

（1）血容量不足者在使用本品治疗前应该纠正低血容量或使用较低的起始剂量。

（2）肾功能不全，伴或不伴有糖尿病的患者中常见电解质紊乱，应注意监测电解质。有病情变化及时报告医生。

（二）缬沙坦（代文）

1. 适应证　心绞痛、急性心肌梗死和预防心血管重塑。

2. 禁忌证　对本品中任一成分过敏者。

3. 用法用量　推荐剂量为每天 80 mg。剂量与种族、年龄、性别无关。可以在进餐时或空腹服用，建议每天同一时间用药。

4. 护理要点及注意事项

（1）应该在用药之前，纠正低钠和（或）血容量不足。如果发生低血压，应该让患者平卧，必要时静脉输注生理盐水，血压稳定后可以继续本品治疗。

（2）肾动脉狭窄患者监测尿录氮和肌酐。

（3）肝功能不全患者不需要调整剂量。

三、洋地黄类

应用洋地黄类药物易发生中毒。引起洋地黄中毒的原因有水、电解质紊乱。特别是低钾血症、肾功能不全、心肌缺血、缺氧。

洋地黄中毒表现：①各类心律失常，最常见的是室性期前收缩，多表现为二联律、心房纤颤及房室传导阻滞。②胃肠道反应如恶心、呕吐。③中枢神经系统症状，如视力模糊、黄视、倦怠等。

发生洋地黄中毒后应立即停药。单发性室性期前收缩、Ⅰ度房室传导阻滞等停药后常自行消失；对快速性心律失常，如血钾低者应静脉补钾，如血钾不低可用利多卡因或苯妥英钠。因易导致心室颤动，一般禁用电复律。有房室传导阻滞及缓慢性心律失常者可用阿托品 0.5~1.0 mg 皮下或静脉注射，一般不需要放置临时起搏器。

洋地黄类常用药物有两个。

（一）地高辛（狄戈辛、强心素）

1. 适应证　慢性充血性心力衰竭伴心房颤动和心动过速者；窦性心律的慢性充血性心力衰竭；阵发性心房颤动；无症状左室功能异常。

2. 禁忌证　室性心动过速、心室颤动、梗阻性肥厚型心肌病（若伴收缩功能不全或心房颤动仍可考虑）、预激综合征伴心房颤动或扑动者禁用。低钾血症、不完全性房室传导阻滞、高钙血症、甲状腺功能低下、缺血性心脏病、心肌梗死、心肌炎、肾功能损害、孕妇及哺乳期妇女慎用。

3. 用法及用量　口服或静脉注射快速洋地黄化，每6~8 h给药0.25 mg，总量0.75~1.25 mg/d；缓慢洋地黄化0.125~0.5 mg，1次/d，共7 d。维持量：0.125~0.5 mg，1次/d。

4. 护理要点及注意事项

（1）长期监测地高辛血药浓度，严密观察洋地黄中毒表现。

（2）用药期间应监测血压、心率及心律、心电图、心功能、电解质、肾功能等。

（3）应用洋地黄过程中，禁止静脉补钙，尽量避免口服补钙。70岁以上老年人长期应用时应半量给药。

5. 药物的相互作用　部分抗高血压药物，如硝苯地平、地尔硫卓、β受体阻滞剂，抗心律失常药，如奎尼丁、维拉帕米、胺碘酮及阿司匹林等，均可降低地高辛的经肾排泄率而致中毒。与酚妥拉明、硝酸甘油及硝普钠等合用时，要注意调整地高辛用量。

（二）西地兰

1. 适应证　适用于急性心功能不全、慢性心功能急性加重者，控制心房纤颤伴心室率较快者。

2. 禁忌证　急性心肌炎和细菌性心内膜炎。

3. 用法和用量　静脉注射。成人首次0.2~0.4 mg，5%葡萄糖注射液稀释4倍缓慢注射，以后每2~4 h可再给0.2~0.4 mg，总量不超过1~1.6 mg/天。

4. 护理要点及注意事项　本品毒性剧烈，静脉注射时间至少要在10~15 min及以上，注射速度过快，可引起全身小动脉和冠状动脉收缩，极量1次0.4 mg，0.8 mg/d。用药后10~30 min起效，1~3 h作用达到高峰，持续2~5 h。

四、非洋地黄类

非洋地黄类正性肌力药物（简称非洋地黄制剂）自20世纪70年代中期开始研制和应用，在对急性心力衰竭的短期治疗中取得了改善血流动力学指标的显著效应。然而在慢性心力衰竭临床试验中，长期使用本类药可增加患者死亡率和病残率。主要为磷酸二醋酶抑制药，如氨力农、米力农等；拟交感类药，如多巴胺、多巴酚丁胺等。

（一）氨力农（amrinone）

1. 适应证　各种原因引起的急、慢性心力衰竭。

2. 禁忌证　严重主动脉或肺动脉瓣膜病者禁用。肝肾功能损害、急性心肌梗死或其他缺血性心脏病者、孕妇、哺乳期妇女、婴幼儿慎用。

3. 用法及用量　静脉滴注。每次0.5~3 mg/kg，静脉滴注速度为5~10 μg/（kg·min），最大量不超过10 mg/（kg·d）。

4. 不良反应

（1）消化系统：恶心、呕吐、腹痛、畏食。亦可见肝损害。

（2）血液系统：大剂量长期应用可有血小板减少，呈剂量依赖性，常于用药后2~4周出现，减量或停药即可好转。

（3）心血管系统：低血压、心律失常、加重低钾血症；快速静脉注射可致室性期前收缩、室性心动过速。

（4）过敏反应：心包炎、胸膜炎和腹腔积液、伴有胸部间质性阴影和血沉增快的心肌炎、低氧血症、黄疸、脉管炎。

（5）其他：头痛、发热、胸痛、肌痛等；静脉注射部位烧灼痛，漏于血管外可致组织坏死。

5. 护理要点及注意事项

（1）本药长期口服不良反应大，甚至可增加死亡率，口服制剂已不再应用。静脉应用于对强心药、利尿药及血管扩张药反应不佳的急性、难治性心力衰竭的短期治疗，不适用于慢性充血性心力衰竭的长期治疗，因长期治疗容易发生中毒。

（2）本药粉针剂先用氨力农溶剂溶解。在溶媒中溶解速度较慢，需 40~60 ℃温热、振摇，待溶解后方可稀释。以生理盐水稀释成 1~3 mg/mL，速度缓慢 5 min 以上，否则容易发生室性期前收缩。不宜用含有右旋糖酐或葡萄糖的注射液稀释，与呋塞米混用可立即产生沉淀。

（3）用药期间监测血压、心率，或进行心电监护。定期检查血小板及肝肾功能，维持电解质平衡。

（4）静脉注射时，选择粗大、弹性好的血管，防止漏于血管外。局部有刺激感时，可适当热敷。合用强利尿药时，注意及时补充电解质。

6. 药物的相互作用　与洋地黄合用，可增强其强心作用。与硝酸异山梨酯合用，有协同作用。与丙吡胺合用可导致低血压。

（二）米力农（鲁南力康、甲腈吡酮、米利酮）

1. 适应证　急、慢性充血性心力衰竭。

2. 禁忌证　对本药过敏者及重度瓣膜狭窄者禁用；孕妇慎用。

3. 用法及用量

（1）口服：每次 2.5~7.5 mg，4 次/d。

（2）静脉滴注：12.5~75 μg/（kg · min）。一般开始 10 min 滴速为 50 μg/kg，然后以 0.375~0.75 μg/（kg · min）维持。最大剂量不超过 1.13 mg/（kg · d）。

4. 不良反应　本药不良反应较氨力农少见。

（1）心血管系统：室性心律失常发生率 12.1%，室性异位搏动发生率 8.5%，阵发性室上性心律失常发生率 3.8%，还可见低血压、心绞痛、持续性心动过速、心室颤动。致命性心律失常的发生与某些潜在因素，如原发心律失常、低血压、地高辛血药浓度异常有关。

（2）中枢神经系统：头痛发生率为 2.9%。

（3）其他：发热、恶心、呕吐、震颤、低钾血症、血小板功能异常、肝肾功能异常。

5. 护理要点及注意事项

（1）短期静脉给药能够有效控制严重慢性充血性心力衰竭及急性失代偿性心力衰竭。口服给药引起患者死亡率升高，已不再使用。静脉给药速度宜慢，过快可引起室性期前收缩。不能与呋塞米、布美他尼混合配伍。可用 0.45%氯化钠注射液或 5%葡萄糖注射液稀释。

（2）对房颤、房扑患者应监测心电图变化，用药前先用洋地黄制剂控制心室率，纠正低血容量。因本药可轻度缩短房室结的传导时间，使心室率增快。

（3）用药期间监测血压、尿量、心率、电解质，特别是血钾浓度及临床症状。如出现过度的心率增快、血玉降低，应减量或停药。

（4）若患者症状改善，病情稳定应及时停药。如疗效不明显需改用其他药物治疗。用药时间根据患者反应而定，疗程<2 周。

（三）多巴胺（dopa mine）

1. 适应证　各种类型休克，特别对伴肾功能不全、心排血量降低、周围血管阻力增高而已补足血容量者，扩张周围血管，减轻心脏前、后负荷。

2. 禁忌证　老年患者对本药敏感，应慎用。妊娠期间只有确实必要时使用，用药期间不宜哺乳。

3. 用量及用法　常用量：静脉滴注每次 20 mg，稀释后缓慢滴注。极量：静脉滴注 20 μg/（kg·min）。将 20 mg 加入 5%葡萄糖注射液 200~300 mL 中静脉滴注，开始每分钟 20 滴左右（75~100 μg/min），以后根据血压情况，加快速度或加大浓度。

4. 护理要点及注意事项

（1）静脉用药时，密切观察血压、心率、尿量和全身状况。大剂量可致呼吸加速、心律失常，停药后即迅速消失。过量可致快速心律失常。使用本药之前应补充血容量及纠正酸中毒。

（2）本药不可加入碳酸氢钠或其他碱性药物、氧化剂或补铁剂的静脉注射液中，否则本药失活。必须 5%葡萄糖注射液稀释，稀释的浓度取决于剂量及个体需要的液量。若不需扩容，可用 0.8 mg/mL；如有液体潴留，可用 1.6~3.2 mg/mL；中、小剂量对周围血管阻力无作用，用于低心排血量引起的低血压。较大剂量用于提高周围血管阻力，纠正低血压。

（3）静脉注射或静脉滴注时，应选用较粗大的静脉，防止药液外溢，导致组织坏死。如已经发生液体外溢，可用 5~10 mg 酚妥拉明稀释液在注射部位局部浸润。

（4）静脉滴注时，应控制滴速，滴注的速度和时间需根据血压、心率、尿量、外周血灌注情况、异位搏动出现与否等而定，可能时应做心排血量测定。

（5）滴注过程中应注意观察病情，如休克得到纠正，应立即减慢滴速；如出现因血管过度收缩引起舒张压不成比例升高和脉压减小、尿量减少、心率增快或出现心律失常，减慢滴速或暂停滴注；如滴注时血压继续下降，或经调整剂量仍持续低血压，应改用更强的血管收缩药；如出现甲床发绀、苍白、出汗及皮肤冷、湿等周围循环衰竭症状，应降低给药量，并密切监护。

（6）突然停药可产生严重的低血压，故停药应逐渐减量。

（四）多巴酚丁胺

1. 适应证　低心排血量和心率慢的心力衰竭。

2. 禁忌证　肥厚型梗阻性心肌病。

3. 用量及用法　静脉滴注 250 mg 加入 5%葡萄糖注射液 250 mL 或 500 mL 中滴注，

2. 5~10 μg/（kg·min）。

4. 护理要点及注意事项

（1）注意观察用药过量症状，如食欲下降、恶心、呕吐、震颤、头痛、呼吸急促及胸痛。

（2）给药前应先补充血容量，药液浓度应随用量和患者所需液体量而定，但不应超过 5 mg/mL。静脉滴注液稀释后应在 24 h 之内用完。本药不能与碳酸氢钠等碱性溶液混合。

（3）给药期间，应定期监测心率、血压、尿量及是否出现异位搏动等情况，并以此为依据调整给药速度、给药剂量和给药时间。如有可能，应测中心静脉压、肺模压和心排血量。

五、β 受体阻滞剂

（一）美托洛尔（metoprolol）

1. 适应证 高血压、心绞痛、心肌梗死、肥厚型心肌病、主动脉夹层、心律失常、甲状腺功能亢进、心脏神经官能症等。

2. 禁忌证 心源性休克、不稳定的或失代偿性心力衰竭、有症状的心动过缓、病窦综合征、有症状的低血压、严重的周围血管疾病（如存在坏疽危险性患者）、末梢循环不良者。

3. 用法及用量 口服。剂量应个体化，空腹服药。

4. 不良反应

（1）心血管系统：心率减慢、传导阻滞、血压降低、心力衰竭加重、外周血管痉挛导致的四肢冰冷或脉搏不能触及、雷诺现象。

（2）中枢神经系统：因本药为脂溶性，较易透入神经系统，因此不良反应较多，如疲劳、眩晕、抑郁、头痛、失眠多梦等。

（3）消化系统：腹泻、腹痛、恶心、便秘，但不影响用药。

5. 护理要点及注意事项

（1）用药期间监测心率、心律及血压变化。

（2）长期使用本药治疗如需停药或更换他药，需逐渐减少剂量，一般于 7~10 d 撤除，至少 3 d。冠心病患者骤然停药可致病情恶化，出现心绞痛、心肌梗死或室性心动过速。

（3）不宜与维拉帕米同时使用，否则可引起心动过缓、低血压和心脏停搏。

（二）比索洛尔（bisoprolol）

1. 适应证 高血压、冠心病；伴有心室收缩功能减退的中、重度慢性稳定性心力衰竭。在使用本品前，需遵医嘱接受 ACEI 类、利尿剂和选择性使用强心苷类药物治疗。

2. 禁忌证 孕妇、儿童禁用。支气管哮喘、呼吸道梗阻病史者慎用。

3. 用法及用量 口服。用量应个体化。

4. 不良反应 有轻微头晕、头痛、出汗、体位性低血压。偶见脉搏缓慢、腹泻、便秘。房室传导阻滞、胸痛、心力衰竭加重少见。

5. 护理要点及注意事项

（1）晨起后进餐时服用，整片吞服，不应嚼碎。

（2）如需停药，要逐渐减量。

（3）注意观察不良反应。

第四节 治疗高血压常用药物

一、利尿剂

利尿剂的适应证、禁忌证、用法及用量、不良反应、护理要点及注意事项见上节。

二、β受体阻滞剂

β受体阻滞剂的适应证、禁忌证、用法及用量、不良反应、护理要点及注意事项见上节。

三、血管紧张素转换酶抑制剂（ACEI）

（一）卡托普利

1. 适应证 高血压、心力衰竭。

2. 禁忌证 对本品或其他血管紧张素转换酶抑制剂过敏者禁用。

3. 用法及用量 本品宜在医师指导或监护下服用，给药剂量须遵循个体化原则，按疗效调整剂量。

（1）成人常用量：高血压，口服一次 12.5 mg，每日 2~3 次，按需要 1~2 周内增至每次 50 mg，每日 2~3 次，疗效仍不满意时可加用其他降压药。心力衰竭，开始一次口服 12.5 mg，每日 2~3 次，必要时逐渐增至 50 mg，每日 2~3 次，若需进一步加量，宜先观察疗效，2 周后再考虑。对近期大量服用利尿剂，处于低钠、低血容量，而血压正常或偏低的患者，初始剂量宜用 6.25 mg，每日 3 次，以后根据病情逐步增加至常用量。

（2）小儿常用量：降压与治疗心力衰竭，开始均按体重 0.3 mg/kg，每日 3 次，必要时，每隔 8~24 h 增加 0.3 mg/kg，求得最低有效量。

4. 护理要点及注意事项

（1）胃中食物可使本品吸收减少 30%~40%，故宜在餐前 1 h 服药。

（2）本品可使血尿素氮、肌酐浓度增高，常为暂时性，尤其易在肾病或长期严重高血压而血压迅速下降后出现，偶有血清转氨酶增高；可能增高血钾，与保钾利尿剂合用时尤应注意检查血钾。

（3）下列情况慎用本品：自身免疫性疾病如严重系统性红斑狼疮，易引起白细胞或粒细胞减少；骨髓抑制；脑动脉或冠状动脉供血不足，可因血压降低而加剧缺血；血钾过高；肾功能障碍；白细胞及粒细胞减少；主动脉瓣狭窄，可使冠状动脉灌注减少；严格限制钠盐或进行透析者，首剂本品可能发生突然而严重的低血压。

四、钙通道阻滞剂（CCB）

（一）硝苯地平

1. 适应证 本品用于治疗：①心绞痛：变异型心绞痛、不稳定型心绞痛、慢性稳定型心绞痛。②高血压（单独或与其他降压药合用）。

2. 禁忌证 对硝苯地平过敏、心源性休克、怀孕和哺乳期妇女禁用。

3. 用法及用量

（1）剂量应视患者的耐受性和对心绞痛的控制情况逐渐调整。过量服用可导致低血压。

（2）从小剂量开始服用，一般起始剂量 10 mg/次，每日 3 次口服；常用的维持剂量为 10~20 mg/次，每日 3 次。有明显冠脉痉挛的患者，可用至 20~30 mg/次，每日 3~4 次。最大剂量不宜超过 120 mg/d。如果病情紧急，可嚼碎服或舌下含服 10 mg/次，根据患者对药物的反应，决定再次给药。

（3）通常调整剂量需 7~14 d。如果患者症状明显，病情紧急，剂量调整期可缩短。根据患者对药物的反应、发作的频率和舌下含化硝酸甘油的剂量，可在 3 d 内将硝苯地平的用量从 10~20 mg/次调至 30 mg/次，每日 3 次。

（4）在严格监测下的住院患者，可根据心绞痛或心律失常的控制情况，每隔 4~6 h 增加 1 次，每次 10 mg。

4. 护理要点及注意事项

（1）绝大多数患者服用硝苯地平后仅有轻度低血压反应，个别患者出现严重的低血压症状。这种反应常发生在剂量调整期或加量时，特别是合用 β 受体阻滞剂时。在此期间需监测血压，尤其是合用其他降压药时。

（2）芬太尼麻醉接受冠脉旁路血管移植术（或者其他手术）的患者，单独服用硝苯地平或与 β 受体阻滞剂合用可导致严重的低血压，如条件许可应至少停药 36 h。

（3）极少数患者特别是严重冠脉狭窄患者，在服用硝苯地平或加量期间，降压后出现反射性交感兴奋而使心率加快，心绞痛或心肌梗死的发生率增加。

（4）10%的患者可发生轻、中度外周水肿，与动脉扩张有关。水肿多初发于下肢末端，可用利尿剂治疗。对于伴充血性心力衰竭的患者，需判断水肿是否由于左室功能进一步恶化所致。

（5）突然停用 β 受体阻滞剂而换用硝苯地平，偶可加重心绞痛，须逐步递减前者用量。

（6）少数接受 β 受体阻滞剂的患者开始服用硝苯地平后可发生心力衰竭，严重主动脉狭窄患者危险更大。

（7）应用本品时偶可有碱性磷酸酶、肌酸磷酸激酶、乳酸脱氢酶、门冬氨酸氨基转移酶和丙氨酸氨基转移酶升高，一般无临床症状，曾报道有胆汁瘀积性黄疸；血小板聚集度降低，出血时间延长；直接抗人球蛋白试验（直接 Coombs 试验）阳性伴或不伴溶血性贫血。

（8）肝肾功能不全、正在服用β受体阻滞剂者应慎用，宜从小剂量开始，以防诱发或加重低血压，增加心绞痛、心力衰竭、甚至心肌梗死的发生率。慢性肾衰患者应用本品时偶有可逆性血尿素氮和肌酐升高，与硝苯地平的关系不够明确。

（9）长期给药不宜骤停，以避免发生停药综合征而出现反跳现象。

（二）维拉帕米

1. 适应证　本药主要用于治疗：①心绞痛、变异型心绞痛、不稳定性心绞痛、慢性稳定性心绞痛。②心律失常，与地高辛合用控制慢性心房颤动或心房扑动时的心室率；预防阵发性室上性心动过速的反复发作。③原发性高血压。

2. 禁忌证　对维拉帕米过敏、严重左心室功能不全、低血压（收缩压小于90 mmHg）或心源性休克、病窦综合征（已安装并行使功能的心脏起搏器患者除外）、Ⅱ或Ⅲ度房室阻滞（已安装并行使功能的心脏起搏器患者除外）、心房扑动或心房颤动患者合并房室旁路通道。

3. 用法及用量

（1）心绞痛：口服，一般剂量为80~120 mg/次，每天3次。肝功能不全及老年人的安全剂量为40 mg/次，每天3次。用药后约8 h根据疗效和安全评估决定是否增量。

（2）心律失常：慢性心房颤动服用洋地黄治疗的患者，每天总量为240~320 mg，分3~4次口服。预防阵发性室上性心动过速，成人每天总量为240~480 mg，分3~4次口服。1~5岁者每天剂量4~8 mg/kg，分3次口服，或每隔8 h口服40~80 mg。>5岁者每隔6~8 h口服80 mg。

（3）原发性高血压：一般起始剂量为80 mg，口服，每天3次。总量可达每天360~480 mg。对低剂量即有反应的老年人或体型瘦小者，应考虑起始剂量为40 mg，口服，每天3次。

4. 护理要点及注意事项

（1）维拉帕米的负性肌力作用可因其减轻后负荷（降低循环血管阻力）而代偿，净效应不损害心室功能。但是严重左心室功能不全（肺楔压大于20 mmHg或射血分数小于30%）、中重度心力衰竭、已接受β受体阻滞剂治疗者避免使用维拉帕米。必须使用的轻度心功能不全者，治疗之前需用洋地黄类或利尿剂控制临床症状。

（2）维拉帕米会加速房室旁路传导。房室旁路通道合并心房扑动或心房颤动患者静脉用维拉帕米会通过加速房室旁路传导，引起心室率加快，甚至诱发心室颤动。虽然口服未见上述报道，但仍禁止使用。

（3）维拉帕米可能导致房室结和窦房结传导阻滞，与血浆浓度增高相关，尤其是在治疗早期的增量期。当出现显著的Ⅰ度房室传导阻滞或逐渐发展成Ⅱ或Ⅲ度房室传导阻滞时，需要减量或停药。

（4）因维拉帕米在肝内代谢，肝功能损害者应慎用。严重肝功能不全时维拉帕米的半衰期延长至14~16 h，该类患者只需服用正常剂量的30%。

（5）肾功能损害者慎用，血液透析也不能清除本品。

（6）有报道维拉帕米可减弱肌肉萎缩患者的神经肌肉传导，该类患者应用需减量。

（7）维拉帕米不改变血清钙浓度，但也有高血钙影响维拉帕米疗效的报道。

（8）因维拉帕米可引起转氨酶增高，患者应定期监测肝功能。

第五节　新型心血管药物

一、冻干重组人脑利钠肽（新活素）

1. 适应证　本品适用于休息或轻微活动时呼吸困难的急性失代偿心力衰竭患者的静脉治疗。

2. 禁忌证　本品中的任何一种成分过敏、心源性休克、收缩压<90 mmHg 的患者禁用。低心脏充盈压的患者应避免使用。

3. 剂量及用法用量

（1）每瓶冻干制剂中含有：重组人脑利钠肽 0.5 mg 及甘露醇、磷酸氢二钠、磷酸二氢钠、氯化钠。

（2）使用方法：按负荷剂量静脉推注本品，随后按维持剂量进行静脉滴注。先以 1.5 μg/kg 静脉冲击后，以 0.007 5 μg/（kg·min）的滴速连续静脉滴注。

4. 不良反应　最常见的不良反应为低血压、头痛、恶心，也可有室速、血肌酐升高等。

5. 护理要点及注意事项

（1）用药方式　采用连续静脉滴注，给药期间应密切监测血压变化。如果发生低血压，则应降低给药剂量或停止给药，并给予恢复血压的措施（如输液、改变体位等）。由于重组人脑利钠肽引起的低血压持续时间可能较长（平均 2.2 h），所以在重新给药开始前，必须设置一个观察期。

（2）溶液的配制方法　从 250 mL 稀释液中分 3 次抽取（推荐稀释液：5%葡萄糖注射液、0.9%生理盐水、含 5%葡萄糖和 0.45%氯化钠注射液、含 5%葡萄糖和 0.2%氯化钠注射液），每次抽出 1.5 mL，分别加入到 3 个重组人脑利钠肽的制剂瓶中（若患者的体重比较轻，可以采用：从装有 100 mL 稀释液的输液袋中抽取 16.7 mL 弃用，并再从该输液袋中抽出 1.5 mL，加入到其中的一支重组人脑利钠肽的制剂瓶中，若需要第二支药品时，再按照上述方法进行稀释）。轻轻地摇动药瓶，使药物充分溶解。从 3 个药瓶中分别抽出溶解后的重组人脑利钠肽药液，全部注入到容量为 250 mL 的静脉输液袋中，此时药物浓度大约为 6 μg/mL。使药物充分混匀（对采用 100 mL 输液袋的体重较轻患者，从已经初步稀释的药瓶中抽出溶解后的重组人脑利钠肽药液，全部注入到上述已经弃用的 16.7 mL 稀释液，规格为 100 mL 的静脉输液袋中）。以约 60 s 的时间将药液推注入血管，然后以 0.075 mL/（kg·h）的速率静脉滴注本品。药物配制后必须在 24 h 内使用。

6. 药物的相互作用　重组人脑利钠肽在物理和化学性质上与肝素、胰岛素、布美他尼、依那普利、依他尼酸、肼苯哒嗪和速尿相排斥，不能同时输注。防腐剂偏亚硫酸氢钠与重组人脑利钠肽相排斥，因此，两者不能在相同的输液管中同时使用。在重组人脑利钠肽与相排斥的药物使用的间期，必须对导管进行冲洗。重组人脑利钠肽能与肝素结合，可降低重组人脑利钠肽进入体内的量。因此，禁止采用肝素包被过的导管输注重组人脑利钠肽。

二、替格瑞洛

1. 适应证　用于急性冠脉综合征（不稳定型心绞痛、心肌梗死），包括接受药物治疗和经皮冠状动脉介入（PCI）治疗的患者，可降低血栓性心血管事件的发生率。与氯吡格雷相比，可以降低心血管病死亡、心肌梗死或卒中的发生率。

2. 禁忌证　对本品任何成分过敏、活动性病理性出血（如消化性溃疡或颅内出血）、有颅内出血病史、中、重度肝脏损害患者禁用。

3. 用法用量　本品活性成分为替格瑞洛。口服，可在饭前或饭后服用，起始剂量为单次负荷量 180 mg，此后每次 1 片，每日两次。

4. 不良反应　最常见的不良反应为呼吸困难和鼻出血，其他不良反应主要为出血、显著的功能丧失（如眼内出血伴永久性失明）、血红蛋白下降（30~50g/L）等。

5. 护理要点及注意事项

（1）除非有明确禁忌，本品应与阿司匹林联合应用。在服用首剂负荷阿司匹林后，阿司匹林的维持剂量为每日 1 次，每次 75~100 mg。

（2）治疗中应尽量避免漏服，如果漏服，应在预定的下次服药时间服用 90 mg（患者的下一个剂量）。

（3）替格瑞洛片的治疗时间可长达 12 个月，应避免中断治疗，除非有临床指征需要中止治疗。

6. 药物的相互作用　与 CYP3A4 强诱导剂（如利福平、地塞米松、苯妥英钠、卡马西平和苯巴比妥）联合用药可能会导致替格瑞洛的暴露量和有效性下降；与治疗指数窄的 CYP3A4 底物（如西沙必利和麦角生物碱类）联合用药，可能会使后者暴露量和有效性增加；与强效 CYP3A4 抑制剂（如酮康唑、克拉霉素、奈法唑酮、利托那韦和阿扎那韦）联合用药，可导致替格瑞洛的暴露量大幅增加。地高辛与替格瑞洛合并用药时，建议进行密切的临床观察和实验室监测。

三、左西孟旦

左西孟旦属于Ⅱ型钙离子增敏剂，对肌钙蛋白 C 有高度亲和力，在增加心肌收缩力的同时，不增加心肌耗氧量，不影响心肌舒张功能，同时还具有扩张周围血管和冠状动脉等多种有益的药理学作用。

1. 适应证　适用于传统治疗（利尿剂、血管紧张素转换酶抑制剂和洋地黄类）疗效不佳，并且需要增加心肌收缩力的急性失代偿心力衰竭的短期治疗。

2. 禁忌证　对左西孟旦及其任何辅料过敏，显著影响心室充盈或（和）射血功能的机械性阻塞性疾病，严重的肝、肾（肌酐清除率<30 mL/min）功能损伤，严重低血压和心动过速，有尖端扭转型室性心动过速病史的患者及 18 岁以下青少年禁用。

3. 用法用量　治疗的初始负荷剂量为 6~12 μg/kg，时间应大于 10 min，之后持续输注 0.1 μg/（kg·min）。对于同时应用血管扩张剂或（和）正性肌力药物的患者，治疗初期的推荐负荷剂量为 6 μg/kg。在负荷剂量给药时及持续给药开始 30~60 min 内，应观察患者的反应，如出现低血压、心动过速，应将输注速率减至 0.05 μg/（kg·min）或停止给药。如初始剂量耐受性好且需要增强血液动力学效应，则输注速率可增至 0.2 μg/（kg·min）。对处于急性失代偿期的严重慢性心衰患者，持续给药时间通常为 24 h。

4. 不良反应 可有低血压、心律失常、头痛、低钾血症、恶心、呕吐等。应用左西孟旦出现低血压的原因，主要是左西孟旦的扩血管作用。

5. 护理要点及注意事项

（1）重视药物的各种不良反应。对有心动过速、心房纤颤或致命性心律失常病史的患者要高度重视，谨慎用药。

（2）在用药期间应常规心电监护，尤其是负荷剂量给药时及持续给药开始 60 min 内，需密切观察血压、心率，每隔 15 min 记录一次生命体征；60 min 后每隔 30~60 min 记录一次。如果在用药过程中出现血压或心率的持续波动，可首先通过减慢静脉泵注速度来改善症状，如有必要，可同时给予升高血压和抗心律失常药物。对出现严重不良反应的患者应停药。对轻、中度肝肾损伤患者，监测时间需延长到 2 d 以上，直至生命体征平稳。

（3）老年患者使用时无须调整剂量。

（4）只能用 5%葡萄糖注射液配制，配置后应在 24 h 内使用完毕。

四、心脉隆

1. 适应证 本品益气活血，通阳利水，为慢性心衰的辅助用药，可改善气阳两虚，瘀血内阻的慢性充血性心力衰竭引起的心悸、水肿、气短、面色晦暗、口唇发绀等症状。

2. 禁忌证 皮试阳性、对本品过敏者、孕妇、哺乳期妇女、严重肝肾功能不全及严重出血倾向者禁用。用药期间出现皮疹者宜停用。

3. 用法和用量 1~4 支/次，每日 2 次，5 天为 1 个疗程。一般连用 1~3 个疗程。

4. 护理要点及注意事项

（1）使用前应先做皮试，皮试阳性者禁用。皮试阴性者，在用药过程中也应密切观察，如果出现任何类型的过敏反应或主诉与过敏相关的不适，应立即停药并进行积极救治。

（2）本品为慢性心衰的辅助用药，需在配合其他常规治疗的基础上使用。

（3）皮试方法暂定为：心脉隆注射液 0.1 mL 用生理盐水稀释 1 000 倍制成皮试液，在前臂内侧皮内注射皮试液 0.1 mL，观察 20 分钟，若皮丘直径超过 1 cm，为阳性反应；皮肤无红肿或虽有轻微红肿但直径小于 1 cm 者为阴性反应。呈阴性反应者始可用药。但应注意虽皮试局部呈阴性反应，但患者有胸闷、头晕、哮喘、皮肤过敏等症状出现，也不应给药。在皮试前应准备好必要的急救药物。配制皮试液时，剂量要准确，不要来回抽吸针管、针头；配制的皮试液要充分混匀；皮试时要换针头，进行皮内注射力度要均匀缓慢，皮丘形状应近似圆形；结果判断时，不用在意伪足及红晕，注意观察皮丘直径的大小；注射后皮丘若呈长方形，多因注射时力度过大或速度过快；皮试期间应对患者密切观察，如发现过敏反应应积极救治。

五、替罗非班

1. 适应证 适用于不稳定型心绞痛或非Q波心肌梗死患者，预防心脏缺血事件，同时也适用于冠脉缺血综合征患者进行冠脉血管成形术或冠脉内斑块切除术，以预防与经治冠脉突然闭塞有关的心脏缺血并发症。

2. 禁忌证

（1）对其任何成分过敏、活动性内出血、颅内出血史、颅内肿瘤、动静脉畸形、动脉瘤及以前使用出现血小板减少者禁用。

（2）近期（1年内）出血，包括胃肠道出血或有临床意义的泌尿生殖道出血；已知的凝血障碍、血小板异常或血小板减少；血小板计数小于150×10^9/L；1年内的脑血管病史；1个月内的大的外科手术或严重躯体创伤；近期硬膜外的手术；壁间动脉瘤；严重的未控制的高血压［收缩压大于23.94 kPa（180 mmHg）和（或）舒张压大于14.63 kPa（110 mmHg）］；急性心包炎、出血性视网膜病、慢性血液透析等者慎用。

3. 用法用量

（1）不稳定型心绞痛或非Q波心肌梗死：起始30 min滴注速率为0.4 μg/（kg·min），然后以0.1 μg/（kg·min）的速率维持。一般至少持续48 h，并可达108 h。

（2）血管成形术或动脉内斑块切除术：起始推注剂量为10 μg/kg，在3min内推注完毕，而后以0.15 μg/（kg·min）的速率维持36 h。

（3）对于严重肾功能不全的患者（肌酐清除率小于30 mL/min），本品的剂量应减少50%。

4. 不良反应 出血为最主要的不良反应。其他有恶心、发热和头痛。全身不良反应性和（或）严重血小板计数减少可伴有寒战、轻度发热、出血。严重变应性反应包括过敏性反应。

5. 护理要点及注意事项

（1）使用时应注意观察患者有无牙龈、鼻黏膜、皮肤出血，观察大、小便颜色。

（2）禁止与地西泮同一液体通路使用。

（3）与其他影响止血的药物（如华法令）合用可增加出血，应谨慎。

第六节 造影剂

造影剂又称对比剂，是介入放射学操作中最常使用药物之一。随着临床诊断的需要，人们不断地在研究造影剂，迄今为止，血管造影检查中所使用的经肾脏排泄的造影剂分为两大类，即离子型和非离子型造影剂，均为含碘的水溶性造影剂。

一、离子型造影剂

离子型造影剂溶于水后发生电离，故又称为离子型造影剂。国内常见的为复方泛影葡胺，为泛影酸钠与泛影葡胺的混合物，分60%和76%两种浓度，为无色透明或微黄色的水溶液，有一定的毒性。在使用中可产生一定的副作用，如心血管造影时，可使呼吸、血压和心电图发生一定的变化，冠状动脉造影时可引起心室纤颤、心肌收缩无力和心肌损害。但价格低、用途广为其优点。低剂量、低浓度使用时较为安全。使用前应做碘过敏试验。

二、非离子型造影剂

非离子型造影剂是三碘苯甲酸酰胺类结构的衍生物，具有低渗透压、低黏度及低毒性的优点。其在水溶液中不产生离子，对血浆渗透压无影响，对神经及心血管系统的影响小，全身耐受性优于离子型造影剂，并且含碘量高，造影效果好，因而在国内得到广泛应用。

常见的非离子型造影剂有碘必乐（iopamiro）、优维显（Ultravist）、欧乃帕克（om-nipaque）等，分为300 mg/mL和370 mg/mL两种浓度。

1. 碘必乐（碘帕醇） 是新一代非离子型水溶性碘造影剂，适用于全身与脊髓腔的造影及CT增强扫描、血管造影等。制剂规格：碘必乐150 mL，每瓶50 mL与100 mL；碘必乐200，每瓶10 mL；碘必乐300，每瓶10 mL与50 mL；碘必乐370，每瓶10 mL、50 mL与200 mL。

2. 优维显（碘普罗胺） 是一种低渗透压的非离子型造影剂，在高碘浓度时仍保持低黏度，极少与血浆蛋白结合，具有良好的生物兼容性。用于CT增强扫描、DSA等。制剂规格：优维显300有20 mL、50 mL、75 mL、100 mL、200 mL及500 mL瓶装；优维显370有30 mL、50 mL、75 mL、100 mL及200 mL瓶装。

3. 欧乃帕克（碘海醇） 是一种含有三个碘分子的非离子型水溶性造影剂。对中枢神经系统有很好的耐受性，与血浆蛋白结合率极低。用于CT增强扫描、DSA等。制剂规格：欧乃帕克140，每瓶50 mL；欧乃帕克180，每瓶10 mL、15 mL及50 mL；欧乃帕克240，每瓶10 mL及50 mL；欧乃帕克300，每瓶50 mL及100 mL。

三、碘过敏试验方法

1. 口服法 手术前3日口服10%碘化钠溶液，每日3次，每次10 mL，出现恶心、呕吐、皮疹、皮肤潮红、流涕、手脚麻木、呼吸困难为阳性。

2. 眼结膜试验 患者两侧结膜无充血时，向一侧眼内滴入造影剂2~3滴。5 min后观察结膜情况。判断的标准是：轻度充血为Ⅰ度反应；中度充血同时流泪为Ⅱ度反应；显著充血，结膜血管扩张为Ⅲ度反应。

3. 口含试验 口含3%碘化钠5 mL，5 min后出现舌下充血、流涎、心悸、眼睑水肿及荨麻疹等为阳性反应。

4. 皮内试验 取泛影葡胺0.1 mL注入前臂皮内，10~15 min后观察结果。如局部出现红斑或伪足者为阳性。

5. 静脉注射试验 取泛影葡胺1 mL缓慢注射后观察15 min，如出现恶心、呕吐、胸闷、咳嗽、气急、荨麻疹，甚至休克症状，为阳性反应。

四、造影剂不良反应及处理

造影剂的不良反应与造影剂的种类有很大关系，离子型造影剂的不良反应明显大于非离子型造影剂。

1. 轻度反应　表现为发热、恶心、呕吐、面色苍白、头痛及荨麻疹等。如一般情况较好，可观察，暂停用药即可。必要时可肌内注射异丙嗪 25 mg 或地塞米松 5~10 mg，反应消失后可继续造影。

2. 中度反应　表现为频繁恶心、呕吐、荨麻疹、血压偏低、呼吸困难、头痛、胸腹部不适等。除一般对症处理外，还应给予抗过敏药，如，肌内注射异丙嗪 25 mg，静脉补液并加用地塞米松 5~10 mg；必要时氨茶碱静脉注射，以对抗支气管痉挛所致的呼吸困难。

3. 重度反应　神经系统可表现为抽搐及癫痫发作；循环系统可出现血压急剧下降，面色苍白、晕厥、意识障碍、心律失常、心跳呼吸骤停等；呼吸系统可出现呼吸困难、急性肺水肿、呼吸骤停等；血管神经性水肿表现为面部、口腔及皮肤大片皮疹，皮下及黏膜下出血。神经系统反应可静脉注射地西泮（安定）10 mg，可用糖皮质激素补充血容量；循环系统衰竭可静注甲氧胺 5 mg，必要时 3 min 注射一次，也可用糖皮质激素；呼吸系统衰竭静脉注射洛贝林，并给氧；血管性水肿可肌内注射异丙嗪；心脏骤停和呼吸停止要进行紧急抢救，此时应记住 A、B、C、D 的处理方法。

4. 迟发性不良反应　即在使用造影剂几小时或数日后出现轻重不等的过敏症状，其发生率高达 20%。迟发性不良反应容易忽视与造影剂的联系，对此应特别小心。

第七节　抗凝、抗血小板及溶栓药

血栓形成和栓塞是介入治疗的严重并发症，因此必须应用抗凝剂和抗血小板药物预防血栓的形成。对于已形成的血栓，可用溶栓药进行溶栓治疗。

一、抗凝药

（一）肝素

肝素是一种硫酸化的糖胺聚糖的混合物，与大量硫酸基和羧基结合而带大量负电荷，呈强酸性。在体内、外均有强大的抗凝作用及抗血小板聚集作用。静脉注射后，抗凝作用立即发生。其抗凝机制主要是增强抗凝血酶Ⅲ（ATⅢ）的作用，进而灭活凝血因子。肝素使此灭活过程加速 1 000 倍，而增强 ATⅢ对凝血因子的灭活。

1. 用法与用量　用药剂量因人而异，宜个体化给药。

2. 不良反应　主要有出血、血小板减少，因此在使用过程中，应监测活化部分凝血活酶时间、血常规。

在介入手术中，为防止血栓的形成，应采取以下措施：①在导管、导丝、扩张器等器械进入血管前应用肝素盐水冲洗。②导管内腔应保持肝素盐水。③球囊扩张前，应经导管注入 5 000~6 000 u 肝素。

（二）低分子质量肝素

低分子质量肝素是指相对分子质量小于 7 000 的肝素，从普通肝素分离或由普通肝素降解后再分离而得。与普通肝素相比，具有抗血栓作用强、生物利用率高、不易引起血小板减少等优点。临床常用的有低分子质量肝素钠、低分子质量肝素钙等，皮下注射后吸收迅速、完全，临床用于预防手术后血栓栓塞、预防深静脉血栓形成、肺栓塞、血液透析时体外循环的抗凝剂、末梢血管病变及治疗已形成的深静脉栓塞等。

1. 用法和用量 每毫升注射液中约含 10 000 u 低分子质量肝素，在预防和治疗中，通过皮下注射给药。在血液透析中，通过血管内注射给药。不能用于肌内注射。

2. 不良反应 出血是常见不良反应，出现时，应立即通知医师。还可有穿刺部位瘀点、瘀斑，局部或全身过敏反应及转氨酶升高。使用本品治疗几个月后可能出现骨质疏松。

3. 护理要点及注意事项

（1）本品禁止肌内给药，远离儿童放置。

（2）由于分子质量、抗 Xa 活性及剂量不同，不同的低分子质量肝素不可相互替代使用。应特别注意并遵守相应产品的使用方法。当有肝素诱导的血小板减少症病史的患者使用本品时，应特别小心。

（3）使用低分子质量肝素治疗前应进行血小板计数，治疗过程中监测血小板计数。如果血小板计数显著下降（低于原值的 30%~50%），应停用本品。

（4）在下述情况中应小心使用本品：肝肾功能不全、消化性溃疡、出血倾向、出血性脑卒中、难以控制的严重高血压、糖尿病性视网膜病变、近期接受神经或眼科手术及蛛网膜下腔、硬膜外麻醉者慎用本品。

二、抗血小板药物

（一）阿司匹林

阿司匹林（aspirin）是花生四烯酸代谢中环氧酶抑制药，抑制环氧酶，使血小板中环氧酶活性中心丝氨酸残基乙酰化而灭活，不可逆地抑制血栓素 A_2（TXA_2）的生成，从而防止血小板黏附、聚集。用于预防和治疗血栓形成。

1. 适应证 本品适用于急性心肌梗死、动脉硬化、一过性脑缺血、脑卒中的预防治疗、预防心肌梗死复发、降低稳定性和不稳定性心绞痛患者的发病风险、动脉外科手术或介入手术后等。

2. 禁忌证 对阿司匹林或其他水杨酸盐的任何成分过敏，活动性消化性溃疡，出血体质，严重的心、肾功能衰竭者禁用。

3. 用法和用量 口服。抑制血小板聚集，80~300 mg/次，1 次/d。预防心肌梗死发生、一过性脑缺血、局部缺血性脑卒中、不稳定性心绞痛、慢性稳定性心绞痛，50~300 mg/次，1 次/d。急性心肌梗死，起始量 300 mg，维持量 50~100 mg/d。预防心脏搭桥术后再狭窄，50 mg/d。

4. 不良反应 主要为胃肠道不适，如消化不良、腹部疼痛。由于阿司匹林对血小板的抑制作用，可增加出血的风险。

5. 护理要点及注意事项　长期应用应监测凝血功能和血钾浓度。为减轻胃肠道不良反应，可服用肠溶制剂，并与食物同服。少服或漏服后，不能服用双倍量，应按常规量正常服用。如出现不良反应迅速减量。外科手术患者术前停药 5 d。

（二）氯吡格雷

1. 适应证　心肌梗死、非 ST 段抬高性急性冠脉综合征，包括经皮冠状动脉介入术后置入支架的患者，与阿司匹林合用于 ST 段抬高性急性冠脉综合征及溶栓治疗。

2. 禁忌证　对本品过敏、严重的肝脏损害、活动性病理性出血及哺乳期妇女禁用。

3. 用法和用量　以单次负荷量氯吡格雷 300 mg 开始，然后 75 mg，每日 1 次，持续连服。对于超过 75 岁的患者，不使用氯吡格雷负荷剂量。症状出现后应尽早开始联合治疗，并至少用药 4 周。

4. 不良反应　可有出血、头痛、头晕，少见血液学异常及胃肠道表现，如腹痛、腹泻、消化不良等。

5. 护理要点及注意事项　治疗过程中一旦出现出血症状，应立即进行血细胞计数。对于合用阿司匹林、非甾体抗炎药物、肝素、血小板糖蛋白Ⅱb/Ⅲa 拮抗剂的患者，应密切关注有无出血倾向。择期手术的患者，如抗血小板治疗并非必须，应在术前停药 7 d 以上。

三、溶栓药

（一）链激酶

链激酶（streptokinase，SK）为外源性纤溶酶原激活药，与纤溶酶原形成 SK-纤溶酶原复合物，使其中的纤溶酶原构象发生变化，转为 SK-纤溶酶复合物，后者激活结合于或游离于纤维蛋白表面的纤溶酶原为纤溶酶，使血栓溶解。

1. 适应证　主要用于血栓栓塞性疾病，如急性心肌梗死、深部静脉血栓、肺栓塞、脑栓塞、急性亚急性周围动脉血栓、中央视网膜动静脉栓塞、血透分流术中形成的凝血、溶血性和创伤性休克及并发弥漫性血管内凝血（DIC）的败血症、休克等。

2. 禁忌证　两周内有出血、手术、外伤史、心肺复苏或不能实施压迫止血的血管穿刺，食管静脉曲张，溃疡性结肠未控制的高血压［血压>23. 94/14. 63 kPa（180/110 mmHg）］，主动脉夹层动脉瘤，凝血障碍及出血性疾病，严重肝肾功能障碍，二尖瓣狭窄合并心房颤动伴左房血栓，感染性心内膜炎，对链激酶过敏及妊娠期妇女禁用。

3. 用法和用量　给药前 30 min，先静脉注射地塞米松 2. 5~5 mg，以预防出血、发热等。初始剂量：本品 25 万 u 溶于 0. 9%氯化钠注射液或 5%葡萄糖溶液 100 mL 中，静脉滴注 30 min 左右。维持剂量：本品 60 万 u 溶于 250~500 mL 的 5%葡萄糖溶液中，每小时 10 万 u 静脉滴注，治疗持续 24~72 h 或直到血栓溶解或病情稳定为止。疗程根据病情而定，新鲜心肌梗死用药 18~20 h；周围动静脉血栓用药 3 d 左右，至多 5~6 d；慢性动脉阻塞用药时间较长，但不宜超过 6~7 d，6 个月内不宜再次使用。治疗结束时，可用低分子右旋糖酐作为过渡，以防血栓再度形成。儿童的初始剂量应根据抗链激酶值的高低而定，维持剂量根据血容量换算，保持在每小时每毫升血容量 20 u 的水平。

4. 不良反应 出血为主要并发症，一般为注射部位出现血肿，不需停药，可继续治疗，严重出血可补充纤维蛋白原或全血。使用本品过程中，应尽量避免肌内注射及动脉穿刺。少数可能有发热、寒颤、头痛等症状，可给以解热镇痛药对症处理。

5. 护理要点及注意事项

（1）用过肝素等抗凝药，在用本品前，可用鱼精蛋白中和。如为双香豆素类抗凝药，则须测定凝血时间，待正常后，方可使用本品。

（2）本品注入速度太快时，可能引起过敏反应，可给予异丙嗪、地塞米松等以预防。

（3）本品溶解时，不可剧烈振荡，以免使活力降低。溶液在 5 ℃左右可保持 12 h，室温下要即配即用，放置稍久活力即可减弱。

（4）因本品是酶制剂，许多化学品如蛋白质沉淀剂、生物碱、消毒灭菌剂，都会使其活力降低，故不宜配伍使用。

（二）尿激酶（UK）

1. 适应证 治疗急性心肌梗死、急性脑血栓形成和脑血管栓塞、急性广泛肺栓塞、肢体周围动静脉血栓及其他新鲜血栓闭塞性疾病。

2. 禁忌证 急性内脏出血，急性颅内出血，陈旧性脑梗死，近两个月内进行过颅内或脊髓外科手术，颅内肿瘤，动静脉畸形或动脉瘤，出血性素质，严重难控制的高血压患者禁用。延长的心肺复苏术，严重高血压，4 周内有外伤史，3 周内有手术或组织穿刺、妊娠、分娩后 10 d，活动性溃疡者慎用。

3. 用法和用量

（1）急性心肌梗死：50 万~150 万 u/d，静脉滴注（以生理盐水或 5%葡萄糖注射液 50~100 mL 稀释，于 30 min 内滴注完毕）。20 万~100 万 u，冠状动脉滴注（以生理盐水或 5%葡萄糖注射液 20~60 mL 稀释，按 1 万~2 万 u/mind 滴注）。可根据体重、体质、溶栓效果等调整剂量。

（2）肺栓塞：首剂 4 000 u/kg 静脉滴注，于 30~45 min 滴入，继以 4 000 u/（kg·h）静脉泵入，持续 24~48 h。近年来对大面积肺栓塞伴血流动力学紊乱的患者，主张大量滴入 60~120 min，以迅速改善血流动力学指标，之后维持溶栓 24~36 h。

（3）深静脉血栓：首剂 4 000 u/静脉滴注，于 30~45 min 滴入，继以 4 000 u/（kg·h）静脉泵入，维持溶栓 48~72 h。患者若能耐受可静脉滴注 5~7 天。若血栓仍不能溶解，可用肝素抗凝治疗。

（4）防治人工心瓣替换手术后血栓形成：4 400 u/kg，静脉滴注（以生理盐水稀释，于 10~15 min 滴入），维持量 4 000 u/（kg·h）直至瓣膜功能正常，如用药 24 h 无效或发生严重出血倾向应停药。

4. 不良反应

（1）心血管：再灌注综合征或室性心律失常。

（2）血液系统：出血（较大剂量使用）、血细胞比容中度降低、溶栓部位可再出现血栓等。

（3）消化系统症状：恶心、呕吐、纳差、谷丙转氨酶升高等。

（4）其他：发热、未完全溶解的栓子脱落、过敏反应（如支气管痉挛、皮疹等）、过敏性休克。

5. 护理要点及注意事项

（1）用药前测定优球蛋白溶解时间（ELT）、活化部分凝血活酶时间、血浆凝血酶时间、凝血酶原时间、出血时间（BT）、血小板计数、血红蛋白量、血细胞比容等。用药期间需监测凝血及溶栓情况。

（2）用药时必须在短时间（15~30 min）内给予足够的初始剂量以中和体内尿激酶抗体，但初始量过大可影响溶栓效果。本品不宜做肌内注射。用药期间一般不宜进行穿刺等操作（本药可引起穿刺部位出血）。静脉给药时，宜一次穿刺成功。动脉给药时，穿刺结束后，宜在穿刺部位局部加压至少 30 min，并用无菌绷带和辅料加压包扎。

（3）本品稀释后宜接近中性。如用葡萄糖注射液稀释，则 pH 值不应<4.5。本品现配现用。溶解时应将小瓶轻轻转动，切勿用力振摇。已溶解的药物易失活，限单次使用。

第九章　心血管内科常见病的中医护理

第一节　胸　痹

胸痹是以胸部闷痛，甚则胸痛彻背、短气、喘息不得卧为主症的一种疾病。本病轻者仅感胸闷如窒，呼吸不畅；重者则有胸痛，严重者心痛彻背，背痛彻心，持续不解，伴有汗出、肢冷、面白、唇紫、手足青至节、脉细微或结代等危重证候，甚至危及患者生命。相当于现代医学冠心病、心绞痛的范畴，病位在心。其发病与年龄、嗜食膏粱厚味、过度劳累或者缺乏体力活动、嗜好烟酒、七情内伤等有密切关系。其病机有虚实两方面：实为寒凝、气滞、血瘀、痰阻等痹遏胸阳，阻滞心脉；虚为心脾肝肾亏虚，心脉失养，临床多表现为虚实夹杂。现代医学中的冠状动脉粥样硬化性心脏病、心绞痛、心肌梗死、心肌炎等，可参照本证辨证施护。

一、胸痹的常见证型

1. 心痛发作期

（1）寒凝血瘀证：胸痛彻背，感寒痛甚，胸闷气短，心悸，重则喘息，不能平卧，面色苍白，四肢厥冷，舌质淡暗、苔白腻，脉沉细涩。

（2）气滞血瘀证：疼痛剧烈，多与情绪因素有关，舌暗或紫暗、苔白，脉弦滑。

2. 心痛缓解期

（1）气阴两虚，心血瘀阻：胸闷隐痛，时作时休，口干，心慌气短，倦怠懒言，劳累后加重，面色少华，头晕目眩，舌质红、少苔，脉沉弱或结或代。

（2）气虚血瘀证：胸闷、胸痛，动则尤甚，休息时减轻，乏力气短，心悸汗出，舌体胖有齿痕，舌质暗有瘀斑或瘀点、苔薄白，脉弦或有间歇。

（3）痰阻血瘀证：胸脘痞闷如窒而痛，或痛引肩背，气短，肢体沉重，形体肥胖，痰多，纳呆恶心，舌质暗、苔浊腻，脉弦滑。

（4）气滞血瘀证：胸闷胸痛，时痛时止，窜行左右，疼痛多与情绪有关，伴有胁胀，喜叹息，舌质暗或紫暗、苔白，脉弦。

（5）热毒血瘀证：胸痛发作频繁、加重，口苦口干，口气浊臭，烦热，大便秘结，舌质紫暗或暗红、苔黄厚腻，脉弦滑或滑数。

二、常见症状、证候施护

1. 胸闷、胸痛

（1）密切观察胸痛的部位、性质、持续时间、诱发因素及伴随症状，遵医嘱监测脉搏、心率、心律、血压等变化。出现异常或胸痛加剧、汗出肢冷时，立即报告医师。

（2）发作时绝对卧床休息，必要时给予吸氧。

（3）遵医嘱舌下含服麝香保心丸或速效救心丸，必要时舌下含服硝酸甘油，并观察疗效。

（4）遵医嘱穴位贴敷：选取心俞、膈俞、脾俞、肾俞等穴位。

（5）遵医嘱耳穴压豆：选取心、神门、交感、内分泌、肾等穴位。

（6）遵医嘱中药泡洗：选用红花、当归等活血化瘀药物。

（7）遵医嘱穴位按摩：选取内关、神门、心俞等穴位。

（8）遵医嘱中药离子导入：可选择手少阴心经、手厥阴心包经、足太阳膀胱经的背俞穴等穴位。

（9）寒凝血瘀、气虚血瘀者隔姜灸，选取心俞、膈俞、膻中、气海等穴位，每日交替施灸；也可艾条灸，选用足三里、内关等穴位。

2. 心悸、气短

（1）观察心率、心律、血压、脉搏、呼吸频率、呼吸节律，面唇色泽及有无头晕、黑矇等伴随症状。

（2）遵医嘱穴位贴敷：选取关元、气海、膻中、足三里、太溪、复溜等穴位。

（3）遵医嘱耳穴压豆：选取心、肺、肾、神门、皮质下等穴位，伴失眠者配伍交感、内分泌等穴位。

（4）遵医嘱穴位按摩：选取神门、心俞、肾俞、三阴交、内关等穴位，伴汗出者加合谷、复溜穴。

（5）遵医嘱中药泡洗：选用红花、当归、川芎、薄荷、艾叶等药物，伴失眠者配合按摩涌泉穴。

3. 便秘

（1）腹部按摩：顺时针按摩，每次 15~20 min，每日 2~3 次。

（2）遵医嘱穴位按摩：虚寒性便秘者选取天枢、上巨虚等穴位；实热性便秘者选取足三里、支沟、上髎、次髎等穴位。

（3）遵医嘱穴位贴敷：可醋调大黄粉、吴茱萸粉或一捻金贴敷神阙穴。

（4）晨起饮温水 200~300 mL（消渴患者除外），15 min 内分次频饮。

（5）虚秘者服用苁蓉通便口服液；热秘者口服黄连上清丸或麻仁丸；热毒血瘀者遵医嘱大黄煎剂 200 mL 灌肠。

三、胸痹的中医特色治疗与护理

（一）药物治疗

1. 内服中药

（1）中药汤剂一般饭后温服。寒凝血瘀者偏热服；热毒血瘀者偏凉服。

（2）如服用人参、黄芪等补气药时，应禁食白萝卜、绿豆等。

（3）根据医嘱按时准确用药，不擅自停药或加药，并观察药物的不良反应。

（4）速效救心丸舌下含服，麝香保心丸、丹参滴丸舌下含服或口服。药品须密闭保存，置于阴凉干燥处。

（5）三七粉、琥珀粉用少量温水调服，或装胶囊服用。

（6）活血化瘀类中成药宜饭后服用，如冠心丹参胶囊、通心络胶囊、血栓通胶囊、银杏叶片、血府逐瘀口服液等。

（7）宁心安神类药物睡前 30 min 服用，如枣仁宁心胶囊、琥珀粉等。

（8）补益类药饭前服用，如滋心阴口服液、补心气口服液。

（9）成人一般每次服用 200 mL，心力衰竭及限制入量的患者宜浓煎，一般不超过 100 mL，老年人、儿童应遵医嘱服用。

2. 注射给药

（1）中药注射剂应单独输注，须使用一次性精密输液器；与西药注射剂合用时，用生理盐水间隔，并注意观察有无不良反应。

（2）使用活血化瘀类药物注意有无出血倾向。常用药物有：丹参、丹红、红景天、血栓通、参芎、舒血宁、红花、灯盏细辛、苦碟子等。

（3）密切观察用药反应，尤其对老人、儿童、肝肾功能异常等特殊人群和初次使用中药注射剂的患者应加强巡视和监测，出现异常，立即停药，报告医生并协助处理。

3. 外用中药 胸痹外用中药一般有活血化瘀、温经通络、散寒止痛、芳香开窍等作用，如穴位贴敷、中药泡洗、耳穴压豆等中医疗法。使用前注意皮肤干燥清洁，必要时局部清洗。应注意观察用药后的反应，如出现灼热、发红、瘙痒、刺痛等局部症状时，应及时报告医师，协助处理。如出现头晕、恶心、心慌、气促等症状，应立即停药，同时采取必要的处理措施，并报告医师。过敏体质者慎用。

（二）特色技术

1. 中药离子导入

（1）遵医嘱实施中药离子导入。

（2）护理评估：评估离子导入部位皮肤；孕妇及药物过敏者慎用。

（3）操作前告知患者中药离子导入的过程及注意事项，如有不适，报告医师并做相应处理。

（4）操作环境宜温暖，暴露治疗部位，注意保暖并保护患者隐私。

（5）遵医嘱选择处方并调节电流强度，治疗过程中询问患者的感受，如有不适及时调整电流强度。

（6）观察患者局部及全身的情况，若出现红疹、瘙痒、水疱等，立即报告医师，遵医嘱予以处理。

（7）操作完毕后，记录中药离子导入的皮肤情况及患者感受等。

2. 穴位按摩

（1）遵医嘱实施穴位按摩。

（2）护理评估：按摩部位皮肤情况；对疼痛的耐受程度；女性月经期及妊娠期禁用。

（3）操作者应修剪指甲，以免损伤患者皮肤。

（4）操作时用力要均匀、柔和，注意为患者保暖及保护隐私。

（5）操作时要密切观察患者的反应，如有不适应停止按摩并做好相应的处理。

（6）操作完毕后，记录按摩穴位、手法、按摩时间及患者感受等。

3. 艾灸

（1）遵医嘱实施艾灸，选用适当的艾灸方式：如艾炷灸、艾条灸、艾盒灸等。遵医嘱取穴，随症配穴，如心俞、膻中、足三里、内关、合谷等。

（2）护理评估：施灸的皮肤情况；患者对艾灸气味的接受程度。注意室内温度的调节，保持室内空气流通。

（3）取合理体位，充分暴露施灸部位，注意为患者保暖及保护隐私。

（4）施灸部位宜先上后下，先灸头顶、胸背，后灸腹部、四肢。施灸过程中询问患者有无灼痛感，调整距离，及时将艾灰弹入弯盘，防止灼伤皮肤。

（5）注意施灸的时间，如失眠者要在临睡前施灸，不要在饭前空腹或饭后施灸。颜面部、大血管部位、孕妇腹部及腰骶部不宜施灸。

（6）施灸后局部皮肤出现微红灼热，属正常现象。如灸后出现小水疱，无须处理，可自行吸收；如水疱较大时，需报告医师，遵医嘱配合处理。

（7）施灸完毕，立即将艾炷或艾条放置熄火瓶内，熄灭艾火。

（8）初次使用灸法者，以小剂量、短时间为宜，待患者耐受后，逐渐增加剂量。

（9）操作完毕后，记录患者施灸的方式、部位、施灸处皮肤及患者感受等情况。

4. 中药泡洗　适用于心痛缓解期患者。

（1）护理评估：评估中药泡洗部位的皮肤，有皮损者慎用；严重心肺功能障碍、出血性疾病者禁用；药物过敏者慎用；评估下肢对温度的感知度。

（2）操作前要告知患者中药泡洗的过程和注意事项，如有不适，及时和医务人员沟通。

（3）空腹及餐后 1 h 内不宜泡洗，餐后立即泡洗可因局部末梢血管扩张而影响食物消化。

（4）操作环境宜温暖，关闭门窗，注意为患者保暖和保护隐私。

（5）充分暴露泡洗部位，药液以浸过患者双足踝关节为宜。

（6）足浴时要注意温度适中，最佳温度为 37～40 ℃，防止温度过高烫伤皮肤，或温度过低影响疗效。足浴时间为每次 20～30 min，以背部微微出汗为宜，体虚者出汗不宜太多。

（7）治疗过程中观察患者局部及全身的情况，如出现红疹、瘙痒、心悸、汗出、头晕、目眩等症状，立即报告医师，遵医嘱配合处理。

（8）泡洗后以浅色毛巾轻轻拭干皮肤，注意拭干趾间皮肤，趾甲长者给予修剪。

（9）中药泡洗后，嘱患者饮少量温开水。

（10）操作完毕后，记录泡洗的温度、时间、泡洗部位皮肤情况及患者感受等。

5. 耳穴压豆

（1）遵医嘱耳穴贴压，准确选择穴位，随证配穴。心悸主穴：心、小肠、皮质下，配穴：心脏点、交感、胸、肺、肝。胸痛主穴：心、神门、交感，配穴：内分泌、肾等穴位。便秘主穴：大肠、三焦、脾、皮质下，配穴：肺、便秘点等。

（2）护理评估：评估耳部皮肤情况，炎症、破溃、冻伤部位禁用；对疼痛的耐受程度；妊娠期禁用。

（3）用探针时力度应适度、均匀，准确探寻穴区内敏感点。

（4）耳部75%乙醇擦拭待干。

（5）以王不留行籽或磁珠贴压穴位敏感点，观察患者情况，若有不适，立即停止，通知医师并配合处理。

（6）常规操作以单耳为宜，一般可留置3~7 d，两耳交替使用。指导患者正确按压。

（7）观察：耳穴贴是否固定良好；症状是否缓解或减轻；耳部皮肤有无红、肿、破溃等情况。

（8）操作完毕后，记录耳穴贴压的部位、时间及患者感受等情况。

6. 穴位贴敷

（1）适用于心痛缓解期。

（2）遵医嘱准确选定穴位，按药方将研末的药物用食醋或蜂蜜调成糊状，贴敷于选定穴位，每日1次，每次6~8 h。

（3）穴位和药物组方按医嘱执行。

（4）护理评估：贴敷部位的皮肤情况；妊娠期禁用。充分暴露贴敷部位，同时注意为患者保暖并保护隐私。

（5）膏药的摊制厚薄要均匀，一般以0.2~0.3 cm为宜，并保持一定的湿度。

（6）观察局部及全身情况，若出现红疹、瘙痒、水疱等过敏现象，停止使用，立即报告医师，遵医嘱予以处理。

（7）贴敷期间应避免食用寒凉、过咸的食物，避免烟酒，海味、辛辣食物及牛羊肉等。

（8）操作完毕，记录贴敷的穴位、时间及患者感受等。

四、胸痹的康复与锻炼

（一）康复的意义

胸痹康复是指综合采用主动积极的身体、心理、行为和社会活动的训练与再训练，帮助患者缓解症状，改善心血管功能，在生理、心理、社会、职业和娱乐等方面达到理想状态，提高生活质量。同时强调积极干预胸痹的危险因素，阻止或延缓疾病的发展过程，减轻残疾，减少再次发作的危险。胸痹康复涵盖心肌梗死、心绞痛、隐匿性冠心病、冠状动脉分流术（CABG）后和冠状动脉腔内成形术（PTCA）后等。胸痹康复治疗措施会影响其周围人群对此病风险因素的认识，从而有利于尚未患此病的人改变不良的生活方式，达到防止疾病发生的目的。

（二）主要功能障碍

胸痹患者除了由于心肌供血不足直接导致的心脏功能障碍之外，还有一系列继发性躯体和心理障碍，包括：

1. 心血管功能障碍　胸痹患者往往体力活动较少，心血管系统适应性差，导致循环功能降低。通过适当的运动可以改善心血管功能状态。

2. 呼吸功能障碍　长期心血管功能障碍可导致肺循环功能障碍，使肺血管和肺泡气体交换的效率降低，吸氧能力下降，诱发或加重缺氧症状。呼吸功能训练是需要引起重视的环节。

3. 全身运动耐力减退　胸痹和缺乏运动均导致机体吸氧能力减退、肌肉萎缩和氧化代谢能力降低，从而限制了全身运动耐力。

4. 代谢功能障碍　主要是脂质代谢和糖代谢障碍，表现为血胆固醇和三酰甘油增高，高密度脂蛋白胆固醇降低。脂肪和能量物质摄入过多而缺乏运动是基本原因。缺乏运动还可导致胰岛素抵抗，除了引起糖代谢障碍外，还可促使形成高胰岛素血症和高脂血症。

5. 行为障碍　胸痹患者往往伴有不良生活习惯、心理障碍等，也是影响患者日常生活和治疗的重要因素。

（三）康复训练基本原则

1. 个体化原则　根据年龄、性别、个性爱好、病情程度、病期、相应的临床表现、治疗目标、心理状态和需求，因人而异制定康复方案。

2. 循序渐进　即掌握运动技能和学习适应性过程。

3. 持之以恒　训练效果的持续须长期锻炼。

4. 兴趣的原则　兴趣可以提高患者参与并坚持康复治疗的积极性和主动性。

（四）康复评定

胸痹的康复包括心肌梗死、心绞痛、慢性缺血心脏病、冠脉搭桥和经皮冠脉成形术后的康复。其目标是使患者的活动水平恢复至与其心脏功能相称的最高水平。提高生活质量，控制危险因素，减少复发，降低发病率和死亡率。

胸痹的康复评定包括病史、体格检查、冠心病危险因素的评估、心理社会评定，以及心肺功能的专项评定、行为类型的评定等。心脏功能运动用于确定个体对一定水平用力反应，定量了解身体和心肌需氧代谢能力，在心率、血压增加时的耐受能力，判定运动处方，指导恢复日常生活活动能力和作业性活动，给冠心病的预后恢复提供依据。

（五）运动实验

1. 运动实验的目的　在运动实验中一些重要参数的变化能反映心脏和整个身体的状况，包括症状、体征、心脏电生理指标、血流动力学指标和耗氧量、二氧化碳排出量等一系列代谢指标，为制订治疗性运动训练方案提供依据，评定康复的治疗效果。

2. 运动实验的方法和负荷 常用的方法有活动平板、功率自行车、上肢功量计或臂腿功量计。采用间断性实验。一般从最小负荷开始分阶段逐渐增大负荷到患者的耐受负荷，以安全、清楚地观察各级负荷时患者的表现，精确地测定心脏功能和体力活动能力，制订康复计划，指导康复治疗。

3. 运动实验的禁忌证及停止实验的指征

（1）禁忌证：任何可引起临床症状加重的剧烈运动；急性或近期心肌梗死；急性心力衰竭或加重的慢性心力衰竭；严重动脉狭窄，血压高于 26.6/13.3 kPa（200/100 mmHg）。

（2）停止试验的指征：测定指标发现异常；出现心肌缺血或循环不良的症状、体征，如心绞痛、心律失常、皮肤湿冷、血压下降等；心电图严重异常。

（六）康复治疗

1. 康复治疗的分期 根据发病、治疗、护理及康复特征，国际上将冠心病康复治疗分为三期。

（1）Ⅰ期：指急性心肌梗死或急性冠脉综合征住院期间的康复。冠状动脉旁路移植术或 PTCA 术后早期康复也属于此列。发达国家此期已经缩短到 3~7 d。经两周运动量达 2~3 代谢当量（METs）。

（2）Ⅱ期：指患者出院开始，至病情稳定性完全建立为止，时间 5~6 周。由于急性阶段缩短，此期的时间也趋于逐渐缩短。6~8 周可达到 6METs 的运动量，并顺利进入Ⅲ期。

（3）Ⅲ期：指病情处于较长期稳定状态，或Ⅱ期过程结束的冠心病患者，包括陈旧型心肌梗死、稳定型心绞痛及隐匿型冠心病。PTCA 或冠状动脉旁路移植术后的康复也属于此期。康复时间一般为 2~3 个月，自我锻炼应该持续终生。约需 12 周时间，可达 7~8METs 的运动量。

2. 康复治疗

（1）Ⅰ期康复：治疗目标为低水平运动试验阴性，可以按正常节奏连续行走 100~200 m 或上下 1~2 层楼而无症状和体征。使患者理解本病的危险因素及注意事项，在心理上适应疾病的发作和处理生活中的相关问题。生命体征一旦稳定，无合并症时即可开始循序渐进地增加活动量。康复治疗的基本原则是根据患者的自我感觉，尽量进行可以耐受的日常活动，冠心病知识宣教始终贯穿此期（表 9-1）。

表 9-1 胸痹Ⅰ期康复参考方案

活动	步骤						
	1	2	3	4	5	6	7
腹式呼吸	10 min	20 min	30 min	30 min×2			
腕踝动（不抗阻）	10 次	20 次	30 次	30 次×2			
腕踝动（抗阻）		10 次	20 次	30 次	30 次×2		

续表

活动	步骤						
	1	2	3	4	5	6	7
膝肘动（不抗阻）			10 次	20 次	30 次	30 次×2	
膝肘动（抗阻）				10 次	20 次	30 次	30 次×2
自己进食			帮助	独立	独立	独立	独立
自己洗漱			帮助	帮助	独立	独立	独立
上厕所			帮助	帮助	独立	独立	独立
床上靠坐	5 min	10 min	20 min	30 min	30 min×2		
床上不靠坐		5 min	10 min	20 min	30 min	30 min×2	
床边坐（有依托）			5 min	10 min	20 min	30 min	30 min×2
床边坐（无依托）				5 min	10 min	20 min	30 min
站（有依托）			5 min	10 min	20 min	30 min	
站（无依托）				5 min	10 min	20 min	30 min
床边行走				5 min	10 min	20 min	30 min
走廊行走					5 min	10 min	20 min
下一层楼						1 次	2 次
上一层楼							1~2 次

1）床上活动：床上活动一般从肢体活动开始，包括呼吸训练。肢体活动一般从远端肢体的小关节活动开始，从不抗地心引力的活动开始，然后逐步进行抗阻活动。吃饭、洗脸、刷牙、穿衣等日常生活活动可以早期进行。

2）呼吸训练：呼吸训练主要指腹式呼吸。腹式呼吸的要点是在吸气时腹部浮起，让膈肌尽量下降；呼气时腹部收缩，把肺的气体尽量排出。呼气与吸气之间要均匀连贯，可以比较缓慢，但不可憋气。

3）坐位训练：坐位是重要的康复起始点，应该从第一天就开始训练。开始坐时可以有依托，例如把枕头或被子放在背后，或将床头抬高。有依托坐的能量消耗和卧位相同，但是上身直立体位使回心血量减少，同时射血阻力降低，心脏负荷实际低于卧位。在有依托坐位适应之后，患者可以逐步过渡到无依托独立坐位。

4）步行训练：步行训练从床边站立开始，先克服直立性低血压。在站立无问题之后，开始床边步行，以便在疲劳或不适时能及时上床休息。此阶段患者的活动范围明显增大，开始时最好进行心电监护。要特别注意避免上肢高于心脏水平的活动，此类活动明显增加心脏负荷，常可诱发意外发生。

5）排便：患者大便务必保持通畅。卧位排便时由于臀部位置较高，回心血量增加，使心脏负荷增加，同时由于排便时必须克服体位造成的重力，所以需要额外用力，因此卧位排便对患者不利。而在床边放置简易的坐便器，让患者坐位排便，其能量消耗和心脏负荷均小于卧位排便，也比较容易排便。因此应该尽早让患者坐位排便，但是坐位排便时不可过分用力。如果出现便秘，应使用通便剂。患者腹泻时也要严密观察，因为过度的肠道活动可以诱发迷走反射，导致心律失常或心电不稳。

6）上楼：上、下楼活动是保证患者在家庭活动安全的重要环节。下楼的运动负荷不大，上楼的负荷取决于上楼的速度，必须保证缓慢上楼，一般上一台阶可稍休息片刻，以保证不出现任何不良反应。

7）心理康复和宣传教育：患者急性发病后会出现焦虑和恐惧感。康复治疗师必须对患者进行医学常识教育，使其了解冠心病的发病特点、注意事项、防止复发的方法。应强调戒烟、保持大便通畅、低盐规律饮食、不乱发脾气等。

8）康复方案调整与监护：如果患者在训练过程中没有不良反应，运动或活动时心率增加 < 10 次/min，次日训练可以进入下一阶段。运动中心率增加在 20 次/min 左右，则需要继续同一级别的运动。心率增加超过 20 次/min，或出现任何不良反应，则应该退回到前一阶段运动，甚至暂时停止运动训练。为了保证活动的安全性，可以在医护或心电监护下进行，在无任何异常的情况下，重复性的活动不一定要连续监护。

9）出院前评估及治疗策略：当患者顺利达到训练目标后，可以进行症状限制性或亚极量心电运动试验，或在心电监护下进行步行。如果确认患者可连续步行 200 米无症状及心电图异常，可以安排出院。患者出现合并症或运动试验异常则需要进一步检查，并适当延长住院时间。

（2）Ⅱ期康复：

1）康复目标为逐渐恢复日常生活活动能力，包括轻度家务劳动、娱乐活动等。提高生活质量。保持并进一步提高心功能水平，由生活完全自理逐渐恢复正常社会生活。运动能力达 4~6METs。

2）治疗方案　常用的锻炼方法是行走。室内外散步，逐渐增加其耐力，每天进行，在活动强度为最大心率的 40%~50%时，一般无需医护监测。而进行较大强度活动时可采用远程心电监护系统监测，或由有经验的康复治疗人员观察康复治疗的进程，确保安全。无并发症的患者在家属帮助下逐步过渡到无监护活动。应循序渐进，安全提高运动负荷。每周门诊随访一次，出现任何不适均应暂停运动，及时就诊。这一阶段一般需要 6~12 周。无明显异常表现的患者进行 6~8 周即可到达 6MTEs 的运动负荷，并顺利进入Ⅲ期康复（表 9-2）。

表 9-2　胸痹Ⅱ期康复参考方案

活动内容	第 1 周	第 2 周	第 3 周	第 4 周
门诊宣教	1 次	1 次	1 次	1 次
散步	15 min	20 min	30 min	30 min×2
厨房工作	5 min	10 min	10 min×2 次	10 min×3 次
看书或电视	15 min×2 次	20 min×2 次	30 min×2 次	30 min×3 次
降压舒心操	保健按摩学习	保健按摩×1 次	保健按摩×2 次	保健按摩×2 次
缓慢上下楼	1 层×2 次	2 层×2 次	3 层×1 次	3 层×2 次

（3）Ⅲ期康复：康复目标是巩固Ⅱ期康复成果，控制危险因素，改善并提高体力活动能力、心血管功能，恢复发病前的生活和工作。完成这期康复计划大约需 12 周，此期的运动试验证实患者可安全完成 7~8METs 的运动强度，为了保持身体状况，更进一步提高耐力，改善心血管功能，应继续保证锻炼。运动方式可选择步行、登山、游泳、骑车、慢跑、打太极拳等，近年来肌力练习和循环力量训练是新的有氧训练的方法。左室功能良好的患者应用这些方法危险性很低，但左心室功能损害患者肌力训练可能出现心功能失代偿，患者可根据自身情况选择适当的训练。训练方式分为间断性和连续性运动。间断性运动是指基本训练期间有若干次高峰靶强度，高峰强度之间强度降低。优点是可以获得较高的运动强度刺激，且不至于引起不可逆的病理性改变。缺点是需要调节运动强度，操作比较麻烦。连续性运动是指训练时期的靶强度持续不变。优点是简便，患者相对比较容易适应。每周的运动总量为 2.9~8.4 kJ，每周运动量小于 2.9 kJ 只能达到维持身体活动水平的目的，不能提高运动能力，大于 8.4 kJ 则不再增强训练效应。合适运动量以运动时稍出汗，轻度呼吸加快，早晨起床时感觉舒适，无持续的疲劳和其他不适感为标志。每次运动持续的时间应根据患者的运动耐受情况个体化处理。一般热身运动 5~10 min 达到靶心率，中等强度 15~20 min，再进行 5~10 min 的整理运动。

判断患者是否可以进行性生活的简易试验有：①上二层楼试验（同时心电监测）。通常性生活心脏射血量约比安静时高 50%，这和快速上二层楼的心血管反应相似。②观察患者能否完成 5~6METs 的活动，因为采用放松体位的性生活最高能耗 4~5METs。在恢复性生活前应经过充分的康复训练，并得到经治医师的认可。应采用放松姿势和方式，避免进食后进行。

注意事项：①选择适当的运动，避免竞技性运动。②只在感觉良好时运动。如患上呼吸道感染，应待感冒或发热症状和体征消失 2 d 以上再恢复运动。③寒冷和炎热气候要相对降低运动量和运动强度，避免在阳光下和炎热气温下剧烈运动。穿宽松、舒适、透气的衣服和鞋。饭后不做剧烈运动。④患者应定期检查和修正运动处方，避免过度训练。药物治疗发生变化时，要注意相应调整运动方案。参加剧烈运动者应先进行心电运动试验。运动时如出现心绞痛或其他症状，应停止运动，及时就医。⑤训练必须持之以恒，如间隔 4~7 d 及以上，再开始运动时宜稍降低强度。

五、胸痹的健康指导

（一）生活起居指导

（1）环境安静，空气新鲜，温、湿度适宜。

（2）避免劳累、饱餐、情绪激动、寒冷、便秘、感染等诱发因素，戒烟限酒。

（3）起居有常，发作时休息，缓解期适当锻炼，以不疲劳为度。

（4）胸痹患者，一般仍可工作，但应注意：①不参加亘体力劳动。②不从事精神紧张的工作，特别是司机、飞机驾驶员等。③不做十分紧张的工作，如加班。④工作中应注意休息，如心率超过 110 次/min 或出现脉律不齐时，应休息；如出现心慌、气短、胸痛时，应立即停止工作。

（二）胸痹病辨证施膳

1. 心痛发作期 心痛发作期饮食以流质、半流质温服为宜，不可过饱，可少量多餐，忌食生冷、硬固、肥腻。以免耗伤气血，加重病情。

（1）寒凝血瘀证：饮食以辛温通阳，开痹散寒为原则。宜食温阳散寒、活血通络之品，如羊肉、韭菜、荔枝、山楂、桃仁、薤白、干姜、大蒜、川椒、桂枝等；或热饮姜糖水，饮食宜温热、细软、易消化，少食苦瓜等生冷、寒凉之品。食疗方：薤白粥等。

（2）气滞血瘀证：饮食以疏肝理气，活血通脉为原则。宜食行气活血、易消化之品，如海带、山楂、山药、桃仁、木耳、白萝卜等；少食生冷、辛辣及红薯、豆浆等壅阻气机之品。食疗方：陈皮桃仁粥等。

2. 心痛缓解期

（1）气阴两虚，心血瘀阻：饮食以益气养阴，活血通脉为原则。宜进食益气健脾、补益气血之品，要求低盐、高蛋白、高维生素、易消化、营养丰富。如蛋类、银耳、百合、莲子、山药、甘蔗、香菇、木耳、荸荠、藕汁、甲鱼、大枣、奶类、豆类、鱼类、新鲜蔬菜、水果等食品；或以西洋参 9 g，水煎代茶饮。脾胃虚弱者宜少食多餐，不可过饱，以防胸痹发展，诱发真心痛。服用补气之品时，禁食萝卜、绿豆等凉性食物。少食含粗纤维的蔬菜以减少肠蠕动。忌辛辣、生冷、油腻食物，戒烟酒。食疗方：山药粥、百合莲子羹、生脉饮、灵芝银耳冰糖羹、人参粳米粥、黄芪粥、莲子粥、大枣炖兔肉等。

（2）气虚血瘀证：饮食以益气养心，活血化瘀为原则。宜食益气活血通络之品，如牛肉、羊肉、鸡肉、山药、木耳、大枣、韭菜、高粱粉等。可用适量葱、姜、蒜等调料，平时可酌情少量饮用山楂酒、红花酒或丹参酒。食疗方：海蜇煲猪蹄、黄芪粥、龙眼肉红枣粥、丹参粥、人参田七炖鸡蛋、田七煲猪脚筋汤、西洋参炖田七等。

（3）痰阻血瘀证：饮食以通阳泄浊、豁痰开结为原则。宜食海参、海蜇、薏苡仁、冬瓜、海带、蘑菇、扁豆、桃仁、柚子、山楂、洋葱、大蒜、柑橘、紫菜、番茄、竹笋、枇杷、白萝卜等，而牛肉、羊肉、鲫鱼、龙眼肉、胡桃肉、饴糖等湿热之品应少吃，以免助湿热之邪熬伤津液，化为痰饮。平时应做到定时、定量、少食多餐，以免损伤脾胃，助湿生痰加速病情发展。肥胖者要饮食有节，控制食量，减轻体重。平常少食甜食，戒酒，忌辛辣、煎炸、油腻之品，饮食宜清淡，低脂、低盐、低胆固醇。食疗方：薏苡仁桃仁粥、山楂荷叶汤等。

（4）气滞血瘀证：饮食以疏肝理气，活血通脉为原则。宜食行气活血、消积除瘀之品，如海带、木耳、山楂等。可食薤白粥、桃仁粥等以行气开郁，特别注意晚餐不可过饱，少食动物脂肪及胆固醇含量过高的食物，适当多食蔬菜水果，忌生冷、辛辣之品。食疗方：田七丹参茶、桃花粥、川芎黄芪粥、玫瑰花粥、党参田七炖鸡、三七红枣鲫鱼汤等。

（5）热毒血瘀证：饮食以清热解毒、活血化瘀为原则。宜食百合、芹菜、苦瓜、绿豆、莲子心、木耳、荸荠、马齿苋等。忌食羊肉、荔枝、龙眼肉等温燥、动火之品。食疗方：绿豆汤、菊花决明子粥、菊花山楂决明饮、芹菜葛根粉粥、何首乌桑葚蒸龟肉等。宜进食低脂肪、低盐、清淡、易消化食物，少食多餐，多食新鲜水果、蔬菜，忌辛甘肥厚之品，戒烟酒，忌浓茶和咖啡等刺激之品。

（三）情志调理

（1）保持情绪稳定，避免不良刺激。

（2）鼓励患者表达内心感受，针对性给予心理支持。

（3）指导患者掌握自我排解不良情绪的方法，如转移法、音乐疗法、谈心释放法等。

（四）自我急救

指导患者及家属在病情突然变化时采取简易的急救措施。家中应备好必需的急救药品和器材（如氧气瓶、注射器等），药品要注意有效期及用法。教会患者和其家属识别危险信号，若心绞痛发作次数增加，持续时间延长，疼痛程度加重，含服硝酸甘油无效者，有可能是心肌梗死先兆，应指导患者及其家属做好家庭救护；当老年人突然出现憋气、嘴唇发绀、剧烈咳嗽、咯粉红色痰、不能平卧等症状时，也应警惕急性心梗的发生。

当病情发作时，应采取以下措施。

（1）应让患者立即卧床休息，不要用力，以降低心肌耗氧量。

（2）使用抗心绞痛的药物，如舌下含服硝酸甘油片，每 3~5 min 含 1 片，以减轻疼痛。

（3）有条件时尽快给患者吸入高浓度（4~6 L/min）氧气。

（4）如病情危重应尽快要求急救中心前来就地抢救，待心率、心律、血压稳定，才轻抬轻搬，送医院继续救治。

（5）如患者面色青紫、抽搐、口吐白沫、意识不清、呼吸微弱或停止，应考虑急性心梗并发严重心律失常导致心跳骤停，立即进行胸外心脏按压和口对口人工呼吸，同时想办法通知医生，为抢救赢得时间。

第二节　心衰病

心衰病是因心病日久，心气虚衰，运血无力，或气滞血瘀，心脉不畅，血瘀水停。以心悸、胸闷、气喘、不能平卧、咳嗽、水肿、少尿为主症，中医的“心水”“心悸”“喘证”“水肿”等病均属于此范畴。相当于西医“慢性心力衰竭”范畴。充血性心力衰竭（Congestive heart failure，CHF）系指在有适量静脉血回流的情况下，由于心脏收缩和（或）舒张功能障碍，心排血量不足以维持组织代谢需要的一种病理状态。左心衰竭的症状主要表现为肺循环淤血、疲劳、乏力、呼吸困难等。

一、心衰病的常见证型

1. 慢性稳定期

（1）心肺气虚、血瘀饮停证：胸闷，气喘，心悸，活动后诱发或加重，神疲乏力，咳嗽，咯白痰，面色苍白或有紫绀，舌质淡或边有齿痕，或紫暗、有瘀点、瘀斑，脉沉细、虚数或涩、结、代。

（2）气阴两虚、心血瘀阻证：胸闷，气喘，心悸，动则加重，乏力自汗，两颧泛红，口燥咽干，五心烦热，失眠多梦，或有紫绀，舌质红、少苔，或紫暗、有瘀点、瘀斑，脉沉细、虚数或涩、结、代。

（3）阳气亏虚、血瘀水停证：胸闷，气喘，心悸，咳嗽，咯稀白痰，肢冷，畏寒，尿少，水肿，自汗，汗出湿冷，舌质暗淡或绛紫，苔白腻，脉沉细或涩、结、代。

（4）肾精亏损、阴阳两虚证：心悸，动辄气短，尿少肢肿，或夜卧高，腰膝酸软，头晕耳鸣，四肢不温，步履无力，或口干咽燥，舌淡红、质胖、苔少，或舌红胖、苔薄白乏津，脉沉细无力或数，或结、代。

2. 急性加重期

（1）阳虚水泛证：喘促气急，痰涎上涌，咳嗽，吐粉红色泡沫样痰，口唇青紫，汗出肢冷，烦躁不安，舌质暗红、苔白腻，脉细促。

（2）阳虚喘脱证：面色晦暗，喘悸不休，烦躁不安，或额汗如油，四肢厥冷，尿少肢肿，面色苍白，舌质淡、苔白，脉微细欲绝或疾数无力。

（3）痰浊壅肺证：咳喘痰多，或发热形寒，倚息不得平卧；心悸，气短，胸闷，动则尤甚，尿少肢肿，或颈脉显露，舌质淡或略青、苔白腻，脉沉或弦滑。

二、常见症状、证候施护

1. 喘促

（1）观察患者面色、血压、心率、心律、脉象及心电监护示波变化，慎防喘脱危象（张口抬肩、稍动则喘咳欲绝，烦躁不安，面色灰白或青紫，汗出肢冷，咳粉红色泡沫样痰）。

（2）遵医嘱控制输液速度及总量。

（3）遵医嘱准确使用解痉、平喘药物。使用强心药物后，注意观察患者有无出现纳差、恶心、呕吐、头痛、乏力、黄视、绿视及各型心律失常等洋地黄中毒的症状。

（4）选取风门、肺俞、合谷等穴位按摩，以助宣肺平喘。

2. 胸闷、心悸

（1）协助患者取舒适卧位，加强生活护理，限制探视，减少气血耗损，保证充足的睡眠。

（2）给予间断低流量吸氧，观察吸氧后的效果。

（3）嘱患者平淡情志，勿七情过极。保持情绪稳定，避免焦虑、紧张及过度兴奋。

（4）做好患者心理护理，消除其恐惧感，避免不良的情绪刺激，必要时让亲属陪伴，给予亲情支持。

3. 神疲乏力

（1）卧床休息，限制活动量；减少交谈，限制探视，减少气血耗损。

（2）加强生活护理，勤巡视，将常用物品放置患者随手可及的地方。注意患者安全，如加设床档，外出检查有人陪同，防跌倒、坠床等。

（3）大便秘结时，可多食蜂蜜、水果、粗纤维菜。按摩腹部中脘、中极、关元等穴位，促进肠蠕动，帮助排便。必要时遵医嘱使用缓泻剂。

4. 尿少肢肿

（1）准确记录24 h出入量，限制摄入量（入量比出量少200~300 mL），正确测量每日晨起体重（晨起排空大、小便，穿轻薄衣服，空腹状态）。

（2）遵医嘱给予少盐、易消化、高维生素、高膳食纤维饮食，忌饱餐。选用有利尿作用的食品，如芹菜、海带、赤小豆、西瓜等，也可用玉米须煎水代茶饮。

（3）做好皮肤护理，保持床单位整洁干燥，定时翻身，协助患者正确变化体位，避免推、拉、扯等动作，预防压疮。可使用减压垫、气垫床、翻身枕等预防压疮的辅助工具。温水清洁皮肤，勤换内衣裤、勤剪指甲。会阴部水肿患者做好会阴部清洗，防止尿路感染，男性患者可用吊带托起阴囊防止摩擦，减轻水肿。下肢水肿者，可抬高双下肢，利于血液回流。

（4）应用利尿剂后观察用药后效果，定期复查电解质，观察有无水、电解质紊乱。

（5）形寒肢冷者注意保暖，可艾叶煎水浴足，温阳通脉，促进血液循环。

（6）中药汤剂宜浓煎，少量多次温服，攻下逐水药宜白天空腹服用。

三、中医特色治疗与护理

（一）药物治疗

1. 内服中药

（1）根据医师诊疗要求，辨证施护指导中药汤剂及中成药服用方法，汤剂宜浓煎，每剂100 mL分上、下午服用。服药期间不宜进食辛辣刺激之品，以免影响药效。红参、西洋参宜另煎，上午服用。

（2）中成药适用于慢性稳定期患者，宜饭后半小时服用，以减少对胃黏膜的刺激，服药期间根据治疗药物服用注意事项、禁忌，调整好饮食。

2. 注射给药

（1）根据医嘱辨证选择适宜中药输注的静脉，用药前询问患者过敏史。

（2）输液过程加强巡视，严格遵医嘱控制液体的入量及输入速度。

（3）中西注射剂联用时，应将中西药分开使用，使用前后生理盐水冲管。

（4）中药注射剂应单独使用，现配现用，严禁混合配伍。

（5）密切观察用药反应，尤其对老年人、儿童、肝肾功能异常等特殊人群和初次使用中药注射剂的患者应加强巡视和监测，出现异常，立即停药，报告医生并协助处理。

（二）特色技术

1. 中药泡洗（中药浴足）

（1）适用于心衰病稳定期。

（2）方药遵医嘱执行。如气虚、血瘀者可选用红花、金银花、当归、玄参、泽泻、生甘草等。阳虚、水停者可选用桂枝、鸡血藤、凤仙草、食盐、芒硝等。

（3）依据辨证，选取中药足浴方，制成煎剂，用时加温，控制药液温度适中，赤足泡药中，浸泡过踝部，两足互搓，每次浴足 20~30 min，每日 1~2 次，10~15 d 为 1 个疗程。

（4）中药足浴注意事项：

1）护理评估：评估中药泡洗部位的皮肤，有皮损者慎用；严重心肺功能障碍，出血性疾病者禁用；药物、皮肤过敏者慎用；评估下肢对温度的感知度。

2）操作前要告知患者中药泡洗的过程和注意事项，如有不适，及时和医务人员沟通。

3）空腹及餐后 1 h 内不宜泡洗，餐后立即泡洗可因局部末梢血管扩张而影响消化。

4）操作环境宜温暖，关闭门窗，注意为患者保暖和保护隐私。

5）充分暴露泡洗部位，药液以浸过患者双足踝关节为宜。足浴时要注意温度适中，最佳温度在 37~40 ℃，防止温度过高烫伤皮肤，或温度过低影响疗效。足浴的时间以每次 20~30 min，背部微微出汗为宜，体虚出汗不宜太多。

6）治疗过程中观察患者局部及全身的情况，如出现红疹、瘙痒、心悸、汗出、头晕、目眩等症状，立即报告医师，遵医嘱配合处理。

7）泡洗后以浅色毛巾轻轻拭干皮肤，注意拭干趾间皮肤，趾甲长者给予修剪。

8）泡洗后嘱患者饮少量温开水。

9）操作完毕后，记录泡洗的温度、时间、泡洗部位皮肤情况及患者感受等。

2. 耳穴贴压（耳穴埋豆）

（1）遵医嘱耳穴贴压，准确选择穴位，随证配穴。例如，心悸：主穴为心、小肠、皮质下，配穴为心脏点、交感、胸、肺、肝。水肿：主穴为肾、肾俞、输尿管、膀胱，配穴为交感、肾上腺、神门、三焦、内分泌。便秘：主穴为大肠、三焦、脾、皮质下，配穴为肺、便秘点等。

（2）护理评估：对耳部皮肤情况，有炎症、破溃、冻伤的部位禁用；对疼痛的耐受程度；妊娠期禁用。

（3）用探针时力度应适度、均匀，准确探寻穴区内敏感点。耳部用 75% 乙醇擦拭待干。以王不留行籽或磁珠贴压穴位敏感点，观察患者情况，如有不适立即停止，并通知医师配合处理。

（4）常规操作以单耳为宜，一般可留置 3~7 d，两耳交替使用。指导患者正确按压。

（5）观察：耳穴贴是否固定良好；症状是否缓解或减轻；耳部皮肤有无红、肿、破溃等情况。

（6）操作完毕，记录耳穴贴压的部位、时间及患者感受等情况。

3. 灸法

（1）遵医嘱实施艾灸，选用适当的艾灸方式，如艾炷灸、艾条灸、艾盒灸等。遵医嘱取穴，随症配穴。如心俞、肺俞、足三里、百会、内关、肾俞、三焦俞、关元等。

（2）护理评估：施灸的皮肤情况；患者对艾灸气味的接受程度。注意室内温暖度的调节，保持室内空气流通。

（3）取合适体位，充分暴露施灸部位，注意保暖及保护隐私。施灸部位宜先上后下，先灸头顶、胸背，后灸腹部、四肢。施灸过程中询问患者有无灼痛感，及时将艾灰弹入弯盘，防止灼伤皮肤。颜面部、大血管部位、孕妇腹部及腰骶部不宜施灸。施灸后局部皮肤出现微红灼热，属正常现象。如灸后出现小水疱时，无需处理，可自行吸收；如水疱较大时，需立即报告医师，遵医嘱配合处理。施灸完毕，立即将艾炷或艾条放置熄火瓶内，熄灭艾火。初次使用灸法者，以小剂量、短时间为宜，待患者耐受后，逐渐增加剂量。

（4）操作完毕，记录患者施灸的方式、部位、施灸处皮肤及患者感受等情况。

4. 穴位贴敷

（1）适用于心衰病稳定期。

（2）遵医嘱准确选定穴位，按药方将研末好的药物用食醋或蜂蜜调成糊状，贴敷于选定穴位，每日 1 次，每次 6~8 h。穴位和药物组方按医嘱执行。

（3）护理评估：贴敷部位的皮肤情况；妊娠期禁用。

（4）充分暴露贴敷部位，同时注意为患者保暖并保护隐私。观察局部及全身情况，若出现红疹、瘙痒、水疱等过敏现象，停止使用，立即报告医师，遵医嘱予以处理。贴敷期间，应避免食用寒凉、过咸的食物，避免烟酒，海味、辛辣食物及牛羊肉等。

（5）操作完毕，记录贴敷的穴位、时间及患者感受等。

5. 中医特色治疗　根据患者个体差异，可按医嘱进行“三伏贴”“三九贴”疗法，减少慢性心力衰竭复发率。在贴敷后注意：①局部避免挤压。②贴药后皮肤产生的轻度灼热感为正常现象。③无特别治疗要求，可在 3~4 h 后将药物自行除去，切忌贴药时间过长。④贴药当日禁食生冷、寒凉、辛辣之物，忌食海鲜、鸭、鹅等。可在药物除去后用温水洗澡。⑤此疗法对皮肤有较强烈的刺激，孕妇、年老体弱、皮肤过敏者慎用。

四、心衰病的康复与锻炼

（一）康复的意义

心力衰竭系器质性心脏病的发展过程，心功能处于失代偿状态，常因合并感染、过度疲劳、水、电解质失衡或用药不当而诱发心力衰竭加重或急性发作，甚至死亡。传统治疗心力衰竭特别强调卧床休息，严格限制活动，结果使患者运动耐量降低，各脏器功能减退明显而影响生存质量。当然为减轻衰竭心脏的负担，卧床休息仍然是治疗急性期心力衰竭的重要方法，但为了避免因长期卧床带来的体力衰竭、肌肉萎缩、关节僵直、肺部感染、深部血栓形成等诸多弊端，采取以运动训练为主、改善生活方式等综合措施的心脏病康复治疗，对改善患者的临床症状有良好作用。因其有助于增加肺活量，预防肺部感染，又能改善消化功能，有利于机体健康的恢复。同时，也可以提高骨骼肌对运动的适应性及氧合代谢能力，改善骨骼肌组织学和生物学性状，进而提高骨骼肌的功能和耐受性，改善外周血液循环，降低交感神经兴奋性，纠正心率变异的部分异常情况，提高患者的自动平衡能力，改变疾病的自然进程，从而改善心脏功能和预防心力衰竭复发，减少病死率。

（二）主要功能障碍

1. 心功能障碍　心力衰竭患者有不同程度的心功能障碍。

2. 运动功能障碍 心力衰竭患者因为缺乏运动导致机体携氧能力减退、肌肉萎缩、氧化代谢能力降低，从而有不同程度的全身运动耐力减低，按美国心脏学会的心功能分级（NYHA）将心功能分为四级：心功能Ⅰ级患者的运动量不受限制，平时一般活动不引起疲乏、心悸、呼吸困难或心绞痛，运动耐力基本正常。心功能Ⅱ级患者的体力活动轻度受限，休息时无自觉症状，但平时一般活动下可出现疲乏、心悸、呼吸困难或心绞痛，表明运动耐力轻度减低。心功能Ⅲ级患者的体力活动明显受限，小于一般平时活动即可引起疲乏、心悸、呼吸困难或心绞痛，表明运动耐力中度减低。心功能Ⅳ级患者不能从事任何体力活动，休息状态下也出现心衰的症状，体力活动后加重，表明运动耐力重度减低。

3. 呼吸功能障碍 长期心功能障碍可导致肺循环功能障碍，使肺血管和肺泡气体交换的效率降低，携氧能力下降，诱发或加重缺氧症状。

4. 心理功能障碍 主要表现为焦虑、抑郁、沮丧、甚至绝望。呼吸困难、水肿不仅影响患者运动耐力，而且影响其心理和生活质量，使患者产生负性心理改变。

5. 日常生活活动能力受限 呼吸困难、水肿、运动耐力减退可不同程度地影响患者的进食、洗澡、穿衣、如厕、行走、打扫卫生、洗衣及购物等日常生活活动能力。

6. 参与能力受限 呼吸困难、水肿、运动耐力减退最终会影响患者的生活质量、劳动、就业和社会交往等能力，严重者不能回归家庭而需长期或反复住院治疗。

（三）康复训练基本原则

（1）个体化原则，根据年龄、性别、个性爱好、病情程度、病期、相应的临床表现、治疗目标、心理状态和需求，因人而异制订康复方案。

（2）循序渐进，即掌握运动技能和学习适应性过程。

（3）持之以恒，训练效果的持续需要长期锻炼。

（4）兴趣原则，兴趣可以提高患者参与并坚持康复治疗的积极性和主动性。

（四）康复评定

1. 心功能评定 纽约心脏学会对心功能采用并行的两种分级方案。第一种即NYHA 心功能分级四级方案；第二种是根据客观的检查手段，如心电图、负荷试验、X线、超声心动图等来评估心脏病变的严重程度，分为 A、B、C、D 四级：

（1）A 级：无心血管病的客观依据。

（2）B 级：有轻度心血管病的客观依据。

（3）C 级：有中度心血管病的客观依据。

（4）D 级：有严重心血管病的客观依据。

2. 6 min 步行运动试验 本试验是一项简单易行、安全方便的试验，用以评定心力衰竭患者运动耐力。要求患者在平直的走廊里以尽可能快的速度行走，测定 6 min 的步行距离，若 6 min 的步行距离为 426~550 m，为轻度心功能不全；150~425 m 为中度心功能不全；<150 m 为重度心功能不全。

3. 运动负荷试验 临床实践证明，运动负荷试验对于心力衰竭患者是安全和有意义的，可为心力衰竭的康复治疗提供信息，其结果可以评定患者活动受限的程度、循环功能失常的水平，还可以评价心力衰竭康复治疗的效果。

（1）平板运动试验：是目前应用最广泛的运动负荷试验方法。让患者在类似跑步机的平板上走动，根据所选择的运动方案，仪器自动调整平板的速度及坡度以调节运动负荷量，直到患者心率达到次极量负荷水平，分析运动前、中、后的心电图变化以判断结果。

（2）踏车运动试验：在装有功率计的踏车上做踏车运动，以蹬踏的速度和阻力调节运动负荷大小。于运动前、运动中及运动后多次进行心电图记录，进行分析判断。这种方法的主要优点是可以根据受试者的个人情况，达到各自的次极量负荷。此外，还可用于部分不适宜进行平板运动试验的如关节炎、外周血栓性疾病患者。

（3）Master 二级梯运动试验：20 世纪 30 年代由 Master 创建。按年龄、性别、体重不同，以适当速度在规定时间内完成规定次数的二级梯登梯运动。分析运动前、后的心电图变化以判断结果。该方法虽简单、易行、经济、安全，但由于负荷量小，敏感性较差，因而假阴性率较高。目前，这一方法已基本淘汰。

4. 运动试验的禁忌证

（1）绝对禁忌证：①急性心肌梗死（2 d 内）；②高危的不稳定型心绞痛；③未控制的伴有临床症状或血流动力学障碍的心律失常；④有症状的严重主动脉狭窄；⑤临床未控制的心力衰竭；⑥急性心肌炎或心包炎；⑦急性主动脉夹层分离；⑧急性肺栓塞或肺梗死；⑨急性非心脏性功能失调影响运动试验或被运动试验加剧；⑩躯体障碍影响安全性或运动量。

（2）相对禁忌证：①冠状动脉左主干狭窄；②中度狭窄的瓣膜性心脏病；③电解质紊乱；④严重高血压［收缩压>26. 6 kPa（200 mmHg）和（或）舒张压>14. 63 kPa（110 mmHg）］；⑤快速性心律失常或缓慢性心律失常；⑥肥厚型心肌病或其他流出道梗阻性心脏病；⑦高度房室传导阻滞；⑧精神或体力障碍而不能进行运动试验。

（五）康复治疗

心力衰竭患者的康复治疗目标为改善心功能、下肢张力，改善日常生活活动能力，提高生活质量及最大限度地促进患者回归家庭和社会。

康复治疗方法主要包括物理治疗、康复工程、心理治疗及健康教育等。NYHA 心功能Ⅰ~Ⅳ级的患者均适合康复治疗。但是，当出现以下情况时应停止运动康复：充血性心力衰竭未得到控制者；出现心绞痛、呼吸困难；不能维持每搏输出量；急性全身性疾病，中度以上的发热；安静休息时收缩压>29. 26 kPa（220 mmHg），或舒张压>14. 63 kPa（110 mmHg）；直立性低血压，直立位血压下降≥2. 66 kPa（20 mmHg），或运动时血压下降者；严重心律失常。

1. 物理治疗　物理治疗以运动疗法为主，以改善心功能及临床症状为目标。

（1）运动疗法：当病情处于稳定状态时，鼓励并指导患者进行不引起症状的日常体力活动，依据美国心脏学会心脏功能分级的日常生活安排原则进行，但应避免参加紧张的或肌肉等长收缩运动及竞争性和疲劳性运动。

1）坐椅子疗法：由于严重心力衰竭患者在床旁坐椅子，较临床上常规半卧位对心脏负担小，可减轻心力衰竭症状，又可减轻精神负担，因此对心功能Ⅳ级患者，只要病情稳定，就应该安排坐椅子。开始每次 10~15 min，每天 2 次，逐步增加时间和次数。

2）步行运动：步行运动时下肢大肌群交替收缩和松弛，有助于血液回流，从而改善心力衰竭症状。心功能差时，宜先在病房走廊，在医护人员监护下步行运动，然后根据心功能情况，逐渐增加运动量，NYHA 心功能Ⅰ级的患者平地步行一般不受限制，一般采用距离从近到远，速度从慢到快，循序渐进逐步增加。NYHA 心功能Ⅱ～Ⅲ级的患者可参照表 9-2 进行。NYHA 心功能Ⅳ级的患者一般不宜步行运动。

3）医疗体操：只有在运动能力达 4METs，心功能Ⅱ级时，才能做体操运动训练。医疗体操应以放松的、运动幅度较大的四肢运动为主，可以与步行运动交替进行。不宜做腹肌练习和屏气动作，以免加重心脏负担，使病情加重。

4）腹式呼吸训练：腹式呼吸训练也是心力衰竭患者康复治疗的一种方法。腹式呼吸运动，可对瘀血的肝脏、脾脏起按摩作用，减少内脏的瘀血，改善内脏功能和血液流变学，减少静脉血栓的形成并可预防肺炎。腹式呼吸时，最大吸气量、最大心排出量和每搏出量明显增高，体循环阻力明显降低，心率变异增大，心率变异的高频成分增加，显示植物神经功能指数改善。

5）间断运动训练：包括踏车运动和平板运动。间断运动方式可在不增加心血管负荷的前提下，更好地刺激外周肌肉运动，使患者达到体力适应。运动训练增加顺序依次为时间、频率、强度。踏车运动：运动阶段 30 s，恢复阶段 60 s，强度 50%，最大短期运动能力可能是有利的。最大短期运动能力的确定：患者无负荷踩踏 3 min，然后以每 10 s 25 W 逐渐增加运动级别。在恢复阶段，患者以 10 W 踩踏。平板运动：运动和恢复阶段各 60 s 可能是有利的。

（2）按摩：主要适用于轻度心力衰竭患者，用以改善症状。采用柔和的向心性按摩，促进动脉和毛细血管扩张，促进静脉的回心血流增加，相应加快血流速度，减轻左心负荷。

（3）二氧化碳浴疗法：多用于轻度心力衰竭者，开始时采取稍高一点的温度，2～3 次后可以降低水温，患者易于接受较低水温，采用 32～33 ℃以达到治疗的目的。方法：35～37 ℃，8～10 min/次；然后 32～33 ℃，8～12 min/次，每日或隔日 1 次，12～16 次为 1 个疗程。

（4）局部擦浴：对轻、中度心力衰竭者均有一定疗效。方法：四肢局部擦浴，温度从 30 ℃开始，适应后减温到 20～25 ℃，每日 1 次，12～16 次为 1 个疗程。

2. 康复工程　康复工程在心衰患者中的应用主要涉及辅助工具。方法：对严重心力衰竭、行走困难的患者使用轮椅代替其步行功能，增强社会交往能力。

3. 心理治疗　心理治疗具有改善或消除患者焦虑、抑郁和绝望心理的作用。一般采用心理安慰、支持和疏导的治疗方法。适当的心理支持是康复治疗的重要内容。鼓励患者正确认识疾病，树立战胜疾病的信心，积极配合治疗，使患者从支持系统中得到帮助，消除心理障碍。物理治疗师可通过肌肉放松、中医气功等技术来完成放松训练，选择放松精神和心灵的音乐舒缓患者焦虑的情绪。

4. 其他治疗　根据心力衰竭诊断和治疗指南，强调阻断神经内分泌系统过度激活和阻断心肌重构治疗，推荐将 β 受体阻滞剂、血管紧张素转化酶抑制剂或血管紧张素Ⅱ受体拮抗剂和醛固酮拮抗剂等作为心力衰竭的基本治疗，并可应用利尿剂及洋地黄类药物。若 QRS>120 ms，可考虑植入三腔起搏器进行心脏再同步化治疗，晚期可考虑心脏移植。

（六）康复训练注意事项

（1）运动强度的掌握用心率作为依据，一般要求活动后心率不超过 110～115 次/min，或增高不超过静息时心率 10～20 次/min 为宜。对左心功能不全者，要求运动后不出现明显呼吸短促，同时应使增快的心率和呼吸在运动后 10～30 min 恢复至安静状态，特别是至第二天清晨心率尚未恢复者，即使体征并无加重，仍表明运动强度过大，宜减量。

（2）康复治疗中应注意症状和体征的改变，对左心功能不全者如出现肺部啰音或啰音增多，安静时心率增快，均提示该运动方法或强度不合适，应暂停进行。

（3）所有训练活动均应避免剧烈、快速和紧张用力。尤应注意静止性肌紧张和闭气，如悬垂、支撑、引体向上、搬运重物等均应严格禁止。

（4）合并应用抗心衰药物时，应注意药物的副作用，如洋地黄类、β 受体阻滞剂等药，可通过迷走神经反射引起心率变慢。因此，对应用这类药物的患者康复运动治疗应特别慎重。

五、心衰病的健康指导

（一）生活起居

1. 指导患者制定适宜的作息时间表　在保证夜间睡眠时间的基础上，尽量安排有规律的起床和入睡时间，最好在上午、下午各有一次卧床休息或短暂睡眠的时间，以 30 min 为宜，不宜超过 1 h。

2. 强调动静结合　根据心功能情况，适当进行活动和锻炼。活动中若出现明显胸闷、气促、眩晕、面色苍白、发绀、汗出、极度疲乏时，应停止活动，就地休息。

（1）心功能Ⅳ级者：绝对卧床休息。1～2 d 病情稳定后从被动运动方式活动各关节到床上主动运动，再到协助下床坐直背扶手椅，逐步增加时间。在日常生活活动方面，帮助床上进食、洗漱、翻身、大小便等。

（2）心功能Ⅲ级：卧床休息，严格限制一般的体力活动。床边站立、移步，扶持步行练习到反复床边步行，室内步行。在日常生活活动方面，帮助床边进餐、坐椅、上厕所、坐式沐浴到患者自行顺利完成。

（3）心功能Ⅱ级：多卧床休息，中度限制一般的体力活动，避免比较重的活动。室外步行，自行上一层楼梯，逐步过渡到通过步行试验，制定步行处方。在日常生活活动能自行沐浴，蹲厕大小便，轻松文娱活动，如广播操、健身操、太极拳等。

（4）心功能Ⅰ级：不限制一般的体力活动，但必须避免重体力活动。增加午睡和晚上睡眠时间，全天控制在 10 h 内为宜。

3. 恢复期可采用静坐调息法　静坐调息有助于降低基础代谢率，减少心肌耗氧量。方法：患者取坐位，伸开双手，平放于大腿上，双脚分开与肩同宽，膝关节、髋关节均成 90°，沉肩坠肘，含胸收腹，双眼微闭，全身放松。病重者可盘坐于床上。有意识地调整呼吸，采用自然腹式呼吸，要求深、长、细、匀、温、悠。呼气时轻轻用力，使腹肌收缩，膈肌上抬。呼气完毕后不要憋气，立即吸气，使胸廓膨胀，膈肌下移，腹壁鼓起，要求做到自然柔和，缓慢松弛，避免紧张。呼气和吸气时间之比为 3∶2，每分钟呼气 10~15 次，疗程视病情而定。

（二）心衰病的饮食指导

1. 心衰病的辨证施膳

（1）慢性稳定期：

1）心肺气虚、血瘀饮停证：饮食以补气养心益肺为原则。如莲子、大枣、蜂蜜、花生、杏仁、萝卜、橘子等。食品宜甘温，忌生冷、肥腻之品。食疗方：红糖银耳羹、人参大枣粥等。如体质虚弱、虚不受补的情况，可将人参换成党参。

2）气阴两虚、心血瘀阻证：饮食以益气养阴、活血化瘀为原则。宜食甘凉，如山药、银耳、百合、莲子、枸杞子等。忌食辛辣、温燥、动火之食物。西洋参、太子参、麦冬、五味子等可煎水代茶饮。食疗方：百合粥、山药粥、枸杞粥等。

3）阳气亏虚、血瘀水停证：饮食以温阳健脾、活血利水为原则。宜食温热，如海参、鸡肉、羊肉、桃仁、木耳、大枣、冬瓜、玉米须、洋葱、大蒜、韭菜等。忌生冷、寒凉、黏腻食物。食疗方：莲子山药饭、桂圆百合粥等。

4）肾精亏损、阴阳两虚证：饮食以填精化气、益阴通阳为原则。宜食温，如芝麻、黑豆、枸杞子、鹌鹑、牡蛎、鸽肉、桑葚等。忌辛辣、寒凉之品。食疗方：山药鸡蛋羹。

（2）急性加重期：

1）阳虚水泛证：饮食以温阳利水，泻肺平喘为原则。可食益气温补、低盐、易消化流质或半流质饮食，少食多餐，避免饮食过饱。多食富含维生素、纤维素、钾、镁、锌的食物。如牛鞭、羊肉汤、海参、冬瓜、新鲜水果等。控制饮水量，适当限制钠盐的摄入，轻度心力衰竭者每日约 2 g，重度心力衰竭者每日不超过 0.4 g，禁食含钠食物，如面包、苏打饼干等。缓解期钠盐控制在每日摄入<5 g 以下。

2）阳虚喘脱证：饮食以回阳救逆、益气固脱为原则。宜饮食有节，宜易消化流质或半流质饮食，可给优质蛋白食物，如瘦肉汤、鱼肉汤、鸡肉汤、山药莲子粥、海参、党参烧猪心等。

3）痰浊壅肺证：饮食以宣肺化痰，蠲饮平喘为原则。可食化痰平喘、利水消肿食物，如杏仁、白萝卜、白果、薏苡仁、赤小豆、白扁豆、山药等。宜易消化流质或半流质饮食，忌食生冷瓜果、肥甘厚味、黏腻之品，以免碍胃助湿生痰。食疗橘皮薏仁粥等。

2. 饮食调节原则　低盐、低脂、清淡、易消化、富含维生素和微量元素的食物。

3. 控制液体摄入量　减轻心脏负荷，24 h 入量比出量少 200~300 mL 为宜。

4. 控制钠盐摄入量　限制根据心力衰竭的程度而定。轻度者每日供给量不超过 5 g，中度者每日不超过 3 g，重度者不超过 1 g。

5. 进食的次数　宜少量多餐，每日进餐 4~6 次，每晚进食宜少，避免饱餐。

（三）情志调理

指导患者注意调节情志，宜平淡静志，避免七情过极和外界不良刺激，不宜用脑过度，避免情绪波动。

第三节　心　悸

心悸是自觉心中悸动，惊惕不安，甚则不能自主的一种病症，临床一般多呈阵发性，每因情志波动或劳累而诱发。且常与胸闷、气短、失眠、健忘、眩晕、耳鸣等症状同时出现。病情轻者为惊悸，病情重者为怔忡，相当于现代医学的心律失常。心血管神经症，心肌病等以心悸为主症时，可属本症范畴。

一、心悸的常见证型

1. 气阴两虚，心神失养　心慌气短，劳累后加重，体倦乏力，少寐多梦，心烦口干，五心烦热，自汗盗汗，舌质红、少苔，脉沉细或细数。

2. 肝肾阴虚，心神失养　心慌气短，头晕耳鸣，失眠多梦，胸胁隐痛，手足心热，腰膝酸软，盗汗，舌质暗红，脉沉细。

3. 心脾两虚，心神失养　心慌气短，倦怠乏力，腹胀便溏，食欲不振，舌质淡、苔薄白，脉沉细或结、代。

4. 痰热内扰，心神不宁　心慌烦躁，呕恶，口干口苦，大便干结，尿赤，痰多气短，舌质暗红、苔黄腻，脉弦滑。饮食以清热化痰，宁心安神为原则。

5. 气滞血瘀，心神失养　心慌，发作每与情绪变化有关，胸闷不舒，善叹息，唇甲青紫，舌质紫暗、苔薄或薄腻，脉弦细。

6. 心阳虚弱，心神失养　心悸不安，胸闷气短，动则尤甚，面色㿠白，形寒肢冷，舌质淡、苔白，脉虚弱或结、代。饮食以温补心阳，安神定悸为原则。

7. 水饮凌心，心神不宁　心慌，胸闷痞满，渴不欲饮，尿少，下肢水肿，形寒肢冷，或伴头晕，恶心，舌质淡、苔白滑，脉弦滑或沉细。

二、常见症状、证候施护

（1）心悸频发且加重，伴有胸闷、心痛，尿量减少，下肢水肿，短时间内体重增加较快，呼吸气短或喘促，及时报告医师，给予吸氧，心电监护，做好抢救准备。

（2）心悸频发或长期不愈者，病情稳定时可给予射频消融术，做好围术期护理，严密观察有无出血、心包填塞、心房—食管瘘、气胸、血胸、新发心悸等并发症。发现异常，及时报告医师并配合处理。

（3）心房纤颤患者易并发中风，注意观察患者意识、言语及肢体活动，有无口眼歪斜、流涎等中风表现，发现异常及时处理。

（4）心悸脉缓者，可给予永久起搏器植入术，做好围术期护理，防止发生手术部位感染、出血及电极脱落等并发症。并教育患者及其家属做好出院后起搏器功能的检测和维护，定期复查，避免接触强电磁场等，出现心慌、胸闷或起搏器感应下降时要及时就医。

（5）心悸发作伴脉促且持续不缓解者，经刺激迷走神经和药物治疗无效，可给予同步心脏电复律术，做好术前评估，备好急救药品及物品。静脉注射镇静剂并嘱患者查数，直至进入睡眠状态。除颤器选择同步状态及合适的能量水平，一般为100 J，最高为200 J，首次失败后增加50～100 J。电复律后观察患者心率、心律、呼吸、血压、意识及肢体活动有无障碍、疼痛，以防心房血栓脱落引起中风及肺、周围血管栓塞等并发症。

（6）当患者出现心阳暴脱、抽搐、意识丧失等危侯时，立即给予抢救，心室颤动者可立即给予非同步电复律术，能量水平为200～360 J，心电示波为矮、细颤动波时，应先静脉注射盐酸肾上腺素使矮、细的颤动波变为粗大时再行电复律，注意电极板均匀涂抹导电糊，防止灼伤患者皮肤，放电时嘱他人勿接触患者及病床。复律后持续心电监测，严密观察病情变化。

（7）心悸伴发眩晕、黑朦者，要卧床休息，活动时有人陪伴扶持，以防晕倒摔伤。

（8）气阴两虚，心神失养：心悸发作时绝对卧床休息，给予吸氧。严密观察面色、呼吸、血压和脉象的变化。遵医嘱给予耳穴贴压，取穴：心、小肠、神门、皮质下。

（9）肝肾阴虚，心神失养：注意休息，节房事，保持情绪稳定，避免精神刺激，积极配合治疗。

（10）心脾两虚，心神失养：心悸发作时卧床休息，平时可按摩或艾灸心俞、足三里、脾俞。

（11）痰热内扰，心神不宁：保持环境整洁安静，温湿度适宜，避免突然的高声、噪音的干扰。注意观察病情，避免精神刺激，保持大便通畅。

（12）气滞血瘀，心神失养：调畅情志，避免七情刺激。本证常伴胸闷，心痛，要密切观察病情变化，若出现剧烈胸痛，面色苍白，脉结代或细微欲绝者，应及时报告医师并配合抢救。

（13）心阳虚弱，心神失养：注意休息，保证充足睡眠，发作时绝对卧床休息，并给予吸氧，注意防寒保暖。

（14）水饮凌心，心神不宁：记录24 h出入水量，下肢水肿甚者，做好皮肤护理，预防压疮。

（15）体液失衡、药物中毒者，可及时给予纠正水、电解质失衡，并对症处理。

三、心悸的中医特色治疗与护理

（一）药物治疗

1. 内服中药

（1）安神定志药物宜早、晚服。睡眠困难者可加酸枣仁、红糖煎水服；心烦者可用竹茹、贝母煎水饮。给药一定按医嘱的剂量与时间，不可给患者自行服用。

（2）脉有结代者，可口服人参皂苷片，每次3片，每天3次。

（3）肝肾阴虚者，汤药宜温服，睡眠前可增服一次成药，以安神止悸。服用天王补心丹时，忌胡荽、大蒜、白萝卜、鱼腥草、烧酒。因朱砂有毒，无论汤剂或丸药含朱砂者，均要减小剂量，且不可久服。

（4）心阳虚弱者常用附子、四逆汤或洋地黄类药物，要密切观察药物的毒性反应，如出现恶心、呕吐、视物模糊、黄绿视、心悸、眩晕等，应立即报告医师，及时处理。附子应先煎、久煎，减少毒副作用。

（5）水饮凌心者汤药宜浓煎温服，少量多次频服。

（6）心血瘀阻者若见胸闷、心痛，或脉搏紊乱，乍疏乍疾时，可给予冠心苏合香丸、速效救心丸或硝酸甘油片等，舌下含服。避免直立体位。

（7）一般汤药宜温热服，心阳虚弱者宜趁热服用，以振奋心阳。

2. 注射用药

（1）应用洋地黄类药物、铃兰毒苷、万年青总苷等药物时，应注意严格控制液体输入速度和剂量，观察毒副作用及用药后反应，若出现恶心、呕吐、腹痛、腹泻、视物异常、心悸等立即报告医师并配合处理。

（2）水饮凌心者严格控制输入液体量，以免加重心脏负担。

（3）静脉注射时注意配伍禁忌。

（4）静脉输液时不可擅自调节输液速度。

（二）中医特色技术

（1）耳穴贴压：心悸、胸闷时耳穴贴压心、肾、神门、小肠、皮质下等。

（2）穴位贴敷：可取穴内关、膻中、心俞、膈俞、肾俞、胆俞等。

（3）艾灸：虚证者，可艾灸心俞、脾俞、肾俞、膈俞、膻中、足三里等穴位，并刺神门、内关等以温通心阳，调养气血，安神定悸。

（4）针灸：心悸发作时可针刺内关、神门、足三里等穴位。心血瘀阻者可取穴心俞、膈俞、膻中、内关等穴以活血行气，止痛定悸。痰多者可针刺廉泉、丰隆、内关等穴宣肺化痰。

（5）有脉搏加快而无结代脉，无器质性病变者，可用压迫颈动脉窦法或压迫眼球法止悸。压迫颈动脉窦法：事先需准备好阿托品、肾上腺素等急救药品，操作时，患者取卧位，头偏向一侧，于相当甲状软骨上缘水平，颈动脉搏动最明显处施行该法。指轻压一侧颈动脉窦 10～20 s，两侧可交替进行，但不可两侧同时压迫，且时间要短。压迫眼球法：嘱患者轻闭双眼下视，以拇指压迫一侧眼球上部，逐渐增加压力，至患者感到轻微疼痛，心悸减轻为止，压迫一侧无效时可改换另一侧，每次时间不超过 30 s。注意不可同时压迫双眼，不能用力太猛，以免发生意外或损伤眼球。患者感心悸减轻立即停止。

（6）每晚睡前按摩神门、郄门、内关、巨阙等穴位 3～5 min，以增强宁心安神、定惊止悸作用，若心悸甚者，可取双侧内关穴同时按压 1 min。

四、心悸的康复与锻炼

正常人的心脏按照一定的节律稳定而有规律地跳动，心跳频率为 60～100 次/min（成人）。当心跳的频率和节律发生改变时，即发生了心悸。

心悸的发病特点多为时发时止，常与诱因有关，如劳累、寒冷、精神刺激、感染、饱餐、紧张、体液失衡、突发疾病、药物中毒等。因此控制心悸发作，要避免各种诱发因素。进行力所能及的活动和锻炼，运动时以不发作心悸、胸闷、头晕、乏力症状等为宜。宜进行和缓的肢体动作或娱乐活动，如：太极拳、玩扑克、球类、游戏、美术、演奏等，在娱乐活动中达到治疗疾病，促进康复的目的。不宜做快跑、登山等剧烈运动。

（一）心律失常的康复锻炼

心律失常可见于各种器质性心脏病，其中以冠状动脉粥样硬化性心脏病（简称冠心病）、心肌病、心肌炎和风湿性心脏病（简称风心病）为多见，尤其在心力衰竭或急性心肌梗死时。发生在基本健康者或自主神经功能失调患者中的心律失常也不少见。老年人心律失常者极为多见，不少老年人常年坚持体育锻炼，对心律失常者来说，运动有正面作用，也有负面影响，因此有些类型心律失常者应避免运动。

1. 窦性心搏缓慢、窦房性传导阻滞 如有眩晕、晕厥等症状，应禁止运动并应积极进行治疗。

2. 房室传导阻滞 Ⅰ度原则上仍可适当进行平时所能承受的运动；Ⅱ、Ⅲ度通过运动负荷试验如有改善可适当运动，如加重则禁止运动。

3. 期前收缩 室上性期前收缩原则上可以适当运动；室性期前收缩如运动后减少或消失可以继续运动；如加重或患有器质性心脏病，则禁止运动。

4. 预激综合征 有阵发性心房颤动或扑动者禁止运动。

5. Q-T 间期综合征 运动后出现室性心动过速者禁止运动。

6. 其他注意事项 除上述列举的几种类型外，其他类型心律失常者可与主治医生研究能否运动及适宜的运动量；冬季老年人室外运动可因寒冷刺激而引起血压升高，因此要注意保温；有常年坚持体育运动习惯的老年人，如遇身体不适或心律失常，不要强行进行运动；过去人们习惯于清晨锻炼，目前认为意外猝死多发生在清晨或午前，因此清晨空腹时应避免运动，特别是有冠状动脉危险因素者更应注意。

7. 心律失常患者适合的运动 心律失常患者是否可以参加运动及适合什么样的运动是由心脏代偿功能来决定的。适度的体育锻炼能改善神经和血液循环，对心脏有加快心率，加强传导的作用，并能促使心肌的侧支循环建立，改善心肌供血。一般来说，心律失常患者适合做的运动有散步、慢跑、太极拳、八段锦、保健操等。运动中应保证自我感觉良好，不伴有胸闷、胸痛、心慌、气短和咳嗽、疲劳等，若有上述不适出现，则应立即停止运动。

8. 安置心脏起搏器术后的功能锻炼 术后一般应绝对卧床 24 h，24~48 h 可在床上翻身，48~72 h 可在床上坐起活动，3 d 后可下床逐渐增加活动量。如果是植入螺旋电极，术后不要求绝对卧床。安置心脏起搏器要穿刺锁骨下静脉，因此患者术后 2 d 内不能活动上肢。一般术后 7 d 伤口即愈合拆线，从这时起应进行功能锻炼。如用患肢做摸墙运动（尽可能摸得高些），或摸对侧耳朵等。刚开始活动时可能会感到疼痛，以后就会逐渐习惯。术后几周内应避免突然、快速的手臂移动或高举过头的动作，以防止起搏器的导线移位或折断。

9. 心肌炎的康复锻炼 心肌炎是由多种原因引起心肌内局灶性或弥漫炎性病变，可呈急性或慢性的发病过程。除少数人外，大多数急性心肌炎，经适当治疗后都能完全恢复正常，无后遗症。患心肌炎后还能不能运动，要根据病情决定。急性发作期，一般应卧床休息 2~4 周，急性期后仍应休息 2~3 个月。严重心肌炎伴心界扩大者，应休息 6~12 个月，直到症状消失，心界恢复正常。心肌炎后遗症者，可与正常人一样地生活工作，但不宜长时间看书、工作甚至熬夜。适当的体育疗法有助于增强心脏功能，促进心肌炎康复。轻型心肌炎患者，在退热、心率和心律恢复正常及心脏功能改善后，可参加 10~30 分钟的有氧运动，如步行。步行时应掌握适宜的强度，可根据身体情况规定一定的步行速度和距离。锻炼 3 个月后，如果步行时的心率能达到本人最大心率的 65%时，则还可以参加一些其他感兴趣的缓和的有氧运动，如游泳、骑自行车和做体操等。但一定要注意循序渐进。运动前应做 5~10 min 的准备活动，以预防因突然用力活动对心脏的应激作用。活动后还应有 5~10 min 的整理运动，以避免因突然停止运动可能引起的头晕、虚脱症状。此外，可在心脏康复医生指导下进行四肢肌肉力量的锻炼，做短时间和轮流交替的体操、哑铃、拉力器等运动，不过要避免做屏气动作。约半年后，还可在耐力、力量、速度逐渐增加的基础上，进行一些有氧运动专项训练，如距离不太长的长跑等。但不能做大强度的训练和比赛，也不宜进行力量性的举重、摔跤等，以防止病情复发。

（二）心肌病的康复治疗

心肌病的康复治疗参考心衰病。

（三）心血管神经症的康复

心血管神经症（cardiovascular neurosis）是一种由于神经功能失常引起的循环功能紊乱，是以心血管病的有关症状为主要表现的临床综合征，属于功能性神经症的一种类型。大多发生在中、青年，20~50 岁较多见；女性多于男性，尤其是更年期妇女。本病症状较多，而且多变，一般都是主观感觉，缺乏客观证据，症状之间缺乏内在联系。以通常的心血管病症状为主，可同时伴有其他神经症的症状，如失眠、多梦、急躁、易怒、心烦、食欲不振、头晕、耳鸣等。病因尚不清楚，可能与神经类型、环境因素和性格有关。本症以心理治疗为主，药物治疗为辅。本症不影响人的寿命，但严重患者生活质量下降。

1. 康复评定　临床经常采用心脏焦虑问卷（表 9-3）评价个体心血管相关焦虑症的严重程度，按症状的发生频率分为 5 级："从不"为 0 分，"很少"为 1 分，"有时"为 2 分，"经常"为 3 分，"总是"为 4 分。得分越高者，表明相关心理障碍越严重，以总分超过 30 分为阳性。尽量由研究对象自行填写，不能独立完成者以问卷的方式由其口述完成。

表 9-3　心脏焦虑问卷

症状	从不	很少	有时	经常	总是
1. 我注意自己的心脏跳动情况	0	1	2	3	4
2. 我避免费力的体力劳动	0	1	2	3	4
3. 我夜间醒来心跳加速	0	1	2	3	4

续表

症状	从不	很少	有时	经常	总是
4. 我夜间醒来胸闷	0	1	2	3	4
5. 我尽可能不做使自己紧张的事	0	1	2	3	4
6. 我检查自己的脉搏	0	1	2	3	4
7. 我避免劳动或其他体力劳动	0	1	2	3	4
8. 我能感觉到心脏在胸腔里跳动	0	1	2	3	4
9. 我避免参加可能导致心跳加速的活动	0	1	2	3	4
10. 即便检查结果正常，我仍然担心心脏情况	0	1	2	3	4
11. 当我靠近医生或医院时，我感到更安全	0	1	2	3	4
12. 我避免参加可能导致出汗的活动	0	1	2	3	4
13. 我担心医生不相信我的症状是真的	0	1	2	3	4
当我出现胸闷不适或心跳加速时（14~18）					
14. 我担心自己心脏病发作	0	1	2	3	4
15. 我难以集中注意力到其他事情上	0	1	2	3	4
16. 我感到恐惧	0	1	2	3	4
17. 我想让医生检查	0	1	2	3	4
18. 我把自己的不适告诉家人或朋友	0	1	2	3	4

2. 康复治疗

（1）运动治疗：运动治疗是心血管神经症最佳的治疗方法，和药物治疗相比，这种方法廉价，容易掌握。运动治疗时应注意以下几点。

1）进行心电运动平板试验，制定运动处方：心血管神经症患者症状多，并认为自己有严重的心脏病，由此产生恐惧感，往往不敢活动或明显减少活动量。平板运动心电图有严格的心电监护，在医务人员的鼓励和帮助下，大部分患者可以完成检查。完成检查后多数患者自信心明显增强，此外，也为运动处方的制定提供了可靠的依据。

2）在心电和血压监护下运动：这类患者虽然没有器质性病变，按心脏病的危险分层属于低危，运动中无需监护，但监护下不仅可以观察患者的运动反应，及时调整运动处方，还可消除患者的运动恐惧，使其在放松的状态下运动。患者的运动量要偏大，一般运动量要达到70%~80%VO_2max。

3）在治疗过程中，医护人员要多和患者交流，及时解答患者的困惑，多鼓励患者，尤其是在患者有进步时。

（2）心理治疗：以往治疗过于依赖药物，而忽视了患者的心理因素，随着医学思维模式的转换，心理治疗在治疗中越来越受重视，药物治疗结合心理治疗、体育锻炼的综合疗法日益成为心血管神经症治疗的主流。药物治疗可以解除症状，而心理疗法就是驱除病因的根本方法。首先要取得患者的信任，耐心倾听病史，尽可能地多了解发病原因，做仔细的体格检查和实验室检查，然后通俗易懂地讲解疾病性质，用一些暗示性语言帮助患者解除顾虑，鼓励患者自我调整心态，安排好作息时间，适量进行文娱、旅游和体育活动。

（3）放松疗法：心血管神经症患者焦虑的发生率为83.3%，放松训练是通过一定的方法学会精神上及躯体上（骨骼肌）放松的一种行为治疗方法，放松可以阻断焦虑，副交感支配可以阻断交感支配。当机体放松时，会产生一系列生理变化，调节自主神经功能，放松训练法能明显减轻焦虑，降低应激水平，而且不受条件限制，不增加患者负担，简单易学，患者容易接受。放松训练对各种神经症的治疗，尤其对以焦虑为主要表现的神经症有较好的疗效。放松训练主要通过将注意力集中在呼吸、声音、想象等方面来降低患者对周围环境的感应能力。具体做法是使患者以舒适的姿势靠在沙发或躺椅上，首先闭上眼睛，将注意力集中在头部，咬紧牙关，然后松开，肌肉会产生松弛感。第二步把注意力转移到颈部，尽量使颈部的肌肉紧张、感到酸痛，然后放松。第三步把注意力集中到两手上，将两手用力握紧，直至发麻、酸痛，然后放松，放在舒服位置，保持松软无力状态。第四步把注意力移到胸部，先做深吸气，憋气几秒，缓缓把气吐出，如此反复，直到让胸部觉得轻松为止。如此类推，依次将注意力集中于肩部、腹部、腿部，逐次放松。最后，全身放松，保持2~3 min。按此法学会放松全身肌肉，并记住放松的次序。每日两次，持之以恒必有效。过度换气的患者可辅导其腹式呼吸松弛疗法。

（4）饮食治疗：心血管神经症患者饮食调养和普通人的饮食没有太大区别，只是症状明显时，注意节制食量。可多食有安神作用的食物，如龙眼肉、大枣、小麦、百合、莲子等。此外要忌酒、浓茶、咖啡等刺激性食物。饮食要有规律，忌暴饮暴食。心血管神经症患者基本睡眠都不好，而失眠又会使症状加重，如此形成恶性循环，因此睡眠对心血管神经症患者尤为重要，要养成早睡早起的习惯，必要时可口服催眠药。

（5）药物治疗：本症以心理治疗为主，药物治疗为辅。可对症给予如镇静剂、β受体阻滞剂。焦虑症状较明显患者可选用各种安定类制剂，三环类抗抑郁药多虑平、百优解等；失眠严重患者酌情使用咪达唑仑或佐匹克隆；绝经期妇女可以使用雌激素替代治疗，每月服尼尔雌醇2~5 mg。

（6）注意事项：首先要让患者了解这种疾病并不是真正的心脏病，减轻顾虑有助于减轻症状。改善患者生活和工作环境，避免容易引起病情加重的因素，如紧张、忧伤等。寻找可能的诱发因素，并尽可能解除。多进行体育锻炼，运动有助于保持心情愉快、减轻症状。各种办法都不能缓解病情，或症状较严重时可以对症给予镇静剂等。

五、心悸的健康指导

1. 一般指导

（1）正确对待、心胸开阔。不要因为患了心悸而忧心忡忡。只要早发现、早治疗，心律失常并非不能控制。

（2）合理安排休息与活动。心律失常患者应减少劳累，保证睡眠充足，并适当地进行锻炼；只有严重心律失常、心功能极差的患者，才应长期卧床休息。对运动诱发心律失常患者应控制运动，直至心律失常得到控制。

（3）保持情绪稳定。情绪急剧激动或情绪过度忧虑，都可引起心律失常。

（4）随季节、气候变化调节生活起居，采取预防感冒措施，以免加重病情。

（5）合理安排饮食。宜清淡，少辛辣；不暴饮暴食；少饮浓茶、咖啡、冷饮等；戒烟、酒是预防心律失常的重要一环。

（6）定期复查有关项目，合理调整药物。

（7）积极治疗原发病，避免劳累、情绪激动、饱餐、紧张、寒冷等诱发因素。

（8）保持大便通畅，切忌排便时过度用力。

（9）定期门诊随访，遵医嘱按时服药，自我监测药物的毒性反应。自备急救药品，易取、易用。呼叫器放在伸手可及之处。定期进行肝功能、血脂、心电图、彩超等相关检查。

（10）教会患者及其家属测脉搏和心率的方法，以利于自我监测病情。教会患者或其家属在心悸发作时的缓解方法。如出现心悸频发且重，并伴有胸闷、心痛；尿量减少，下肢水肿，短时间内体重增加较快；出现呼吸气短或喘促等症状时，及时就医。并教会家属在患者出现心阳暴脱、厥脱时的救护方法。

2. 生活起居

（1）病室或卧室保持整洁舒适，经常通风换气，保证温湿度适宜，室内空气新鲜。

1）气阴两虚者，病室宜阳光充足，空气新鲜，环境安静，温度适宜，注意随气候变化增减衣服，以防伤及心气。

2）肝肾阴虚、阴虚火旺及痰热扰心者，室温宜偏低，通风，凉爽，睡眠时光线宜暗，薄衣薄被。心悸发作时阴虚者宜卧床休息，生活有节，慎房事，以防肾水亏耗，水不济火，加重心悸。痰火扰心者宜保持环境安静，避免噪声，限制探视，减轻患者烦躁情绪。病室空气湿度可稍高，以利化痰排痰。

3）心阳不振者，病室宜阳光充足，空气新鲜。若患者畏寒明显，应防寒保暖，预防感冒，但不宜加盖太厚、太重的被子，以免影响心肺功能。

4）水饮凌心者，病室宜温暖，空气新鲜，严防受凉，保持绝对卧床休息，若患者心悸，喘咳，胸闷，不得平卧，应采取半卧位。

5）气滞血瘀者，病室宜阳光充足，空气新鲜，室内可多放置花草、书报等怡情养性之品，且芳香可行气，减轻气滞血瘀之心悸。

（2）避免突然而来的噪声及恐怖、惊骇等刺激，在操作或巡视时要做到操作轻、说话轻、走路轻、关门轻。

（3）休息可减少耗伤气血，防止活动后诸症加剧。根据病情适当安排休息与活动。病情危重者绝对卧床休息，避免多探视；轻症患者可酌情练静养功，打太极拳、五禽戏等使气血流畅，经脉通利。

（4）危重患者要给予吸氧，氧气属于清气，增加清气可推动气血运行，减少气血瘀滞，达到活血化瘀的目的。

（5）无论做治疗或者给患者翻身、擦背等，都要注意防寒保暖，以防风寒之邪侵袭而发生上呼吸道感染。

（6）痰多者应做好排痰，以防窒息。可勤翻身拍背，或侧卧位以利排痰，或手法做背部推拿，疏通气血，加速肺的宣发肃降功能，防止肺部感染。昏迷患者可用吸痰器吸痰。

（7）昏迷或抽搐者，可加床栏或约束带，防止意外发生。

（8）按时作息，保证充足的睡眠。

3. 饮食指导 饮食宜营养丰富，易消化，以低脂肪、高维生素及高蛋白质为主。进食速度不宜过快，可少量多餐，忌过饥过饱。忌烟、酒、浓茶、咖啡等刺激性物品及肥甘厚味之品。心悸辨证施膳如下。

（1）气阴两虚，心神失养：饮食以益气养阴，宁心安神为原则，如山药、大枣、阿胶、百合，荸荠、莲藕、甲鱼、桑葚、银耳等。食疗方：莲子羹、山药粥、百合粥等。

（2）肝肾阴虚，心神失养：饮食以滋补肝肾，养心安神为原则。宜进食补益心肝肾之阴的食物，既清淡养阴，又富于营养，如甲鱼、桑葚、银耳、大枣、鲜藕、莲子等。忌烟酒、浓茶、咖啡等辛辣刺激动火劫阴之品。食疗方：银耳羹、百合鸡蛋汤，西洋参煎水代茶饮等。

（3）心脾两虚，心神失养：饮食以益气健脾，补血养心为原则。宜进食补益心脾、益气生血之品，如山药、大枣、莲子、猪肝、瘦肉、蛋类、牛奶等。忌食寒凉、生冷之品。忌烟酒、浓茶、咖啡等辛辣刺激之品。食疗方：百合龙眼粥、参龙猪心粥等。

（4）痰热内扰，心神不宁：饮食以清热化痰，宁心安神为原则。宜食清热化痰生津之品，如白萝卜、梨、甘蔗、西瓜、荸荠、芹菜、香蕉、蜂蜜等。忌肥甘油腻刺激性食品。食疗方：芹菜汁、莲子糕等。

（5）气滞血瘀，心神失养：饮食以理气化瘀，宁心安神为原则。宜食疏肝理气之品，如金橘、萝卜、新鲜果蔬等。也可每日饮红花酒少许。食疗方：三七炖瘦肉等。

（6）心阳虚弱，心神失养：饮食以温补心阳，安神定悸为原则。宜食安神温补之品，如山药、大枣、羊肉、蛋类、牛奶、海参、胡桃肉等。鹿角胶烊化内服，或紫河车粉装胶囊吞服。给予低盐或无盐饮食，以防伤肾损阳，加重病情。食疗方：人参炖乌鸡。

（7）水饮凌心，心神不宁：饮食以振奋心阳，化气利水为原则。宜低盐饮食，少量多餐、易消化，适当限制入水量，记录 24 h 出入水量。宜食新鲜蔬菜、藕粉、蛋花汤、牛奶、酸奶、莲子、薏苡仁、赤小豆、牛羊肉等。

4. 情志护理 心悸患者受七情变化影响较大，故情志护理颇为重要。

（1）避免一切不良刺激，医护人员及患者家属对患者态度要热情，关心体贴，语言和蔼，护理技术操作要轻，不在患者面前谈论病情，使患者的心情平稳，以防伤五脏之气。

（2）注意患者的思想情绪变化，解除其紧张恐惧心理，及时解决患者提出的问题，消除其烦恼和顾虑，调整心态，以护心神，避免病情加重。

（3）指导患者掌握自我排解不良情绪的方法，如转移法、放松法、音乐疗法等。

（4）患者心悸发作时常自觉六神无主、心慌不宁，有恐惧感，此时应有患者家属或医护人员在旁陪伴，使其感到放心，稳定情绪，并设法止悸。

（5）心肌病患者多较年轻，病程长，病情复杂，预后差，故常出现紧张、焦虑及恐惧心理，甚至对治疗悲观失望，导致心肌耗氧量增加，病情加重。鼓励和安慰可帮助其消除悲观情绪，增强其治疗疾病的信心。

第四节　眩晕病（原发性高血压）

眩晕病是以头晕、眼花为主症的一类病证。眩即眼花或眼前黑矇；晕即头晕，感觉到自身或外界景物旋转，两者常同时并见，故统称为眩晕。轻者仅有眼花，头重脚轻，或摇晃浮沉感，不能睁眼，闭目即止；重者如坐舟船，视物旋转、不能站立或行走，甚则扑倒或有恶心、呕吐、汗出、面色苍白等症状。本篇所述相当于现代医学的原发性高血压。

一、眩晕病的常见证型

1. 肾气亏虚证　腰脊酸痛（外伤性除外），胫酸膝软和足跟痛，耳鸣或耳聋，心悸或气短，发脱或齿摇，夜尿频、尿后余沥或失禁。舌质淡、苔白，脉沉细弱。

2. 痰瘀互结证　头如裹，胸闷，呕吐痰涎，胸痛（刺痛、痛有定处或拒按），脉络瘀血，皮下瘀斑，肢体麻木或偏瘫，口淡食少。舌胖、苔腻，脉滑，或舌质紫暗有瘀斑瘀点，脉涩。

3. 肝火亢盛证　眩晕，头痛，急躁易怒，面红，目赤，口干，口苦，便秘，溲赤。舌质红、苔黄，脉弦数。

4. 阴虚阳亢证　腰酸，膝软，五心烦热，心悸，失眠，耳鸣，健忘。舌质红、少苔，脉弦细而数。

二、常见症状、证候施护

1. 眩晕

（1）眩晕发作时应卧床休息，改变体位时应动作缓慢，防止跌倒，避免深低头、旋转等动作。环境宜清静，避免声光刺激。

（2）观察眩晕发作的次数、持续时间、伴随症状及血压等变化。

（3）进行血压监测并做好记录。若出现血压持续上升或伴有眩晕加重、头痛剧烈、呕吐、视物模糊、语言謇涩、肢体麻木或行动不便者，要立即报告医师，并做好抢救准备。

（4）遵医嘱耳穴贴压（耳穴埋豆），可选择神门、肝、脾、肾、降压沟、心、交感等穴位。

（5）遵医嘱穴位按摩，可选择百会、风池、上星、头维、太阳、印堂等穴位，每次 20 min，每晚睡前 1 次。

（6）中药泡足，根据不同证型，选用相应中药制剂，每日 1 次。

（7）遵医嘱穴位贴敷，可选择双足涌泉穴，每日1次。

2. 头痛

（1）观察头痛的性质、持续时间、发作次数及伴随症状。

（2）进行血压监测并做好记录，血压异常，及时报告医师，遵医嘱给予处理。

（3）头痛时嘱患者卧床休息，抬高床头，改变体位如起、坐、下床时，动作要缓慢，必要时有人扶持。

（4）避免劳累、情绪激动、精神紧张、环境嘈杂等不良因素。

（5）遵医嘱穴位按摩，常用穴位有太阳、印堂、风池、百会等穴。

（6）遵医嘱耳穴贴压（耳穴埋豆），可选择内分泌、神门、皮质下、交感、降压沟等穴位。隔日更换1次，双耳交替。

（7）遵医嘱穴位贴敷两侧太阳穴。

（8）目赤心烦、头痛者，可用菊花泡水代茶饮。

3. 心悸气短

（1）观察心悸发作是否与情志、进食、体力活动等变化有关。

（2）心悸发作时卧床休息，观察患者心率、心律、血压、呼吸、神色、汗出等变化。

（3）心悸发作时有恐惧感者，应有专人陪伴，并给予心理安慰。必要时遵医嘱给予镇静安神类药物。

（4）遵医嘱耳穴贴压（耳穴埋豆），可选择心、交感、神门、枕等穴位。

（5）遵医嘱穴位按摩，可选择内关、通星，配穴取大陵、心俞、膻中、劳宫、照海等穴位。

4. 呕吐痰涎

（1）急性发作，呕吐剧烈者暂禁食，呕吐停止后可给予流质或半流质易消化饮食。

（2）恶心呕吐后应及时清理呕吐物，指导患者采取正确体位，以防止发生窒息，可按揉双侧内关、合谷、足三里等穴位，以降血压、止吐。

（3）呕吐甚者，中药宜少量多次频服，并可在服药前含鲜生姜片，或服少量姜汁。

（4）呕吐停止后协助患者用温开水或淡盐水漱口以保持口腔清洁。

（5）饮食以细软温热素食为宜，如生姜枇杷叶粥或生姜陈皮饮，忌食生冷、肥甘、甜腻生痰之品。

三、眩晕病的中医特色治疗与护理

（一）药物治疗

1. 内服中药

（1）中药与西药的服药时间应间隔1~2 h，肾气亏虚证中药宜温服，肝火亢盛证宜凉服。

（2）眩晕伴呕吐者宜姜汁滴舌后服，并采用浓煎，少量频服。

（3）遵医嘱服用调节血压的药物，密切观察患者血压变化。

（4）中药汤剂宜温服，如眩晕定时发作，可在发作前1 h服药。

（5）服中药后静卧 1 h，使药物通达周身而起效。

2. 注射给药 静脉滴注扩血管药应遵医嘱调整滴速，并监测血压、心电图、肝肾功能等变化，如出现头晕、眼花、恶心等应立即平卧。

3. 五音疗法 根据不同证型选择不同的音乐，如肝火亢盛者，可给予商调音乐，有良好制约愤怒和稳定血压作用，如《江河水》《汉宫秋月》等；如阴虚阳亢者，可给予羽调音乐，有助滋阴作用，如《二泉映月》《寒江残雪》等。

4. 中药药枕 将夏枯草、菊花、草决明和晚蚕砂匀量装入布袋制成枕芯枕于头部，通过药物发散达到清肝明目、息风化痰之功效。

（二）特色技术

1. 中药泡洗 夏枯草枸杞叶方：夏枯草 100 g，枸杞叶 150 g，加水适量，煎煮 30 min，去渣取汁，与热水一起放入足浴器中，先熏蒸，后浴足，并配合足底按摩，每日 1 次，每次 30~40 min，20 d 为 1 个疗程。本方平肝潜阳，清肝泻火。

2. 穴位贴敷 降压外敷膏适用于原发性高血压，头晕眼花，耳鸣健忘，腰膝酸软，神疲乏力。蓖麻仁 50 g，吴茱萸、附子各 20 g 共研细末，加生姜 150 g 共捣如泥，再加冰片 10 g 和匀，调成膏状，备用。每晚取膏适量贴敷两足心（涌泉穴），外用纱布包扎固定。每日敷药 1 次，7 d 为 1 个疗程。连用 3~4 个疗程。

3. 耳穴贴压（耳穴埋豆）

（1）肝火上炎：取穴肝、肾、结节、耳背心、耳背肝、耳背肾、耳背沟、角窝上、内分泌、脑、枕、交感。

（2）阴虚阳亢：取穴肾、皮质下、耳背心、耳背肝、耳背肾、耳背沟、内分泌、脑、枕、交感。

（3）痰瘀互结：取穴心、肾、耳背心、耳背肝、耳背沟、内分泌、脑、枕、交感。

（4）肾气亏虚：取穴脾、三焦、耳背心、耳背肾、耳背沟、内分泌、脑、枕、交感。

4. 穴位按摩

（1）抹前额：双手掌放在前额上，左手在上从左太阳穴抹至右太阳穴 25 次，然后再换左手在下，从右向左抹 25 次。

（2）挠头皮：双手五指分开抓挠头皮，先前后方向，再左右方向，最后旋转抓挠，直至感觉头皮微微发热为度。也可用木梳子梳头 250 次左右。

（3）搓涌泉穴：每晚睡前用 40 ℃左右的热水泡足 15 min 后擦干，两手交替，适当用力搓双足涌泉穴和全足掌各 200 次。

（4）搓降压沟：用两手拇指的侧面，同时沿着降压沟（双耳后上方的斜沟），向上斜搓 40 次左右。

5. 艾灸 根据不同症状辨证施灸。重症患者要密切观察血压、呼吸、神志、脉搏等情况。

（1）肝火上炎：主穴：百会、风池、头维、太冲、太溪。配穴：少寐加神门；心烦易怒加内关。温和灸：每穴每日 1 次，每次 15~20 min，5~7 d 为 1 个疗程。温针灸：每穴每日 1 次，每次 20~30 min，5~7 d 为 1 个疗程。

（2）痰瘀互结：主穴：百会、风池、内关、中脘、丰隆。配穴：恶心加中脘；痰多加阴陵泉、三阴交。施灸方法同上。

（3）阴虚阳亢：主穴：百会、风池、血海、气海、足三里。配穴：盗汗加复溜；腹胀加天枢。施灸方法同上。

（4）肾气亏虚：主穴：百会、风池、肝俞、肾俞、太溪。配穴：少寐加神门；心烦加内关；耳鸣加耳门。施灸方法同上。

6. 毫针法

（1）肝火上炎：取穴：曲池、风池，或太冲、行间、风池。方法：毫针泻法。

（2）阴虚阳亢：取穴：太冲、三阴交、肾俞、风池。方法：平补平泻。

（3）肾气亏虚：取穴：三阴交、肝俞、肾俞、神门、关元穴。方法：毫针补法。

（4）痰瘀互结：取穴：阴陵泉、丰隆、太白穴。方法：毫针泻法。

针刺时注意事项：①过于疲劳、精神高度紧张、饥饿者不宜针刺；年老体弱者针刺应尽量采取卧位，取穴宜少，手法宜轻。②怀孕妇女针刺不宜过猛，腹部、腰骶部及能引起子宫收缩的穴位，如合谷、三阴交、昆仑、至阴等禁止针灸。③有出血性疾病的患者，或有自发性出血，损伤后不易止血者，不宜针刺。④皮肤感染、溃疡、瘢痕和肿瘤部位不予针刺。⑤眼区、胸背、肾区、项部，胃溃疡、肠粘连、肠梗阻患者的腹部，尿潴留患者的耻骨联合区针刺时应掌握深度和角度，禁用直刺，防止误伤重要脏器。⑥针刺对某些病症确实有极好的疗效，但并非万能，特别是一些急重病的治疗，应根据情况及时采用综合治疗，才能既有利于患者，又充分发挥针灸的作用。

7. 刮痧疗法

（1）取穴部位及刮拭方法：

1）刮拭头部：取太阳、百会、风府、风池穴。以百会为中心，刮拭整个头部，由上而下按前后左右的方向各刮 30～50 次，再依次重点刮太阳、风府、风池穴，然后再百会、风池穴。刮拭手法先补后泻，补泻结合。

2）刮拭耳部：取耳背降压沟。用补法刮至感皮肤潮红微热。

3）刮拭颈部：取风池、肩井、人迎穴。从颈侧刮拭至肩上，即从风池穴刮拭至肩井穴，先用平刮法，手法要柔和连续，再用泻法加强刮拭肩井穴至出痧，然后再刮拭前颈两侧的人迎穴，亦需刮拭至出痧。

4）刮拭下肢：取风市、三里、涌泉穴。用泻法刮拭以上 3 穴至出痧，足底涌泉穴、用刮板角点按刮拭至有强烈酸胀感。

（2）刮痧疗法注意事项：

①体型消瘦者慎用，局部皮肤有瘀斑、水疱、瘢痕、炎症、破溃、出血等情况者禁止刮痧；女性月经期或妊娠期禁用。②室温保持在 22～24 ℃，暴露刮痧部位，注意为患者保暖和保护隐私。③刮痧手法以患者能耐受为度，局部皮肤发红或有紫色痧点为宜，但不强求出痧，禁用暴力。④刮痧时不可过饥过饱，宜饭后 1～2 h 刮痧。⑤关节部位、脊柱、头面部禁止采用重手法，刮痧时间应相对较短。⑥糖尿病患者皮肤耐受性差，血管脆性增加，刮痧的力度不宜过大，速度不宜太快，时间不宜太长。下肢静脉曲张及下肢水肿者，宜从下往上刮。⑦刮痧过程中患者如果出现头晕、恶心，甚

至晕厥等现象称为晕痧，应立即停止，迅速让其平卧，饮一杯糖盐水，报告医师配合处理。⑧刮痧部位可出现痧点或痧斑为出痧，出痧后 1~2 d 皮肤可能轻度疼痛、发痒，属正常现象。⑨刮痧后局部注意保暖，多喝热水，避风寒，3 h 内避免洗浴。

四、眩晕病的康复与锻炼

（一）康复的意义

本章讨论的眩晕为原发性高血压，原发性高血压是以血压升高为主要表现的综合征，通常简称为高血压。高血压是多种心、脑血管疾病的重要病因和危险因素，影响到重要脏器如心、脑、肾的结构与功能，最终导致这些器官的功能衰竭，迄今仍是心血管病死亡的主要原因之一。近年来随着康复医学的发展，康复治疗可以有效地辅助降低血压，减少药物使用量及对靶器官的损害，干预高血压危险因素，能最大限度地降低心血管发病率和病死率，提高患者体力活动能力和生活质量，是高血压治疗的必要组成部分。随着高血压人群的增多，高血压的康复越来越受到重视。血压的定义和分类见表 9-4。

表 9-4　高血压的定义和分类

类别	收缩压	舒张压
正常血压	<15.96 kPa（120 mmHg）	<10.64 kPa（80 mmHg）
正常高值血压	15.96~18.49 kPa（120~139 mmHg）	10.64~11.84 kPa（80~89 mmHg）
高血压	≥18.62 kPa（140 mmHg）	11.97 kPa（90 mmHg）
1 级（轻度）	18.62~21.15 kPa（140~159 mmHg）	11.97~13.17 kPa（90~99 mmHg）
2 级（中度）	21.28~23.81 kPa（160~179 mmHg）	13.3~14.5 kPa（100~109 mmHg）
3 级（中度）	≥23.94 kPa（180 mmHg）	14.63（110 mmHg）
单纯收缩期高血压	≥18.62 kPa（140 mmHg）	11.97 kPa（90 mmHg）

当收缩压和舒张压分属于不同级时，以较高的级别作为标准。以上标准适用于任何年龄的成人。儿童则采用不同年龄组血压值的 95% 位数，通常低于成年人。其中在 WHO/ISH 指南中强调，患者血压增高，决定是否给予降压治疗时，不仅要根据其血压水平，还要根据其危险因素的数量与程度，“轻度高血压”只是与重度高血压相对而言，并不意味着预后一定良好。

（二）康复评定

1. 危险因素评估　原发性高血压的病因目前一般认为与下列因素有一定的关系。

（1）遗传因素：原发性高血压有群集和某些家族倾向，提示其有遗传学基础或伴有遗传生化异常。双亲均有高血压的正常血压子女，以后发生高血压的比例增高。高血压的遗传可能存在主要基因显性遗传和多种基因关联遗传两种方式。在遗传表现上，不仅血压升高发生率体现遗传性，而且在血压高度、并发症发生及其他有关因素（如肥胖）方面，也有遗传。

（2）环境因素：

1）饮食：不同地区人群血压水平和高血压患病率与钠盐平均摄入量显著有关，摄盐越多，血压水平和患病率越高，但是同一地区人群中个体间血压水平与摄盐量并不相关，摄盐过多导致血压升高主要见于对盐敏感的人群中。饮食中饱和脂肪酸或不饱和脂肪酸比值较高也属于升压因素。饮酒量与血压水平尤其与收缩压呈线性相关，每天饮酒量超过 50 g 乙醇者高血压发病率明显升高。

2）精神因素：城市脑力劳动者高血压患病率超过体力劳动者，从事精神高度紧张职业者发生高血压的可能性较大，长期生活在噪声环境中听力敏感性减退者患高血压也较多。高血压患者经休息后往往症状和血压可获得一定改善。

3）其他因素：肥胖是血压升高的重要危险因素。一般采用体重指数（BMI）来衡量肥胖程度，即体重（kg）/身高（m）^{2}（20~24 为正常范围）。血压与 BMI 呈显著正相关。此外，服用避孕药、阻塞性睡眠呼吸暂停综合征也可能与高血压的发生有关。

原发性高血压的危险因素有可干预和不可干预两类，不可干预危险因素主要是遗传因素，有原发性高血压家族史者发生高血压的机会大大高于无家族史者。可干预的危险因素主要有饮食因素、代谢因素、精神因素、缺乏体力活动等四方面。

2. 血压测量　测量血压是高血压诊断和评价其严重程度的主要手段。临床上通常采用间接法在上臂肱动脉部位测得血压值。诊断高血压必须以非药物状态下两次或两次以上非同日血压测定所得的平均值为依据，同时排除其他疾病导致的继发性高血压。建立血压观察表。

3. 辅助检查

（1）实验室检查：包括血常规、尿常规、肾功能、血糖、血脂、血尿酸等，可发现高血压对靶器官损害情况。

（2）心电图：可见左心室肥大、劳损。

（3）X 线检查：可见主动脉弓迂曲延长，左室增大，出现心力衰竭时肺野可有相应的变化。

（4）超声心动图：了解心室壁厚度、心腔大小、心脏收缩和舒张功能、瓣膜情况。

（5）眼底情况：有助于对高血压严重程度的了解，目前采用 Keiht-Wagener 分级法，其分级标准如下：1 级：视网膜动脉变细，反光增强；2 级：视网膜动脉狭窄，动静脉交叉压迫；3 级：眼底出血或棉絮状渗出；4 级：视神经盘水肿。

（6）24 h 动态血压监测：有助于判断高血压的严重程度，了解血压变异性和昼夜节律；指导降压治疗和评价降压药疗效。

（7）脑部 CT、MRI：是诊断脑卒中的标准方法。对有神经系统异常的高血压患者有诊断价值。

4. 功能评定

（1）肢体功能评定：主要包括肢体运动、关节活动度、感觉功能的评定。

（2）认知功能评定：有血管性痴呆或轻度认知功能损害的患者，可用简易智力量表测定。

（3）生活自理能力评定：日常生活自理能力受限的患者，可用改良巴氏指数评定（Barthel index，BI）和功能独立性评分（FIM）评定。

（三）康复治疗

高血压治疗的目的是最大程度地降低心血管病发病和死亡的危险。普通高血压患者血压降至 18.62/11.97 kPa（140/90 mmHg）以下，年轻人或糖尿病及肾病患者降至 17.29/10.64 kPa（130/80 mmHg）以下，老年人收缩压降至 19.95 kPa（150 mmHg），如能耐受，还可进一步降低。

1. 适应证 康复治疗主要适用于临界性高血压、1~2 级高血压及部分病情稳定的 3 级高血压患者。对于目前血压属于正常偏高的患者，也有助于预防高血压的发生。运动锻炼对于以舒张期血压增高为主的患者作用更明显。

2. 禁忌证 任何临床症状不稳定者均应属于禁忌证。包括急进性高血压、重症高血压、高血压危象、病情不稳定的 3 级高血压；并发严重并发症，如严重心律失常、心动过速、肾血管痉挛、心力衰竭、不稳定型心绞痛、出现明显降压药的不良反应而未能控制；运动中血压过度增高［30.59/17.29 kPa（> 230/130 mmHg）］。

3. 康复治疗方案

（1）运动疗法：高血压患者的治疗侧重于降低外周血管阻力，强调中小强度、较长时间、大肌群的动力性运动（中至低强度有氧训练），以及各类放松性活动，包括气功、太极拳、放松疗法等。对轻症患者可以运动治疗为主，对于 2 级以上的原发性高血压患者则应在应用降压药的基础上进行运动疗法。适当的运动疗法可以减少药物的应用及不良反应，稳定血压。高血压患者不提倡高强度运动。总的训练时间一般为 30~60 min，每天 1 次，每周训练 3~7 d。训练效应的产生至少需要 1 周的时间，达到较显著的训练效应需要 4~6 周。运动锻炼有助于降低外周血管阻力，改善或延缓心血管并发症。

1）有氧训练：有规律地进行中等强度的有氧运动。可使轻度原发性高血压患者的收缩压下降 0.8~2.7 kPa（6~20 mmHg），舒张压下降 0.53~1.06 kPa（4~8 mmHg）。常用方式为步行、踏车、游泳、慢节奏的交际舞等。强度一般为 50%~70%，自我感觉劳累程度一般为轻至中度。停止活动后心率在 3~5 min 内恢复正常。步行速度一般不超过 110 步/min。每次锻炼 30~40 min 左右，期间可穿插休息或医疗体操、太极拳等中国传统疗法拳操。50 岁以上患者活动时心率一般不超过 120 次/min。医疗步行是最实用易行的有氧训练方法之一，步行时身体略前倾，双臂自然下垂，同时两臂可随身体自然前后摆动。身体的全部重量要集中落在脚掌的前部，在行走的过程中，步伐要均匀、稳健。在锻炼的过程中将行走的速度逐渐提高到每分钟 120~140 步。高血压患者在进行医疗步行时一定要在医师的指导下，从最初的散步逐渐增加为快速步行。不要在开始练习时就快速步行，这样不仅身体不能很好地适应，还会对身体造成伤害，在运动过程中，要选择合适的运动鞋。

2）循环抗阻运动：中、小强度的抗阻运动可产生良好的降压作用，而并不引起血压的过分升高。一般采用循环抗阻训练，即采用相当于 40%最大一次收缩力坐位运动强度，做肌群（如肱二头肌、腰背肌、胸大肌、股四头肌等）的抗阻收缩，每节运动重复 10~30 s。10~15 节为 1 个循环，每次训练 1~2 个循环，每周 3 次，8~12 周为 1 个疗程。注意在用力时呼气可减轻心血管的反应性。

3）中医学中运动训练方法包括太极拳、降压操或其他民族形式拳操等。要求锻炼时动作柔和、舒服、有节律、注意力集中、肌肉放松、思绪宁静、动作与呼吸相结合；头低位时，不宜低于心脏水平位置。一般可选择简化太极拳或选择个别动作练习。不宜强调高强度和高难度。

注意，锻炼要持之以恒，如果停止锻炼，训练效果可在2周内完全消失；高血压并发冠心病时活动强度应偏小；不要轻易撤出药物治疗，在很多情况下康复治疗只是高血压治疗的辅助方法，特别是2级以上的患者；不排斥药物治疗，运动时应该考虑药物对血管反应的影响。

（2）作业疗法：包括音乐疗法、综艺治疗、心理疗法、饮食康复、生物反馈、中医疗法等。

五、眩晕病的健康指导

1. 生活起居

（1）病室保持安静、舒适、空气新鲜，光线不宜过强。

（2）眩晕轻者可适当休息，不宜过度疲劳。眩晕急性发作时，应卧床休息，闭目养神，减少头部晃动，切勿摇动床架，症状缓解后可下床活动，动作宜缓慢，防止跌倒。

（3）为避免强光刺激，外出时戴变色眼镜，不宜从事高空作业。

（4）指导患者自我监测血压，如实做好记录，供临床治疗参考。

（5）指导患者戒烟、限酒。

2. 饮食指导

（1）肾气亏虚证：饮食以平补肾气、调和血脉为原则。食物宜富营养，滋阴益肾，如甲鱼、山药、银耳、黑豆、黑芝麻、黑米、坚果类等，日常可以用黑芝麻、核桃肉捣烂加适当蜂蜜调服或桑葚大枣饮。忌食煎、炸、炙、烤及辛辣食物，戒烟酒。

（2）痰瘀互结证：饮食以祛痰化浊、活血通络为原则。如薏米、大枣、桃仁、三七等。少食肥甘厚腻、生冷荤腥。形体肥胖者适当控制饮食，高血压患者饮食不宜过饱，急性发作呕吐剧烈者暂时禁食，呕吐停止后可给予半流质饮食。食疗方：荷叶粥等。

（3）肝火亢盛证：饮食以清肝泻火、疏肝凉肝为原则。食物宜以清淡素食为主，宜食山楂、紫菜、芹菜、赤小豆、枸杞子、豆制品等，禁食辛辣、动火、生风、滞气、油腻及过咸之品，如辣椒、葱、蒜、虾蟹等。日常可饮菊花茶。

（4）阴虚阳亢证：饮食以滋阴补肾、平肝潜阳为原则。食物宜清淡和富于营养、低盐，多吃新鲜蔬菜水果，如芹菜、萝卜、紫菜、海带、雪梨、瘦肉、枸杞子等，忌食辛辣、动物内脏等，戒烟酒。食疗可用天麻鲫鱼汤。日常可饮枸杞菊花茶。

（5）指导患者正确选择清淡、高维生素、高钙、低脂肪、低胆固醇、低盐饮食。忌食辛辣、肥腻、生冷之品，戒烟酒。

3. 情志调理

（1）多与患者沟通，了解其心理状态，进行有效针对指导。

（2）肝阳上亢、情绪易激动者，向其讲明情绪激动对疾病的不良影响，指导患者学会自我情绪控制。

（3）眩晕较重，心烦焦虑者，减少探视人群，给患者提供安静的休养空间，鼓励患者多听舒缓音乐，分散心烦焦虑感。

4. 功能锻炼护理

根据患者病情，在医师指导下可适当选择舌操、降压操等进行功能锻炼，在眩晕缓解期，在医师指导下做眩晕康复操，进行功能锻炼。

（1）降压操操作流程：

1）预备动作：坐在椅子或沙发上，姿势自然端正，正视前方，两臂自然下垂，双手手掌放在大腿上，膝关节呈90°角，两足分开与肩同宽，全身肌肉放松，呼吸均匀。

2）按揉太阳穴：顺时针旋转一周为一拍，共做32拍。

3）按摩百会穴：用手掌紧贴百会穴旋转，一周为一拍，共做32拍。

4）按揉风池穴：用双手拇指按揉双侧风池穴，顺时针旋转，一周为一拍，共做32拍。

5）摩头清脑：两手五指自然分开，用小鱼际从前额向耳后按摩，从前到后弧线行走一次为一拍，共做32拍。

6）擦颈：用左手掌大鱼际擦抹右颈部胸锁乳突肌，再换右手擦左颈，一次为一拍，共做32拍。

7）揉曲池穴：按揉曲池穴，先用右手再换左手，旋转一周为一拍，共做32拍。

8）内揉关穴：用大拇指按揉内关穴，先揉左手后揉右手，顺时方向按揉一周为一拍，共32拍。

9）引血下行：分别用左、右手拇指按揉左、右小腿的足三里穴，旋转一周为一拍，共做32拍。

10）扩胸调气：两手放松下垂，然后握空拳，屈肘抬至肩高，向后扩胸，最后放松还原。

（2）舌操操作流程：

1）第一节伸舌运动：舌向口外缓慢用力伸出。主要锻炼舌内肌群中的舌垂直肌和部分舌外肌功能。八拍为一套动作，共循环做4次。

2）第二节卷舌运动：舌尖抵上犬齿龈，沿着硬腭用力向后卷舌。主要锻炼舌内肌群中的舌上纵肌和部分舌外肌功能。八拍为一套动作，共循环做4次。

3）第三节顶腮运动：舌尖用力顶在左腮部，主要锻炼左侧舌内肌群、舌横肌及颊部各肌群等。四拍为一套动作，共循环做8次。

4）第四节咬舌运动：用上、下齿轻咬舌面，边咬边向外伸或缩回口内，咬一下发一声“da”。主要锻炼舌内肌群中的舌垂直肌，部分舌外肌和口轮匝肌等。八拍为一套动作，共循环做4次。

5）第五节弹舌运动：舌尖抵至硬腭后快速在口内上下弹动。主要锻炼舌内肌群中的舌上、下纵肌部分舌外肌。四拍为一套动作，共循环做8次。

（3）眩晕康复操操作流程：两脚分开与肩同宽，两臂自然下垂，全身放松，两眼平视，均匀呼吸，站、坐均可。

1）双掌擦颈：十指交叉贴于后颈部，左右来回摩擦100次。

2）左顾右盼：头先向左后向右转动30次，幅度宜大，以自觉酸胀为好。

3）前后点头：头先前再后，前俯时颈项尽量前伸拉长30次。

4）旋臂舒颈：双手置两侧肩部，掌心向下，两臂先由后向前旋转20~30次，再由前向后旋转20~30次。

5）颈项争力：两手紧贴大腿两侧，两腿不动，头转向左侧时，上身旋向右侧，头转向右侧时，上身旋向左侧10次。

6）摇头晃脑：头向左一前一后旋转5次，再反方向旋转5次。

7）头手相抗：以手交叉紧贴后颈部，用力顶头颈，头颈应向后用力，相互抵抗5次。

8）翘首望月：头用力左旋，并尽量后仰，眼看左上方5 s，复原后，再旋向右，看右上方5 s。

9）双手托天：双手上举过头，掌心向上，仰视手背5 s。

10）放眼观景：手收回胸前，右手在外，劳宫穴相叠，虚按膻中，眼看前方5 s，收操。

5. 自我管理

（1）血压的监测：不能以发生的症状来估量血压水平，必须通过测量血压，作为调整用药的依据。如条件允许，可自备血压计学会自测血压，每日测血压2次，做到定体位、定部位、定血压计。目前使用的血压计有汞柱式、气压式和电子式3种。汞柱式虽然使用最为普遍，但因为需要较专业的测量技术，气压式血压计准确度较低。电子血压计的易用性和准确度较高，因此，电子血压计将是家庭血压测量的主要工具。

（2）高血压往往与肥胖及血脂、血糖异常并存，因此，应定期监测血脂、血糖变化。长期高血压者可引起肾功能减退，应定期进行尿常规及肾功能检查。

（3）治疗高血压应坚持“三心”，即信心、决心、恒心，只有这样做才能防止或推迟机体重要脏器损害。

（4）定时服用降压药，自己不随意减量或停药，可在医生指导下视病情加以调整，防止血压反跳。坚持长期用药，并了解药物的作用及副作用，当出现副作用时应及时报告医生，调整用药。

（5）除服用适当的药物外，还要注意劳逸结合、合理饮食、适当运动、保持情绪稳定、睡眠充足。

（6）老年人降压不能操之过急，收缩压宜控制在18.62~21.15 kPa（140~159 mmHg）。

（7）突发血压升高时，应全身放松，静卧休息，立即舌下含服心痛定1片或口服其他降压药物，稍觉缓解后即到医院就诊。如出现心前区疼痛或一侧肢体麻木、无力、口角歪斜及夜尿增多、少尿等，均应及时就诊。

（8）适当休息和充分睡眠对降低血压都有益处。一旦发生高血压危象，则必须严格卧床休息住院治疗。高血压病患者要注意生活起居有规律，不宜过度劳累，不宜看情节恐怖、紧张的电影电视，不宜熬夜，注意劳逸结合。

(9) 适量运动，但运动量不宜太大，以运动后心率增加不超过 20 次/min，且以休息 15～30 min 后恢复正常为宜。要采取循序渐进的方式来增加活动量。夏天活动时要避免中午，冬天要注意保暖。运动时穿着舒适吸汗的衣服及运动鞋。一般饭后 2 h 进行运动。

(10) 体重控制在理想体重的 15%以内，有助血压控制。

(11) 高血压患者血压显著或急骤升高，脑、心、肾、视网膜等重要器官出现特殊症状，称为高血压急症。高血压急症的发病率占高血压人群的 5%，常见有高血压脑病、脑出血、急性左心衰竭、可乐宁急性停药综合征、急性心肌梗死、急进型恶性高血压等。根据以下症状，进行相应急救。

1) 患者突然心悸气短，呈端坐呼吸，口唇发绀，肢体活动失灵，伴咯粉红色泡沫样痰时，考虑急性左心衰竭，应让患者双腿下垂，采取坐位，及时吸氧；当患者伴有心、肾功能衰竭时，可出现水肿，要严格记录出入量，并限制钠、水摄入，严格卧床休息，并迅速通知急救中心。

2) 血压突然升高，伴有恶心、呕吐、剧烈头痛、心慌、尿频、甚至视物模糊，即已出现高血压脑病。家人要安慰患者别紧张，卧床休息，并及时服用降压药，还可另服利尿剂、镇静剂等。若有血压表应测量血压，观察心率，及时上医院就医。

3) 患者在劳累或兴奋后，出现心前区疼痛、胸闷，并延伸至颈部、左肩背或上肢，面色苍白、出冷汗等症状，应安静休息，含化硝酸甘油，吸氧，及时通知急救中心。

4) 高血压患者出现头痛、呕吐、意识障碍或肢体瘫痪时，要让患者平卧，头偏向一侧，以免呕吐时将呕吐物吸入气道，然后通知急救中心。

附　录

附录一　心血管内科常用中医技术操作评分标准及流程图

附 1-1　艾条灸法操作评分标准

项目总分（100 分）		要　求	应得分
素质要求		仪表大方、举止端庄、态度和蔼、衣帽整齐、洗手、戴口罩	5
操作前准备	评估	主要临床表现、既往史、艾条施灸部位的皮肤情况、对疼痛的耐受程度、心理状况等	9
	物品	治疗盘、艾条、火柴、弯盘、小口瓶，必要时备浴巾、屏风等	10
	患者	核对姓名，诊断，解释，松解衣着，暴露施灸部位，注意保暖，保护隐私	6
操作过程	定穴	遵医嘱确定施灸部位及施灸方法	6
	施灸	手持艾条，将点燃的一端对准施灸部位，以患者感到温热但无灼痛为度。随时弹去艾灰，灸至局部皮肤红晕	20
	观察	观察局部皮肤及病情变化，防止艾灰脱落，造成烧伤或毁坏衣物	5
	灸毕	使艾条彻底熄灭，清洁局部皮肤	4
操作后	整理	整理床单位，清理用物	5
	评价	施灸部位皮肤情况、患者感觉及目标达到程度	8
	记录	详细记录治疗后的客观情况，并签名	2
技能熟练		运用灸法正确，操作熟练	5
人文关怀、告知、操作、查对		贯穿全过程	5
理论提问		回答全面、正确	10

注：概念：艾条灸是用纯净的艾绒（或加入中药）卷成圆柱形的艾条，点燃后在穴位表面熏烤的一种技术操作。

目的：①遵医嘱选择穴位，解除或缓解各种虚寒性病症的临床症状；②通过运用温通经络、调和气、消肿散结、祛湿散寒、回阳救逆等法，以达到防病保健、治病强身的目的。

禁忌证：①凡属实热证或阴虚发热者，不宜施艾。②颜面部、大血管处、孕妇腹部及腰骶部不宜施艾。

护理及注意事项：①采用艾条灸时，针柄上的艾绒团必须捻紧，防止艾灰脱落灼伤皮肤或烧毁衣物。②施灸后局部皮肤出现微红灼热，属于正常现象，如灸后出现小水疱时，无须处理，可自行吸收；如水疱较大时，可用无菌注射器抽去疱内液体，覆盖消毒纱布，保持干燥，防止感染。

附 1-2　艾条灸流程图

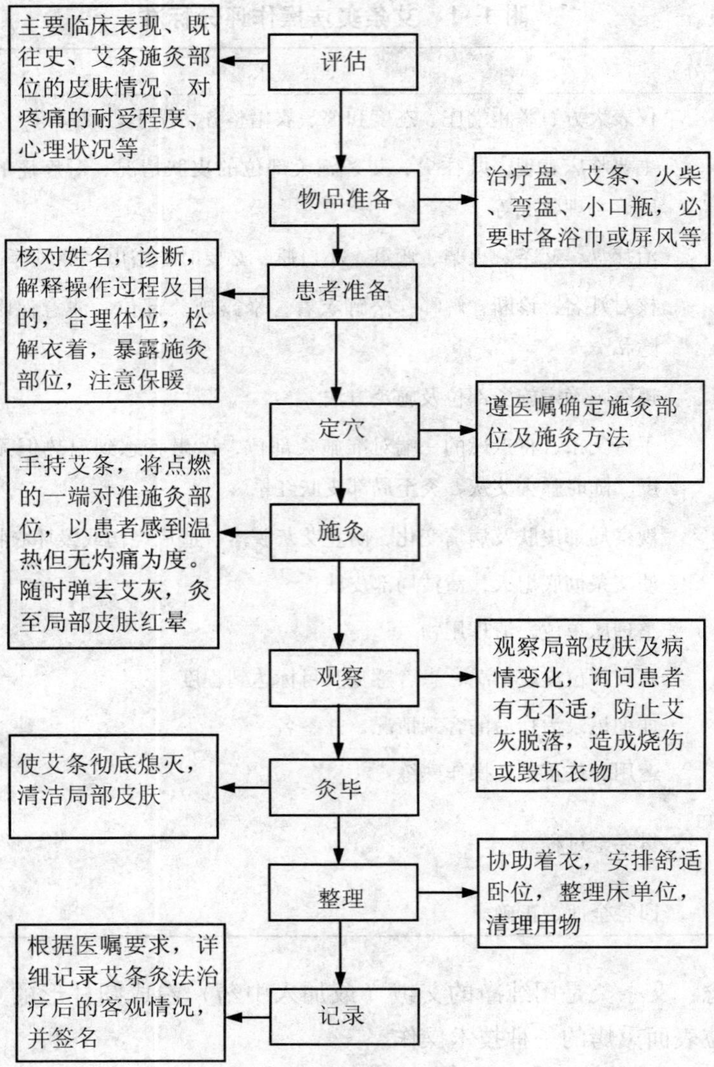

附 1-3 拔火罐法操作评分标准

项目总分（100 分）		要 求	应得分
素质要求		仪表大方、举止端庄、态度和蔼、衣帽整齐、洗手、戴口罩	5
操作前准备	评估	主要临床表现、既往史、拔火罐部位的皮肤情况、对疼痛的耐受程度、心理状况等	9
	物品	治疗盘、火罐、95%乙醇棉球、血管钳、火柴、小口瓶等	10
	患者	核对姓名，诊断，解释，松解衣着，暴露拔火罐部位，注意保暖，保护隐私	6
操作过程	定部位	遵医嘱选择拔火罐部位及拔罐方法	5
	拔罐	检查罐口有无缺损裂缝。一手持火罐，另一手持止血钳夹 95%乙醇棉球点燃，在火罐中后部绕 1~2 周后抽出，迅速将罐口扣在选定部位（穴位）上不动，待吸牢后撒手，适时留罐	18
	灭火	将着火棉球稳妥投入小口瓶中	2
	观察	检查罐口吸附情况，以局部皮肤紫红色为度，其效果最佳。疼痛、过紧，应及时起罐	5
	起罐	起罐方法正确	5
操作后	整理	协助患者着衣，整理床单位，清理用物	5
	评价	体位合理，操作熟练及局部皮肤吸附力，操作后局部皮肤情况；患者生理、心理感受及目标达到程度	8
	记录	详细记录治疗后的客观情况，并签名	2
技能熟练		拔罐部位、方法正确，手法稳、准、快，操作熟练	5
人文关怀、告知、操作、查对		贯穿全过程	5
理论提问		回答全面、正确	10

注：概念：拔罐法是以罐为工具，利用燃烧热力，排出罐内空气形成负压，使罐吸附在皮肤穴位上，造成局部瘀血现象，达到温通经络、祛风散寒、消肿止痛、吸毒排脓目的的一种技术操作。

目的：①缓解风寒湿痹而致的腰痛酸痛、虚寒性咳喘等症状；②用于疮疡及毒蛇咬伤的急性排毒等。

护理及注意事项：①拔罐时应采取合理的体位，选择肌肉较厚的部位，骨骼凸凹不平和毛衣较多处不宜拔罐；②操作前一定要检查罐口周围是否光滑，有无裂痕；③防止烫伤，拔罐时动作要稳、准、快，起罐时切勿强拉；④使用过的火罐，均应消毒后备用；⑤起罐后，如局部出现小水疱，不必处理，可自行吸收；如水疱较大，消毒局部皮肤后，用注射器吸出液体，覆盖消毒敷料。

附 1-4　拔火罐流程图

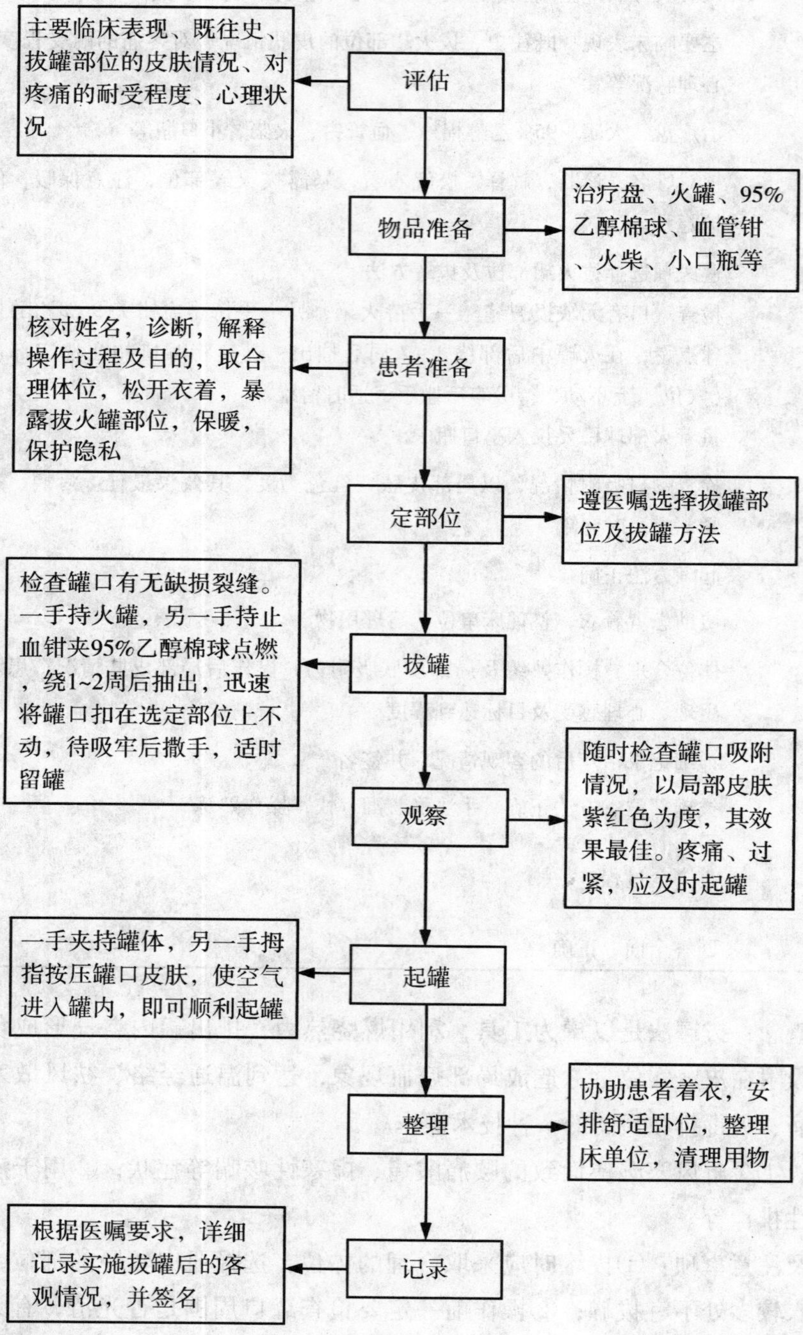

附 1-5 耳针法操作评分标准

项目总分（100 分）		要 求	应得分
素质要求		仪表大方、举止端庄、态度和蔼、衣帽整齐、洗手、戴口罩	5
操作前准备	评估	主要临床表现、既往史、耳针取穴部位的皮肤情况、对疼痛的耐受程度、心理状况等	9
	物品	治疗盘、针盒或莱籽、皮肤消毒液、棉球、棉签、镊子、胶布、探棒、弯盘等	10
	患者	核对姓名，诊断，解释，取合理体位	6
操作过程	定穴	遵医嘱核对穴位，手持探棒自耳轮后上方由上而下在选区内寻找耳穴敏感点	5
	消毒	消毒局部（穴位）皮肤，操作者手指	5
	行针	选针后，一手固定耳廓，另一手持针对准穴位刺入，深度以刺入软骨而又不穿透为度。留针，或用莱籽小方块胶布固定在耳穴部位，酌情留置数日	15
	观察	患者是否有晕针、疼痛等不适情况	5
	起针	针起后用干棉球按压针孔片刻，再用皮肤消毒液消毒，防止感染	5
操作后	整理	安排舒适体位，告知患者留针后注意事项。整理床单位，清理用物	5
	评价	选穴部位准确及操作方法熟练	8
	记录	详细记录治疗后客观情况，并签名	2
技能熟练		无菌观念强，动作轻巧、取穴准确	5
人文关怀、告知、操作、查对		贯穿全过程	5
理论提问		回答全面、正确	10

注：概念：耳针是采用针刺或其他物品（如莱籽等）刺激耳郭上的穴位或反应点，通过经络传导，达到防治疾病目的的一种操作方法。

目的：遵医嘱选择穴位，解除或缓解各种急、慢性疾病的临床症状。通过疏通经络，调整脏腑气血功能，促进机体的阴阳平衡，达到防病治病的目的。

禁忌证：耳部炎症、冻伤的部位，有习惯性流产史的孕妇禁用。

护理及注意事项：①在针刺过程中及留针期间，患者感到局部热、麻、胀、痛或感觉循经络放射传导为“得气”，应密切观察有无晕针等不适情况。②执行无菌操作，预防感染，起针后如针孔发红，应及时处理。③使用耳针法治疗扭伤及肢体活动障碍者，埋针后待耳郭充血具有发热感觉时，嘱患者适当活动患部，并配合患部按摩、艾条灸等，以提高疗效。

附 1-6 耳针法流程图

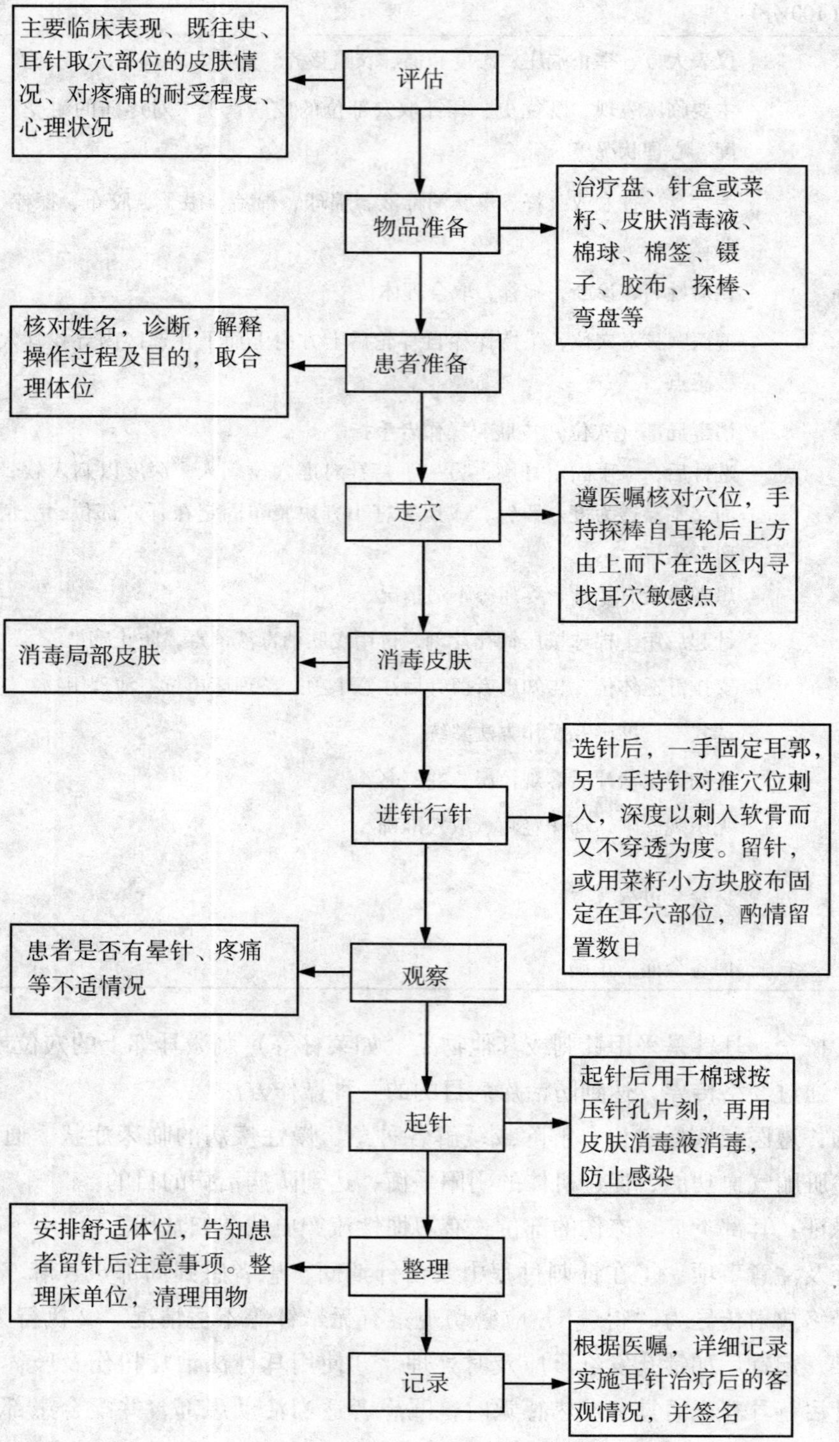

评估
主要临床表现、既往史、耳针取穴部位的皮肤情况、对疼痛的耐受程度、心理状况
物品准备
治疗盘、针盒或菜籽、皮肤消毒液、棉球、棉签、镊子、胶布、探棒、弯盘等
患者准备
核对姓名，诊断，解释操作过程及目的，取合理体位
走穴
遵医嘱核对穴位，手持探棒自耳轮后上方由上而下在选区内寻找耳穴敏感点
消毒皮肤
消毒局部皮肤
进针行针
选针后，一手固定耳郭，另一手持针对准穴位刺入，深度以刺入软骨而又不穿透为度。留针，或用菜籽小方块胶布固定在耳穴部位，酌情留置数日
观察
患者是否有晕针、疼痛等不适情况
起针
起针后用于棉球按压针孔片刻，再用皮肤消毒液消毒，防止感染
整理
安排舒适体位，告知患者留针后注意事项。整理床单位，清理用物
记录
根据医嘱，详细记录实施耳针治疗后的客观情况，并签名

附 1-7　刮痧法操作评分标准

项目总分（100 分）		要　求	应得分
素质要求		仪表大方、举止端庄、态度和蔼、衣帽整齐、洗手、戴口罩	5
操作前准备	评估	主要临床表现、既往史、刮痧部位的皮肤情况、对疼痛的耐受程度、心理状况等	9
	物品	治疗盘、刮具、治疗碗内盛少量清水。必要时备浴巾、屏风等	10
	患者	核对姓名，诊断，解释，松解衣着，暴露刮痧部位，注意保暖，保护隐私	6
操作过程	定位	遵医嘱确定刮痧部位	5
	刮治	检查刮具边缘有无缺损。蘸湿刮具在选定部位从上至下，单一方向刮擦，禁用暴力。如皮肤干涩，随时蘸湿再刮，直至皮肤红紫	15
	观察	随时观察病情，发现异常，应立即停刮，取平卧位。报告医师，配合处理	10
	刮毕	清洁局部皮肤	5
操作后	整理	协助患者着衣，安排舒适卧位，整理床单位，清理用物	5
	评价	体位合理，操作熟练，患者皮肤情况及感受，目标实现程度	8
	记录	详细记录治疗后的客观情况，并签名	2
技能熟练		运用刮法正确，操作熟练，用力均匀、适宜	5
人文关怀、告知、操作、查对		贯穿全过程	5
理论提问		回答全面、正确	10

注：概念：刮痧法是应用边缘钝滑的器具，如牛角刮板、瓷匙等物，在患者体表一定部位反复刮动，使局部皮下出现瘀斑，从而达到疏通腠理、逐邪外出目的的一种技术操作。

目的：①解除或缓解外感时邪所致高热头痛、恶心呕吐、腹痛腹泻等症状；②使脏腑淫秽之气通达于外，促使周身气血通畅。

禁忌证：体型过于消瘦者、有出血倾向、皮肤病变处等禁用此法。

护理及注意事项：①刮痧部位出血、红紫色瘀点或瘀斑，数日后方可消失；②刮痧部位的皮肤有疼痛、灼热的感觉。

附1-8 刮痧法流程图

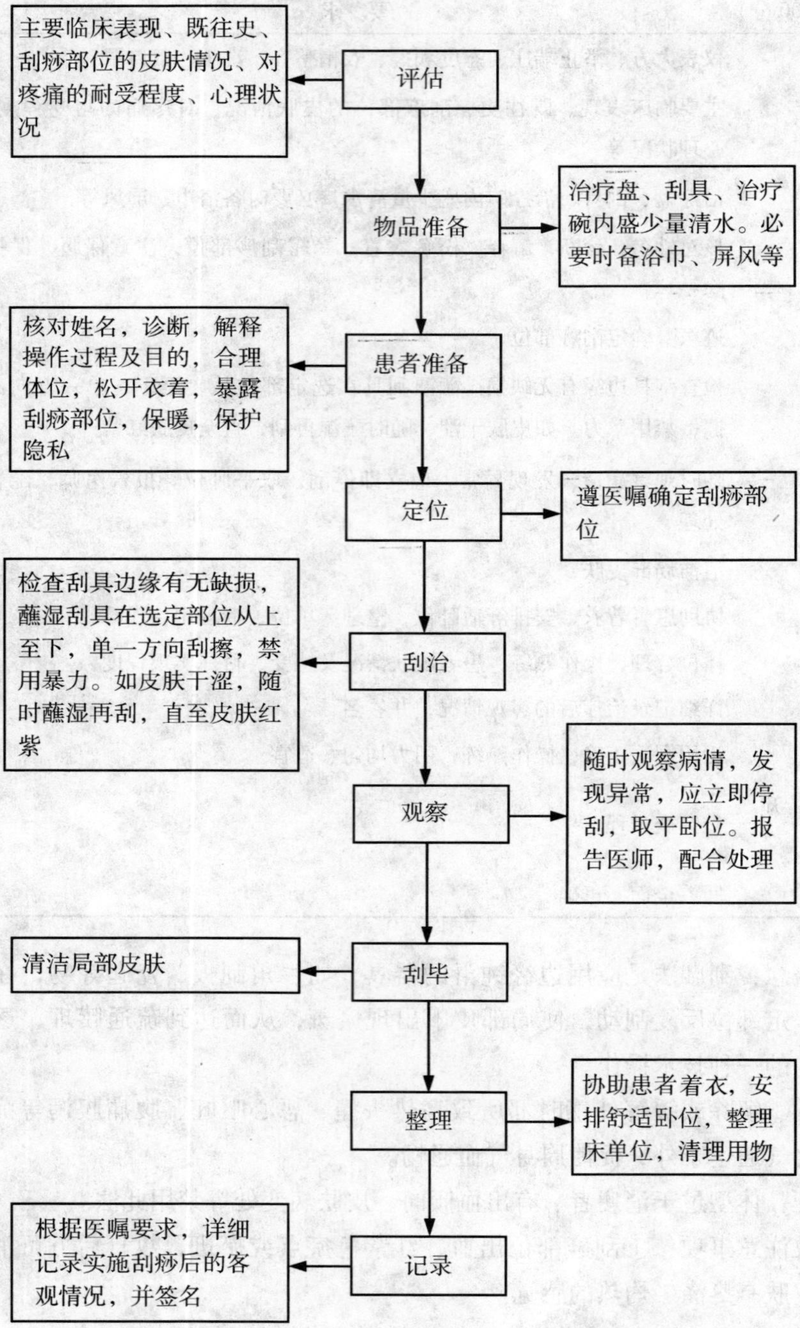
评估
主要临床表现、既往史、刮痧部位的皮肤情况、对疼痛的耐受程度、心理状况
物品准备
治疗盘、刮具、治疗碗内盛少量清水。必要时备浴巾、屏风等
患者准备
核对姓名，诊断，解释操作过程及目的，合理体位，松开衣着，暴露刮痧部位，保暖，保护隐私
定位
遵医嘱确定刮痧部位
刮治
检查刮具边缘有无缺损，蘸湿刮具在选定部位从上至下，单一方向刮擦，禁用暴力。如皮肤干涩，随时蘸湿再刮，直至皮肤红紫
观察
随时观察病情，发现异常，应立即停刮，取平卧位。报告医师，配合处理
刮毕
清洁局部皮肤
整理
协助患者着衣，安排舒适卧位，整理床单位，清理用物
记录
根据医嘱要求，详细记录实施刮痧后的客观情况，并签名

附 1-9　穴位按摩法操作评分标准

项目总分（100 分）		要　求	应得分
素质要求		仪表大方、举止端庄、态度和蔼、衣帽整齐、洗手、戴口罩	5
操作前准备	评估	主要临床表现、既往史、穴位按摩部位的皮肤情况、对疼痛的耐受程度、心理状况等	13
	患者	核对姓名，诊断，解释，松解着衣，暴露穴位按摩部位，注意保暖，保护隐私	12
操作过程	定穴	遵医嘱确定穴位及推拿方法	5
	手法	对确定的手法运用正确，操作时压力、频率、摆动幅度均匀，动作灵活，时间符合要求	25
	观察	随时询问患者反应，及时调整手法	5
操作后	整理	协助患者着衣，整理床单位	5
	评价	取穴准确度、所选穴位与手法；患者感受及目标达到程度	8
	记录	详细记录治疗后的客观情况，并签名	2
技能熟练		手法有力、均匀、柔和，运用推拿方法正确	5
人文关怀、告知、操作、查对		贯穿全过程	5
理论提问		回答全面、正确	10

注：概念：穴位按摩是在中医基础理论的指导下，运用手法作用于人体穴位。通过局部刺激可疏通经络，调动机体抗病能力，从而达到防病治病、保健强身目的的一种技术操作。

目的：①缓解各急、慢性疾病的临床症状；②通过穴位按摩，达到保健强身的目的。

禁忌证：各种出血性疾病、妇女月经期、孕妇的腰腹、皮肤破损及瘢痕等部位禁止按摩。

告知：按摩时局部出现酸胀的感觉。

护理及注意事项：①操作前应修剪指甲，以护损伤患者皮肤；②操作时用力要均匀、柔和、持久，禁用暴力。

附 1-10　穴位按摩流程图

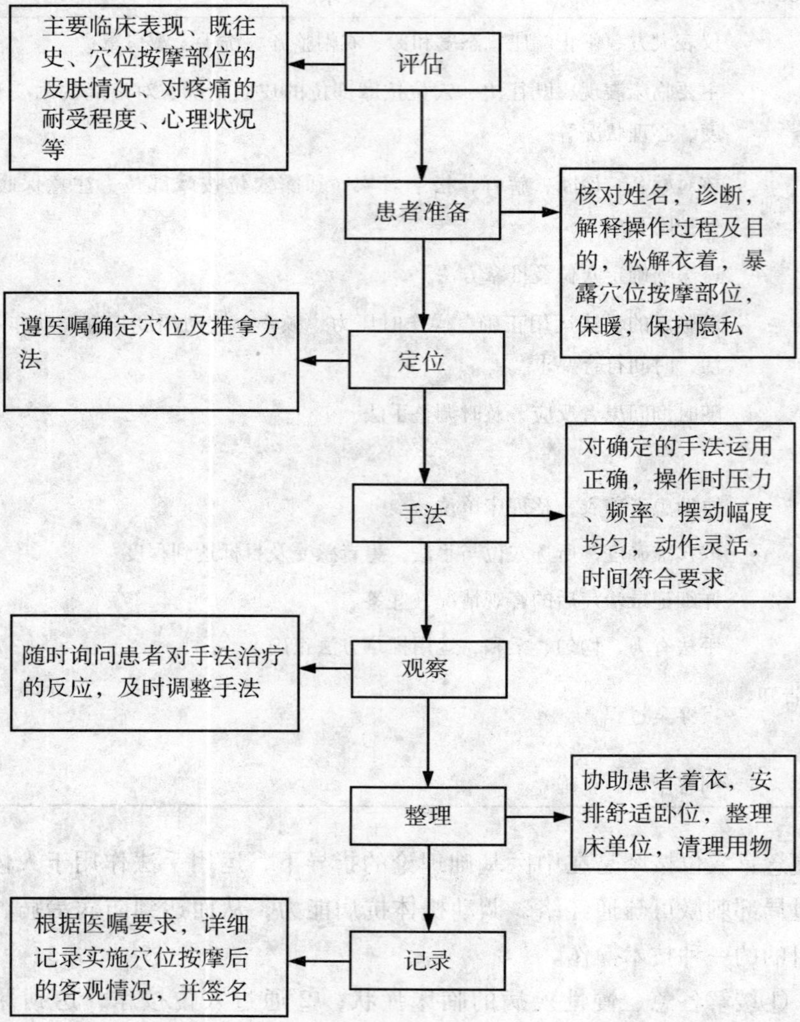

附录二　心血管内科常用检验值

附 2-1　血液一般检查参考值

	男性	女性	新生儿
血红蛋白	120~160 g/L	110~150 g/L	180~190 g/L
红细胞计数	(4.0~5.5) $\times10^{12}$/L	(3.5~5.0) $\times10^{12}$/L	(6.0~7.0) $\times10^{12}$/L
白细胞计数	(4.0~10.0) $\times10^{9}$/L	(4.0~10.0) $\times10^{9}$/L	(15.0~22.0) $\times10^{9}$/L
白细胞分类			
中性杆状核粒细胞比率	0.01~0.05		
中性分叶核粒细胞比率	0.50~0.70		
嗜酸性粒细胞比率	0.005~0.05		
淋巴细胞比率	0.20~0.40		
单核细胞比率	0.03~0.08		

附 2-2　红细胞的其他检验参考值

红细胞沉降率	男性：0~15 mm/h	女性：0~20 mm/h
网织红细胞比率	成人：0.005~0.015	新生儿：0.03~0.06
血细胞比容	男性：0.42~0.49	女性：0.37~0.43
红细胞平均血红蛋白	(26~32) pg	
红细胞平均容积	(80~94) fl	
红细胞平均血红蛋白浓度	(320~360) g/L	

附 2-3　血液生化检验正常值

	成人	儿童	新生儿
血清钾	4.1~5.6 mmol/L	3.4~4.7 mmol/L	3.5~5.1 mmol/L
血清镁	0.8~1.2 mmol/L		
血清钠	135~145 mmol/L	138~146 mmol/L	
血清钙总量	2.10~2.55 mmol/L	2.10~2.55 mmol/L	
血清总脂	4~7 g/L	3~6 g/L	
尿素	2.5~6.4 mmol/L	1.8~6.4 mmol/L	1.4~3.3 mmol/L
血清胆固醇总量	<5.2 mmol/L	1.8~4.6 mmol/L	1.0~2.6 mmol/L

续表

	成人	儿童	新生儿
血清氯化物（以氯化钠计）	100~106 mmol/L		
血糖（空腹）全血（Folin-吴法）	3.6~6.1 mmol/L		
血酮体　定性	阴性		
定量（以丙酮计）	0.05~0.34 mmol/L		
血浆乳酸（静脉）	0.5~2.0 mmol/L		
血清总蛋白	60~82 g/L		
血清白蛋白	35~50 g/L		
血清球蛋白	20~30 g/L		
白蛋白/球蛋白	（1.0~2.0）：1		
三酰甘油	<1.7 mmol/L		
血清总胆红素	2.0~20 μmol/L		
结合胆红素	0~6.8 μmol/L		
肌酐　全血	88.4~176.8 μmol/L		
血清或血浆	男性：53~106 μmol/L		
	女性：44~97 μmol/L		
尿酸　磷钨酸盐法	男性：150~420 μmol/L		
	女性：90~357 μmol/L		
尿酸　酶法	男性：180~440 μmol/L		
	女性：155~357 μmol/L		
	儿童：119~327 μmol/L		

附 2-4　尿液检查与参考值

尿量	（1 500~2 000）mL/24 h
外观	透明，淡黄色
酸碱度（pH）	5.0~7.0
相对比重	1.015~1.025
蛋白质　定性	阴性
定量	20~80 mg/24 h
Bence-Jones 蛋白	阴性
血红蛋白定性	阴性
糖定性试验	阴性
酮体定量（以丙酮计）	0.34~0.85 mmol/24 h
尿胆原定性试验	阴性或弱阳性（稀释 20 倍为阳性）
尿胆原定量	0~5.9 μmol/24 h

续表

尿量	（1 500~2 000）mL/24 h
尿胆素定性试验	阴性
胆红素定性试验	阴性
氯化物（以 Nacl 计）	170~255 mmol/24 h
钠	130~260 mmol/24 h
钾	51~102 mmol/24 h
钙	2. 5~7. 5 mmol/24 h
尿沉渣检查	白细胞<5 个/Hp
	红细胞（0~偶见），儿童<3 个/Hp
	扁平或大圆上皮细胞少量/Hp
	0~偶见透明管型/Hp
3 h 尿沉渣计数　红细胞	男性：$<3\times10^4$/h，女性：$<4\times10^4$/h
白细胞	男性：$<7\times10^4$/h，女性：$<14\times10^4$/h
	管型 0/h
中段尿细菌培养计数	$<5\times10^6$ cfu/L

附 2-5　肾功能检查参考值

对氨马尿酸清除率	男性：（8. 7±0. 1）mL/s
	女性：（8. 3±0. 2）mL/s
酚磺肽（酚红）试验静脉注射法	15 min 排出量>0. 25
	20 min 排出量>0. 55
内生肌酐清除率	成人：1. 3~1. 7 mL/s
	儿童：1. 7/体表面积×实测值

附 2-6　粪便检查参考值

颜色	黄褐色
隐血试验	阴性
胆红素试验	阴性
粪胆原定量	68~473 μmol/24 h
胆汁酸总量	295~550 μmol/24 h
尿卟啉	12~48 nmol/24 h

附 2-7　血气分析各参数正常值

名称	符号	正常值
血浆酸碱度	pH	7.40±0.05
血氧饱和度	SO_2	SaO_2（动脉血）0.9~1.00
		SvO_2（静脉血）0.64~0.88
动脉血氧分压	PaO_2	10.64~13.3 kPa（80~100 mmHg）
二氧化碳分压	$PaCO_2$	成人：男性：4.66~6.38 kPa（35~48 mmHg）
		女性：4.26~5.99 kPa（32~45 mmHg）
		儿童：3.59~5.45 kPa（27~41 mmHg）
二氧化碳总量	TCO_2	成人：2.3~31 mmol/L
		儿童：20~28 mmol/L
二氧化碳结合力	CO_2CP	成人：22~31 mmol/L
		儿童：18~27 mmol/L
标准碳酸氢盐	SB	成人：（25±3）mmol/L
		儿童：（21±25）mmol/L
缓冲碱	BB	45~55 mmol/L
碱过剩	BE	成人（−3~±3）mmol/L
		儿童（−4~±2）mmol/L

附录三　心血管内科常用检验危急值

		正常值	低值	高值
白细胞	成年人	（4.0~10.0）$\times10^9$/L	2.5$\times10^9$/L	30$\times10^9$/L
	儿童	（8.0~10.0）$\times10^9$/L	2.0$\times10^9$/L	25$\times10^9$/L
	婴儿	（11.0~12.0）$\times10^9$/L	2.5$\times10^9$/L	25$\times10^9$/L
	新生儿	（15.0~20.0）$\times10^9$/L	5.0$\times10^9$/L	30$\times10^9$/L
血红蛋白	成年男性	120~160 g/L	50 g/L	180 g/L
	成年女性	110~150 g/L	45 g/L	170 g/L
	儿童	120~140 g/L	45 g/L	170 g/L
	婴儿	110~120 g/L	45 g/L	170 g/L
	新生儿	180~190 g/L	95 g/L	220 g/L
血小板计数		（100~300）$\times10^9$/L	50$\times10^9$/L	1 000$\times10^9$/L

续表

	三常值	低值	高值
凝血酶原时间（PT）	11. 8～13 s	8 s	35 s
INR（国际标准化比值）	0. 8～1. 2	0. 5	3. 5
活化部分凝血活酶时间（APTT）	24～36 s	20 s	100 s
纤维蛋白原定量（Fg）	2～4 g/L	1 g/L	10 g/L
D-二聚体	0～0. 3 mg/L		0. 5 mg/L
血钾	3. 5～5. 5 mmol/L	2. 8 mmol/L	6. 0 mmol/L
血钠	135～145 mmol/L	125 mmol/L	155 mmol/L
血氯	96～108 mmol/L	90 mmol/L	120 mmol/L
血钙	2. 2～2. 6 mmol/L	1. 75 mmol/L	3. 37 mmol/L
血清离子钙	1. 1～1. 35 mmol/L	0. 37 mmol/L	1. 7 mmol/L
血尿素	1. 74～7. 1 mmol/L	36 mmol/L	
血肌酐	44～140 mol/L	350 μmol/L	
血尿酸	120～420 μmol/L	750 μmol/L	
血淀粉酶	0～180 u/L	300 u/L	
尿淀粉酶	0～490 u/L	600 u/L	
肌酸激酶	20～200 u/L	400u/L	
肌钙蛋白	0～0. 5 mg/L	1. 5 mg/L	
肌红蛋白	0～70 ng/	220 ng/	
总胆红素	5～25 μmol/L	340 μmol/L	
丙氨酸氨基转移酶（ALT）	0～40 u/L	300 u/L	
天门冬氨酸氨基转移酶（AST）	8～40 u/L	300 u/L	
谷胺酰转移酶（GGT）	0～50 u/L	150 u/L	
乳酸脱氢酶（LDH）	100～240 u/L	500 u/L	
葡萄糖（血）	3. 89～6. 11 mmol/L	2. 6 mmol/L	16. 5 mmol/L 8. 5 mmol/L（手术用）
糖化血红蛋白（GHB）	5. 6%～7. 6%	3. 98 mmol/L（糖尿病）	16%
血清胆固醇	1. 8～5. 2 mmol/L	1. 81 mmol/L	7. 26 mmol/L
甘油三酯（TG）	0. 56～1. 70 mmol/L	0. 45 mmol/L	4. 52 mmol/L
C-反应蛋白（CRP）	12 mg/L		20 mg/L

参 考 文 献

[1] 中华医学会．临床技术操作规范护理分册［M］．北京：人民卫生出版社，2005.
[2] 肖书萍，李玲．介入治疗与护理［M］．北京：中国协和医科大学出版社．
[3] 徐丽华，钱培芬．重症护理学［M］．北京：人民卫生出版社
[4] 周丽娟，梁英．心血管病专科护士培训教程［M］．北京：人民军医出版社．
[5] 刘保池，蔡聚雨．现代急诊医学［M］．郑州：郑州大学出版社．
[6] 李中键，张振香．护士实习心电图教程［M］．西安：第四军医大学出版社．
[7] 霍勇，周玉杰．基层医师心血管病诊疗手册［M］．北京：人民卫生出版社．
[8] 陆再英，钟南山．内科学．7 版［M］．北京：人民卫生出版社．
[9] 徐宏耀．心脏外科监护［M］．北京：人民军医出版社，2007.
[10] Jang I K，Teamey G J，MacNeill B，et a1. In vivo characterization of coronary atherosclerotic plaque by use of optical coherence tomography［J］. Circulation，2005，111（12）：1 551-1 555.
[11] Femandes M R，Silva GV，Caixeta A，et a1. Assessing intermediate coronary lesions：angiographic prediction of lesion severity on intravascular ultrasound［J］. J Invasive Cardiol，2007，19（10）412-416.
[12] Wijns W，Kolh P，Danchin N，et al. Guidelines on myocardial revasclarization. Task Force on Myocardial Revascularization of the European Society of Cardiology（ESC）and the European Association for Cardio-Thoracic Surgery（EACTS）；European Association for Percutaneous Cardiovascular Intervention（EAPCI）［J］. Eur Heart J，2010，31（20）：2 501-2 055.
[13] Levine G N，Bates E R，Blankenship J C，et，al. 201ACCF/AHA/SCAI Guideline for Percutaneous Coronary Intervention. A report of the American College of Cardiology Foundation American Heart Association Task Force on Practice Guidelines and the Society for Cardiovascular Angiography and Interventions［J］. J Am Coll Cardiol，2011，58（24）：44-122.
[14] 孙党辉，李悦．经皮导管肾交感神经消融在高血压治疗中的应用［J］．中国介入心脏病学杂志，2011，19（4）：237-238.
[15] Doumas M，Faselis C，Papademetriou V. Renal sympathetic denervation and systemic hypertension［J］. Am J Cardiol，2010 ，105：570-576.
[16] 邵春来，陈建昌．肾脏交感神经消融术治疗顽固性高血压的研究进展［J］．心

血管病学进展，2012，33（1）：78.

［17］Parodi J C，Palmaz J C，Barl H D. Transfemoral intralu minal graft implantation for abdominal aortic aneurysms［J］. Ann Vasc Surg，1991，5：491-494.

［18］景在平，赵君，赵志青，等．采用进口器具行微创腔内隔绝术治疗 Stanford B 型夹层动脉瘤［J］．中国实用外科杂志，2000，20（6）：340-342.

［19］李志忠．老年患者无保护左主干冠状动脉旋磨及支架治疗［J］．中华老年医学杂志，2004，23（11）：828-829.

［20］于艳青，佟霞，杨捷，等．经皮冠状动脉内旋磨术临床应用及护理进展［J］．中华现代护理杂志，2001，17（8）：965-966.

［21］姜华，刘玉洁，赵茹，等．经皮冠脉旋磨术的临床应用［J］．天津医学，2004，32（1）：46.

［22］Reimers B，Stankovic G，Pranti F，et al. Directional atherectomy of a calcified lesion using a new atherectomy device［J］. Catheter Cardiovasc Interv，2002，56：222-226.